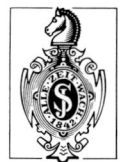

Gabriel Stux

Grundlagen der Akupunktur

Chinesische Übersetzungen von Karl Alfried Sahm
Zeichnungen von Petra Kofen

Zweite, ergänzte Auflage

Mit 60 Abbildungen

Springer-Verlag
Berlin Heidelberg New York
London Paris Tokyo

Dr. med. Gabriel Stux
Akupunktur Centrum
Goltsteinstraße 26
D-4000 Düsseldorf 1

ISBN 3-540-19172-0
Springer-Verlag Berlin Heidelberg New York
ISBN 0-387-19172-0
Springer-Verlag New York Berlin Heidelberg

ISBN 3-540-15845-6 1. Auflage Springer-Verlag Berlin Heidelberg New York
ISBN 0-387-15845-6 1. Auflage Springer-Verlag New York Berlin Heidelberg

Datenkonvertierung, Druck und Einband: Appl, Wemding
2119/3140-54321

Vorwort zur ersten Auflage

Die Grundlagen der Akupunktur werden in diesem Taschenbuch in prägnanter und anschaulicher Form dargestellt. In didaktisch übersichtlicher Weise informiert das Buch Ärzte und Medizinstudenten über die Materie der Akupunktur und verwandter Gebiete der chinesischen Medizin.

Der philosophische und theoretische Hintergrund der chinesischen Medizin wird kurz dargestellt, um die Herleitung der Systematik aus den antiken Gesetzmäßigkeiten verständlich zu machen. Neben den wissenschaftlichen Erklärungen der Akupunkturwirkung wird auf den Stellenwert der Akupunktur im Rahmen der heutigen Medizin eingegangen.

Eine systematische und anschauliche Darstellung erfahren die Meridiane, Organe und Akupunkturpunkte. Trotz der Kürze des Buches werden die 120 wichtigsten Akupunkturpunkte beschrieben und in klaren Abbildungen dargestellt. Die therapeutischen Prinzipien sowie die Punktauswahl bei den wichtigsten Erkrankungen werden übersichtlich abgehandelt. Die Terminologie der Akupunktur ist in der neuesten WHO Standardisierung in der Pin Yin Transkription wiedergegeben.

Die Übersetzung der chinesischen Ideogramme der Punktenamen verdanke ich der minuziösen und geduldigen Arbeit von Herrn Karl Alfried Sahm.

Besonderer Dank gilt Frau Dr. Maria Vinnemeier, Herrn Dr. Wolfgang Heinke, Herrn Dr. Niklas Stiller für hilfreiche Anregungen bei der didaktischen Darstellung der traditionellen Hintergründe und der Meridiansystematik, Herrn Rolf Schneider für die nochmalige Korrektur, Frau Britta Severin für Schreibarbeiten und Hilfe in vielen praktischen Details bei der Erstellung des Manuskripts.

Das didaktische Konzept dieses Buches wird ergänzt durch die Vermittlung der Grundlagen der Akupunktur anhand von Videolehrfilmen (Vertrieb Paramed, Augsburg).

Als nützliche und übersichtliche Hilfsmittel zum Studium der chinesischen Medizin erweisen sich die Tafeln und der Selektor der Akupunktur (Springer-Verlag, ISBN 3-540-15826-X).

Eine wesentliche Erweiterung und Fundierung der Grundlagen der Akupunktur ist das in der zweiten Auflage erschienene Standardlehrbuch: Akupunktur – Lehrbuch und Atlas, ebenfalls Springer-Verlag (ISBN 3-540-15836-7).

Februar 1986   Der Autor

Vorwort zur zweiten Auflage

Nach zwei Jahren ist die erste Auflage der Grundlagen der Akupunktur schon vergriffen. Eine Überarbeitung und Ergänzung von einigen Kapiteln erscheint sinnvoll, weil heute u. a. durch Publikationen von neuen Arbeiten der Akupunktur Grundlagenforschung und zur Morphologie der Akupunkturpunkte eine bessere Übersicht über den Wirkungsmechanismus der Akupunktur möglich wird. Auch einige Konzepte der traditionellen chinesischen Medizin wurden in dieser Neuauflage ergänzt.

Seit einem Jahr treffen sich die Vertreter der verschiedenen Akupunkturgesellschaften aus Deutschland und der Schweiz, um unter anderem die deutschsprachige Nomenklatur der Akupunktur zu vereinheitlichen. Die ersten wesentlichen Ergebnisse dieser Arbeit sind in dieser Neuauflage aufgenommen. Besonderer Dank an dieser Stelle an Karl Alfried Sahm und Prof. Paul U. Unschuld für wertvolle Hilfe bei der weiteren Klärung der Bedeutung von chinesischen Begriffen, die für das Verständnis der traditionellen chinesischen Medizin wesentlich sind.

Februar 1988   Der Autor

Inhaltsverzeichnis

1 Stellenwert der Akupunktur

Auch im Westen gewinnt die Akupunktur in den letzten Jahrzehnten immer mehr an Bedeutung im medizinischen Alltag, besonders bei der Behandlung von Schmerzzuständen und chronischen und psychosomatischen Erkrankungen. Zhen Jiu, der chinesische Name für Akupunktur, bedeutet Stechen und Brennen, was die Reizapplikation spezifiziert, also die Anwendung der „Nadelakupunktur" in Verbindung mit der Moxibustion, d. h. dem Anwärmen von Hautstellen. Moxibustion ist ein essentieller Teil der chinesischen Medizin. Nach der pathogenetischen Vorstellung des traditionellen Medizinsystems wird durch Reizung von spezifischen Hautstellen, den Akupunkturpunkten, eine therapeutische Wirkung erzielt. Die chinesische Medizin beschränkt sich dabei nicht, wie das im Westen allgemein angenommen wird, auf die Therapie, sondern kennt auch ein ganzheitliches diagnostisches System. Eine Akupunkturtherapie beruht also auch immer auf einer Diagnose im chinesischen Sinne.

In der Antike wurde Akupunktur sowohl in China als auch in weiteren asiatischen Ländern wie Korea, Vietnam, aber auch in Indien und Sri Lanka praktiziert. Jedoch ist sie nur in China über die Jahrhunderte hinweg weitergegeben worden.

In der Volksrepublik China hat die Akupunktur nach einer Phase des Niedergangs Ende der letzten Qing-Dynastie in den 50er Jahren eine entscheidende Wiederbelebung erfahren. Ausgehend von der analgetischen Wirkung der Akupunktur bei chronischen Schmerzzuständen wurde auch eine neue Methode entwickelt, um Analgesie bei chirurgischen Operationen zu erzielen. Dazu war es notwendig die Akupunkturnadeln über längere Zeit zu stimulieren, zunächst manuell, später elektrisch. So entwickelte man die Methode der Elektrostimulation von Akupunkturnadeln und konnte mit ihrer

Hilfe unter Akupunkturanästhesie große Operationen beim wachen Patienten durchführen.

Mit der Verbesserung der Technik der Akupunkturanalgesie konnten immer mehr chirurgische Bereiche abgedeckt werden; so führte man neben gynäkologischen und abdominellen Operationen auch Thorakotomien, Knochenoperationen und neurochirurgische Eingriffe beim wachen Patienten durch. Diese oft sensationellen Operationen am wachen Patienten weckten das Interesse westlicher Ärzte an der Methode der Akupunktur. Nach der Öffnung Chinas Mitte der 70er Jahre besuchten westliche Ärzteteams China, um diese Methode der Akupunkturanästhesie zu studieren. Später wurde sie im Westen in veränderter Form ausgeübt. Die Kombination des chinesischen Akupunkturverfahrens mit westlicher Intubationsnarkose brachte große Vorteile. Der Anteil toxischer Narkotika konnte oft bis auf 20% reduziert werden; dies ist gerade bei Risikopatienten, z.B. bei Herzoperationen, von großer Bedeutung. Auch die postoperative Schmerzfreiheit und die Reduktion der intraoperativen Blutungsneigung durch Akupunkturanästhesie waren von Vorteil gegenüber konventionellen Narkoseverfahren. In den letzten Jahren breitete sich diese Methode zunehmend aus. An vielen Zentren in der Bundesrepublik wird jetzt Akupunkturanästhesie als Routinemethode angewendet. Neben den Vorteilen wie der Reduzierung von Narkotika, postoperativer Schmerzfreiheit und besserer Homöostase während der Operationen, erfordert die Methode jedoch eine längere Vorbereitungszeit und intensivere Betreuung des Patienten.

In China erkannte man in den letzten Jahrzehnten, daß die Kombination von traditioneller chinesischer und westlicher Medizin eine Bereicherung und Befruchtung bedeutet. In allen großen Städten Chinas wurden Ausbildungsinstitute für traditionelle Medizin aufgebaut, in denen man auch Forschungsgruppen bildete. So wurden die Wirkungen der Akupunktur mit den Methoden der wissenschaftlichen Medizin untersucht. Vor allem auf die Erforschung der analgetischen Wirkung der Akupunktur wurde besonderes Gewicht gelegt. Durch die Akupunkturforschung kam es auch zu einer Anregung der Erforschung des Phänomens Schmerz im Westen.

Schon in den 60er Jahren erkannten chinesische Forscher in Shanghai, daß neben neuronalen Mechanismen auch humorale Faktoren bei der Analgesie beteiligt sind. Mitte der 60er Jahre stießen auch die sonstigen Indikationen der Akupunktur und ihr weites therapeutisches Spektrum im Westen auf großes Interesse. Schon seit den 50er Jahren wurde in Deutschland die therapeutische Akupunktur vereinzelt von niedergelassenen Ärzten angewendet. Zu einem deutlichen Anstieg des Interesses, auch an vielen Kliniken und Universitäten, kam es jedoch erst in den 70er Jahren. An vielen Zentren in Europa und Amerika führte man klinische Untersuchungen durch, die die therapeutischen Wirkungen der Akupunktur bei verschiedenen Erkrankungen belegen. Man erkannte, daß Akupunktur in der Behandlung von vielen Krankheiten Vorteile gegenüber der reinen westlichen Medikamententherapie zeigt. So ist die Akupunktur in den westlichen Ländern auf dem Wege, als anerkanntes Heilverfahren akzeptiert zu werden.

Die Hauptindikationen der therapeutischen Akupunktur sind schmerzhafte Erkrankungen des Bewegungsappartes, wie HWS-Syndrom, Lumbalgien, Ischialgien und Arthrosen der verschiedenen Gelenke. Deshalb hat sich die Akupunkturtherapie in vielen orthopädischen Kliniken und Praxen durchgesetzt. Gute Wirkungen zeigt die Akupunkturtherapie auch bei Erkrankungen mit psychosomatischem Charakter, wie Asthma bronchiale, Ulkus, irritables Kolon, weiterhin auch bei vielen somatischen gastrointestinalen und urogenitalen Erkrankungen. Bei psychogenen Störungen wie Schlafstörungen oder Suchterkrankungen, sowie bei neurologischen Erkrankungen, wie z.B. Migräne, Neuralgien und Epilepsien, ist ebenfalls eine gute Wirksamkeit zu verzeichnen. In vielen Schmerzkliniken wird Akupunktur wegen der ausgezeichneten analgetischen Wirkung bei chronischen Schmerzzuständen als Routinemethode eingesetzt. Neben der analgetischen Wirkung wird v.a. auf die sedierende, homöostatische, immunstimulierende und psychisch ausgleichende Wirkung der Akupunktur zurückgegriffen.

2 Wissenschaftliche Grundlagen der Akupunktur

2.1 Neurophysiologische Grundlagenforschung

Die wissenschaftliche Grundlagenforschung zur Akupunktur, die seit 1975 in über 200 Arbeiten publiziert ist, wird hier kurz zusammengefaßt. Nur wenige Publikationen [5, 6] von chinesischen Grundlagenforschern werden berücksichtigt, da sie erst in den letzten Jahren in englischer Sprache zugänglich sind.

Die zunächst bekannteste neuronale Theorie der analgetischen Akupunkturwirkung wurde 1965 von *Melzack und Wall* in der Gate Control Theory of Pain formuliert. Diese Theorie wird nicht mehr aufrecht erhalten, da sich die hypothetische Vorstellung von neuronalen Schleusen nicht bestätigen ließ.

Beim *Düsseldorf Akupunktur Symposium* wurde im August 1987 der aktuelle Stand der Akupunktur Grundlagenforschung umfassend referiert; so bestehen heute in *kompetenten* Kreisen keine Zweifel mehr an der Wirksamkeit der Akupunktur [21]. Nach einem Review-Artikel [13] des kanadischen Neurophysiologen *Pomeranz* stellt sich die analgetische Wirkung der Akupunktur als Vorgang auf drei Wirkebenen dar (s. nebenstehendes Wirkschema):

Der Schmerzreiz wird vom Ort der Entstehung z. B. Gelenk, Haut oder innerem Organ ① über Nervenfasern zunächst zu den Hinterhörnern des Rückenmarks geleitet. Hier erfolgt die Umschaltung auf ein zweites Neuron ②, das den Schmerzreiz weiter zum Thalamus ③ und schließlich zur Hirnrinde ④, dem Ort der Schmerzwahrnehmung leitet. An den Synapsen der Hinterhörner ist der Neurotransmitter Enkephalin, während im Mittelhirn, Hypothalamus oder Thalamus andere Endorphine (Beta-Endorphin, Dynorphin) die

4

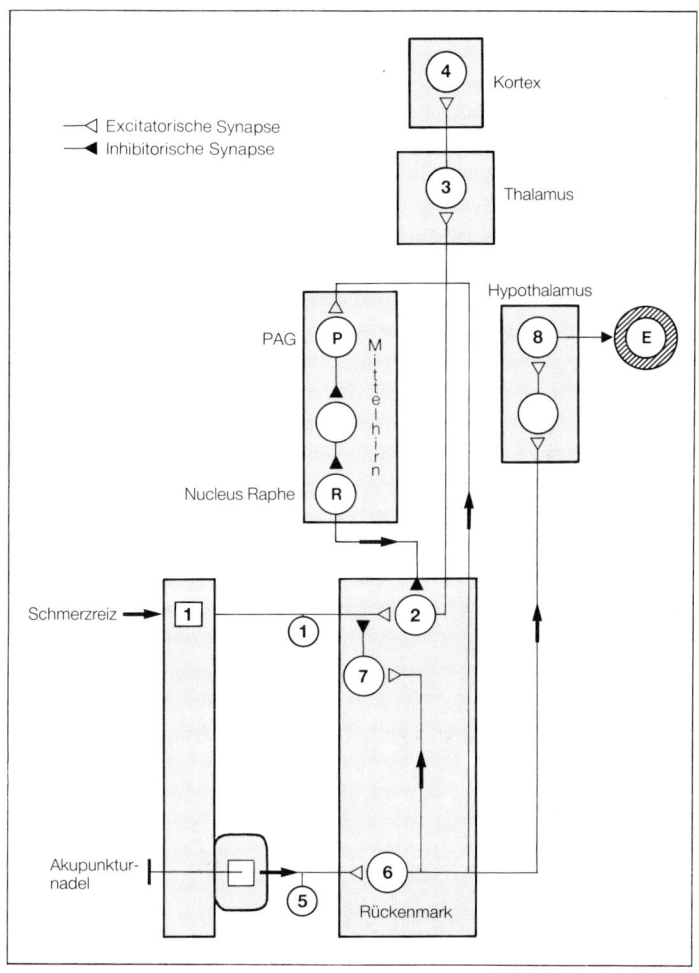

Wirkschema zur Akupunkturanalgesie [13]

5

Reizübertragung übernehmen. An diesen Synapsen kann man den Schmerzreiz modulieren.

Der Nadeleinstich der Akupunktur führt zu einer Reizung von Rezeptoren der Gruppe II und III, die in den Muskeln liegen. Man verspürt ein Schwere- oder Druckgefühl in der Tiefe, De Qi von den Chinesen genannt, wenn die Nadeln für 10–20 Minuten im Gewebe liegen oder durch Drehen stimuliert werden, um die Reizstärke zu intensivieren. Der Nadelreiz kann auch mit Hilfe von elektrischen Impulsen verstärkt werden, man spricht von Elektrostimulation. Die Nervenreize von den Akupunkturnadeln ziehen zunächst zu den Hinterhörnern des Rückenmarks ⑤⑥, werden hier mehrfach umgeschaltet, um zu einer segmentalen Hemmung ⑦, der ersten Station der Schmerzleitung zu führen, die mit Hilfe der Neurotransmitter Enkephalin und Dynorphin erfolgt. Dabei kommt sowohl der Schmerzreiz als auch die nicht schmerzhafte Afferenz der Akupunkturnadel aus dem gleichen Segment.

Neben diesen Afferenzen, die zu einer segmentalen Hemmung auf Rückenmarksebene führen, werden Nervenreize von Akupunkturnadeln auch zum Mittelhirn ⓇⓅ und zu Nervenzentren im Hypothalamusgebiet geleitet ⑧. Im Mittelhirn erfolgt nach mehrmaliger Umschaltung zunächst im periaquäductalen Grau Ⓟ dann in den Raphekernen Ⓡ, eine absteigende Nervenleitung zurück zu den Hinterhörnern im Rückenmark, die hier die erste Station der Schmerzleitung hemmen. Enkephalin ist der Transmitter sowohl in den Raphekernen als auch im periaquäductalen Grau, während die absteigende Hemmung auf Rückenmarksebene durch Monoamine (Serotonin und Noradrenalin) vermittelt wird.

Im Hypothalamusgebiet, ⑧ der 3. Ebene der Schmerzhemmung durch Akupunktur, konnte ebenfalls eine Endorphinausschüttung (Beta-Endorphine) nachgewiesen werden.

Han Jisheng vom Pekinger Physiologischen Institut fand ein System von Kerngebieten im Mittelhirn, das „Mesolimbic loop", das durch Akupunktur aktiviert, Schmerzen reduziert [5, 6]. Diese mesolimbische Analgesie-Schleife besteht aus dem periaquäductalen Grau, Nucleus accumbens und dem Habenula.

Die hier beschriebenen Wirkungsmechanismen wurden zum größten Teil durch neurophysiologische und neurochemische Untersuchungen an Versuchstieren gewonnen.

Zusammengefaßt aktiviert Akupunktur ein körpereigenes System der Schmerzkontrolle auf drei Wirkebenen:

1. Auf Rückenmarksebene erfolgt eine segmentale Hemmung der Schmerzreize durch nicht schmerzhafte Reize aus Muskelspindeln vom Typ II und III, die von den Akupunkturnadeln kommen. Neurotransmitter ist hier Enkephalin und Dynorphin.
2. Eine absteigende Hemmung der Hinterhornneurone, über Monoamine vermittelt, erfolgt durch Nervenreize vom Mittelhirn, vom periaquäductalen Grau und vom Nucleus Raphe.
3. Nervenreize von den Akupunkturnadeln wirken daneben auf den Hypothalamus und führen hier zu einer Beta-Endorphinausschüttung [13].

Neueste Untersuchungen von *Heine,* Anatom an der Universität Herdecke, zeigen, daß Akupunkturpunkte Perforationen der oberflächlichen Körperfascie mit durchtretenden Gefäßnervenbündeln entsprechen. Der Vergleich der Lokalisation von perforierenden Gefäßnervenbündeln durch die oberflächliche Körperfascie (Durchmesser 2-8 mm) an Leichen mit der Lage klassischer Akupunkturpunkte ergab einen hohen Grad an Übereinstimmung. Das Gefäßnervenbündel ist im Perforationsbereich in lockeres, wasserreiches Bindegewebe gehüllt. Dadurch erklärt sich der niedrigere elektrische Widerstand im Bereich der Akupunkturpunkte. Die Perforationsstellen der Gefäßnervenbündel könnten das morphologische Korrelat für die Akupunkturpunkte bilden (Heine, persönliche Mitteilung 1987).

2.2 Klinische Arbeiten

Hunderte von klinischen Arbeiten der letzten 10 Jahre belegen die Wirksamkeit der Akupunktur bei zahlreichen Erkrankungen. Ein umfassender Review Artikel von Richardson und Vincent [16] faßt minuziös die klinischen Ergebnisse zusammen und zeigt eine 50-92% Wirksamkeit der Akupunktur in kontrollierten und nichtkontrollierten Untersuchungen bei schmerzhaften Erkrankungen.

An dieser Stelle sollen einige Ergebnisse von klinischen Untersuchungen die Wirksamkeit der Akupunktur bei verschiedenen Erkrankungen beispielhaft illustrieren:

- Migräne, Kopf- und Rückenschmerzen sind die am häufigsten untersuchten Krankheitsbilder. Bei Migräne und Kopfschmerzen liegt die Besserungsrate anhand von subjektiver Schmerzbeurteilung bei 54-92% und anhand der Reduktion der Schmerzmittel bei 33-76% [1, 3, 7, 8, 12, 16]. Ein eigener Vergleich von deutschsprachigen Migränestudien [20] zeigt eine Besserung bei 59-88% der Patienten, mit einer Recidivfreiheit von 51-83% nach 6-18 Monaten und bei einem Durchschnitt von 7-15,6 Akupunktursitzungen.

- Bei der Akupunkturtherapie von Rückenschmerzen geben nicht kontrollierte Untersuchungen einen Erfolg bei 47-83% der Patienten an und kontrollierte Untersuchungen eine bessere Wirksamkeit der Akupunktur als Placebo oder TENS. Der Vergleich Akupunktur zu TENS z. B. zeigt bei Akupunktur 58% bzw. 75% Erfolg, während TENS 46% bzw. 66% [16].

- In einer kontrollierten Studie aus der orthopädischen Akupunkturambulanz der Universität Düsseldorf bei 48 Patienten mit Tennisarm war die sofort nach der Akupunktur eintretende analgetische Wirkung (Sofort-analgetischer-Effekt) bei 79% der Patienten in der Akupunkturgruppe zu verzeichnen. Demgegenüber gaben in der Placebogruppe nur 25% der Patienten eine Schmerzlinderung an. Die Sofort-analgetische-Wirkung hielt bei den akupunktierten Patienten durchschnittlich 20,2 h (Placebogruppe 1,4 h) an. Bei der darauf folgenden längerfristigen Akupunkturbehandlung mit durchschnittlich 12 Sitzungen zeigten 81,5% der Patienten eine deutliche Schmerzlinderung [10].

- Bei Periarthritis humeroscapularis (n = 34) konnten bei 85% der Patienten durch die Nadelung des Punktes Ma. 38 Tiaokou die akuten Schmerzen gesenkt und die eingeschränkte Beweglichkeit aufgehoben werden. Dabei zeigte sich bei 38% der Patienten schon nach der 1. Sitzung eine vollständige Besserung, bei 47% waren 2-3 Sitzungen notwendig [14].

- Bei 124 Patienten mit chronischen Schmerzzuständen wurde in 84% der Fälle eine deutliche Besserung nach durchschnittlich 10 Akupunktursitzungen festgestellt. 90 Patienten hatten Schlafstörungen, die bei 88% gebessert werden konnten. Diese Ergebnisse wurden in einer Nachuntersuchung, 2 Monate nach dem Abschluß der Akupunkturbehandlung, erhoben [17].

- Bei kieferchirurgischen und plastischen Gesichtsoperationen in der Akupunkturanalgesie tolerierten 60% der Patienten (n = 90) die Eingriffe gut, 19% klagten gelegentlich über leichte Schmerzsensationen. In 21% der Fälle versagte die Methode (Podlesch und Deuker 1978).

- Bei der Akupunkturanalgesie während der Entbindung zeigte sich bei 91,7% der Patientinnen (n = 60) eine gute analgetische Wirkung, wobei auch die Entbindungszeit im Vergleich mit einer Medikamentengruppe signifikant gesenkt wurde [11].

- Die Dauer der klinischen Entgiftung von Alkoholikern läßt sich durch Akupunktur erheblich verringern. Auch die anschließende Entwöhnung wird durch Akupunktur erleichtert [9].

- Beim Einsatz der Akupunktur zur Analgesie bei koloskopischen Untersuchungen (n = 30) zeigte sich ein signifikanter Unterschied in der Schmerzangabe der Patienten, im Vergleich mit einer Gruppe mit üblicher Prämedikation [18].

- 153 Patienten mit Schmerzen, Schwellungszuständen und Bewegungseinschränkungen nach Unfalltraumen (Radius-, Humerusfraktur, Fraktur der unteren Extremität, Schultergelenkverletzung, Peitschenschlagtraumen der HWS, Knie- und Wirbelsäulentraumen) wurden nach einem standardisierten Programm mit Akupunktur nachbehandelt. Dabei konnte eine signifikante Verminderung der Schmerzen und der Bewegungseinschränkung erzielt werden, auch kam es in der überwiegenden Mehrzahl der Fälle zu einer Beschleunigung des Heilungsprozesses [15].

- Die bronchospasmolytische Wirkung bei akutem Asthma bronchiale konnte bodyplethysmographisch von Berger und Nolte nachgewiesen werden. Ein Suggestiveffekt konnte durch den Vergleich mit Plazeboakupunktur, die keine Wirkung zeigte, ausgeschlossen werden [2].

- Ein signifikanter Anstieg der freien Fettsäuren im Blut von gesunden Probanden, im Vergleich zur Plazeboakupunktur (Nadelung indifferenter Hautstellen) wurde von Doenicke und Kampik festgestellt [4].

Trotz der Vielzahl von vorhandenen Untersuchungen ist die Wirkung der Akupunktur bei zahlreichen Erkrankungen wenig erforscht. Am Umfang der Anwendung der Akupunktur gemessen (ca. 5000 Akupunkturtherapeuten allein in der BRD) ist die Gesamtzahl der Untersuchungen jedoch gering, da die Akupunktur in erster Hinsicht (über 90%) im niedergelassenen Bereich angewendet wird und da hier der Raum für wissenschaftliche Untersuchungen begrenzt ist.

Literaturauswahl

1. Ahonen E, Hakumaki M, Mahlamaki S, Partanen J, Riekkinen P, Sivenius J (1983) Acupuncture and physiotherapy in the treatment of myogenic headache patients: pain relief and EMG activity. Adv Pain Res Ther 5: 571–576
2. Berger D, Nolte D (1977) Acupuncture in bronchial asthma: bodyplethysmographic measurements of acute bronchospasmolytic effects. Comp Med East West 5: 265–269
3. Borglum-Jensen L, Tallgren A, Troest T, Borglum-Jensen S (1977) Effect of acupuncture on myogenic headache. Scand J dent Res 85: 456–470
4. Doenicke A, Kampik G, Praetorius B, Schmid M (1976) Veränderung blutchemischer Parameter unter dem Einfluß von Akupunktur bei gesunden Versuchspersonen. Anaesthesist 25: 235
5. Han JS, Xuan YT (1986) A mesolimbic neuronal loop of analgesia. Int J Neurosc 29: 109–118
6. Han JS (ed) (1987) The neurochemical basis of pain relief by acupuncture. A collection of papers 1973–1987 Beijing Medical University. China Publishing House, Beijing
7. Lewith GT, Machin D (1983) On the evaluation of the clinical effects of acupuncture. Pain 16: 111–127
8. Loh L, Nathan PW, Schott GD, Zilkha KJ (1984) Acupuncture versus medical treatment for migraine and muscle tension headaches. J Neurol Neurosurg Psychiat 47: 333–337
9. Marx HG (1979) Anwendung der Akupunktur in einer Fachklinik für Suchtkranke. Wien Z Suchtforsch 2/3: 45–46
10. Molsberger A (1988) Die Therapie der akuten und chronischen Epicondylitis humeri lateralis (Tennisarm) mit Akupunktur. Schmerz und Sport, Springer Verlag, Heidelberg
11. Perera WSE (1977) Acupuncture in Childbirth. Proceedings of the World Congress of Acupuncture, Tokyo
12. Phillips C (1980) Recent developments in tension headache research. In: S.J. Rachman (Ed.) Contributions to Medical Psychology, Vol. 2, Pergamon, Oxford, Ch. 5

13. Pomeranz B (1987) Scientific basis of acupuncture in Stux G, Pomeranz B. Acupuncture - Textbook and Atlas. Springer, Berlin Heidelberg New York Tokyo
14. Pothmann R, Stux G, Weigel A (1978) Periarthritis humero-scapularis - Wirkungsweise der Akupunkturbehandlung. Akupunktur - Theorie und Praxis 7/4: 158-162
15. Rabl V, Bochdansky T, Hertz H, Kern H, Meng A (1983) Die Wirkung von standardisierten Akupunkturprogrammen in der Nachbehandlung von Unfallpatienten. Unfallchirurgie 9/6: 308-313
16. Richardson PH, Vincent CA (1985) Acupuncture for the treatment of pain: a review of evaluative research. Pain 24: 15-40
17. Strauss S (1981) Acupuncture therapy in conditions of chronic pain. American Journal of Acupuncture 9/1: 73-75
18. Stux G, Mittelstaedt A (1981) Kontrollierte Studie über den Einsatz der Akupunkturanalgesie bei koloskopischen Untersuchungen. Akupunktur - Theorie und Praxis, Sonderband 1
19. Stux G, Stiller N, Pothmann R, Jayasuriya A (1985) Akupunktur - Lehrbuch und Atlas. Springer, Berlin Heidelberg New York Tokyo
20. Stux G (1987) Akupunkturtherapie der Migräne. Der Schmerz 1: 40-44
21. Stux G (1988) Bericht über das Düsseldorfer Akupunktur Symposium. Der Schmerz 1: 48-49

3 Philosophischer und theoretischer Hintergrund

3.1 Die Wurzeln: Tao, Yin und Yang

Die traditionelle chinesische Medizin hat ihre Wurzeln in den naturphilosophischen Vorstellungen des Taoismus, die Laotse 500 v. u. Z.
darstellt.

Die Grundlagen der chinesischen Medizin wurden dann 200
Jahre v. u. Z. in einer klassischen Schrift dem **Huang Di Nei Jing** aus-
führlich dargestellt. Dieses „Lehrbuch der physischen Medizin des
Gelben Kaisers" ist in Form eines Dialogs zwischen Huang Di, dem
Gelben Kaiser, und seinem Arzt Chi Po abgefaßt.

Der Wandel der Natur wurde von den Chinesen nicht als das
Werk eines göttlichen Schöpfers betrachtet, sondern als Ausdruck
der inneren Gesetzmäßigkeit der Natur, die „Tao" (Dao gelesen) genannt wurde. Das Tao, das oberste Naturprinzip, das Weltgesetz,
wird von **Laotse** im „**Tao Te King**" beschrieben. In den zahlreichen
Übersetzungen des Tao Te King wird Tao als „Sinn", „Weg",
„Bahn", „Das Eine" wiedergegeben.

Das Tao, die schöpferische Urkraft, erzeugt das Spannungsfeld
der **Polarität** der Kräfte in der Natur zwischen **Yin** und **Yang** (Yin
wird In gelesen, Yang wie Jang). Aus diesem Spannungsfeld der
komplementären Yin- und Yang-Kräfte entstehen alle Dinge. Tao
als das schöpferische Prinzip der Natur ist die Grundlage aller dynamischen Wandlung und aller Lebensvorgänge.

Neben der Vorstellung vom Tao spielt das polare und komplementäre Yin-Yang-System eine grundlegende Rolle im chinesischen
Denken der Antike. Die ursprüngliche Bedeutung von Yang, die sich
im alten chinesischen Schriftzeichen spiegelt, ist die sonnige Seite

des Hügels, während Yin die Schattenseite symbolisiert. Der Himmel ist Yang, die Erde Yin; männlich ist Yang, weiblich Yin; warm ist Yang, kalt ist Yin; aktiv Yang, passiv Yin. Alle Gegensatzpaare der Natur werden so dieser dynamischen Yin-Yang-Polarität zugeordnet.

Yin und Yang ergänzen sich im Wechselspiel in unaufhörlichen Prozessen der Umwandlung und führen zur Harmonie der Ganzheit. Es gibt kein Yin ohne Yang, beide Kräfte ergänzen sich immer zur Ganzheit, das im Chinesischen Taiqi heißt.

Dieses polare System ist gerade in der Medizin bei der Beschreibung der Lebensvorgänge im menschlichen Körper und deren Störungen von großer Bedeutung.

Tabelle 3.1. Polares Yin-Yang-Entsprechungssystem

Yin	Yang
Empfangende	Schöpferische
Erde	Himmel
Negativ	Positiv
Körper	
Ventral	Dorsal
Innen	Außen
Unten	Oben
Körperinnere	Oberfläche
Innere Organe	Haut
Funktionen	
Hypofunktion	Hyperfunktion
Leere　　　**Energie**	Fülle
Mangeldurchblutung	Hyperämie
Kälte	Hitze
Degeneration	Infektion

3.2 Die Lebensenergie Qi

Das Wechselspiel der komplementären Yin- und Yang-Kräfte bringt nach traditioneller Vorstellung die **Lebensenergie „Qi"** hervor. Qi, die Lebenskraft der Natur, ist grundlegend für die chinesische Naturbeschreibung. Die chinesische Konzeption dieser Lebensenergie geht über die westliche physikalische Energievorstellung weit hinaus. Deshalb ist die Übersetzung von Qi als Lebensenergie nicht völlig befriedigend. Qi findet man nach der alten Wade-Giles-Transkription der chinesischen Sprache als „Chi", im Japanischen „Ki".

Das Qi kann nur aus seinen Wirkungen erfaßt werden: Qi fließt ständig. Jede Stagnation bedeutet Störung der Lebensvorgänge und schließlich vollständigen Stillstand, den Tod. Das **kosmische Qi** fließt nach traditioneller Auffassung überall in der Natur, im Wasser der Flüsse, in der Luft, im Wind. Im menschlichen Körper sammelt sich Qi in den Organen und fließt in Bahnen, die chinesisch **Jing** und **Luo** heißen. Jing bedeutet durchfließen oder Kanal, Luo bedeutet Verbindung. Die „Qi-Kanäle" oder **Leitbahnen** wurden aufgrund ihrer polaren Anordnung mit dem Meridiansystem der Erde verglichen und folglich **Meridiane** genannt.

Im menschlichen Körper gibt es nach chinesischer Vorstellung verschiedene Formen von Qi: In der Lunge wird das Qi aus der Atemluft aufgenommen. Dieses **Qi des Atems** wird „Yang-Qi" oder „Kong-Qi" genannt, weil es vom Himmel, Yang, kommt.

Aus der Nahrung wird durch die Verdauung „**Nähr-Qi**" oder „Yin-Qi", chinesisch „Gu-Qi". Die 3. wichtige Quelle des Qi im Körper ist das „**Erb-Qi**", „Yuan Qi", das von den Eltern ererbt wird, das das Wachstum und die Entwicklung des Menschen bewirkt. Dieses Ursprungs- oder **Anzestrale Qi** wird im Nierensystem gespeichert.

Diese 3 Formen von Qi bilden im Körper das „**Grund-Qi**", das den ganzen Körper durchfließt. Die Funktionen der Organe und deren verschiedene Leistungen werden von dem Qi, das den Organen innewohnt, hervorgebracht. Die Atmung als Funktion der Lungen, die Verdauung der Nahrung als Funktion des Magens und Darmes sind Ausdruck des Wirkens vom Qi dieser Organe. Qi reguliert auch die Quantität der Funktionen. Ist das Qi eines Organs schwach, ist die Funktion dieses Organs nur unvollständig. Ist Qi jedoch in Fülle, so ist die Funktion überschießend.

Nach antiker Vorstellung durchfließt Qi den ganzen Körper, ähnlich wie die Flüsse die Kontinente durchlaufen. Die Meridiane, die „Energieflüsse" des Körpers, führen das **„Meridian-Qi"**, das sog. **„Jing-Qi"**, das durchfließende Qi.

Qi hat im Körper vielfältige Funktionen zu erfüllen: Es ist die Quelle der Bewegungen, aber nicht nur der willkürlichen Bewegungen, sondern auch der Bewegungsvorgänge, der Atmung, der unwillkürlichen Darmbewegung. Auch die psychische Aktivität und Vitalität ist Ausdruck der Qi-Kräfte und wird **„Shen"** genannt. Eine weitere Funktion von Qi ist die Umwandlung von Nahrung in Blut und andere Körpersäfte. Auch die Erzeugung von Wärme im Körper ist eine der Aufgaben von Qi. Mit Hilfe von Qi sondert der Körper die giftigen Abfallprodukte aus und scheidet sie aus. Diese Funktion schließt aber auch die Speicherung von wichtigen Nährstoffen ein. Qi hat außerdem die Aufgabe, den Körper vor schädlichen Einflüssen von außen, z. B. vor krankmachenden Wettereinflüssen, zu schützen. Diese Schutzfunktion von Qi ist besonders wichtig in der Prophylaxe von Krankheiten. Dieses **„Schutz-Qi"** wird **„Wei-Qi„** genannt und konzentriert sich hauptsächlich auf der Oberfläche des Körpers in der Haut.

3.3 Das System der fünf Wandlungsphasen

Neben dem Yin-Yang-System, das dem Verständnis polarer Vorgänge und polarer Kräfte diente, wurde das System der **„5 Wandlungsphasen"** zur Kategorisierung von phasisch ablaufenden Vorgängen schon im 3. vorchristlichen Jahrhundert eingeführt. Bei dem System der 5 Wandlungsphasen handelt es sich um ein Entsprechungssystem, in dem physische Abläufe oder Phänomene in **„5 Wandlungsphasen"** eingeordnet werden. Dieses System trug zur Vereinheitlichung des antiken naturphilosophischen Weltbildes bei. Von der traditionellen chinesischen Medizin wurden verschiedenste Naturvorgänge und prozeßhafte Abläufe in dieses System von 5 abstrakten

Grundfaktoren eingeordnet. Die fünf Wandlungsphasen sind **Holz, Feuer, Erde, Metall, Wasser**. Diese 5 Grundfaktoren stehen in einer innigen wechselseitigen Beziehung der gegenseitigen Hervorbringung oder Förderung, wie auch der Hemmung bzw. Kontrolle zueinander.

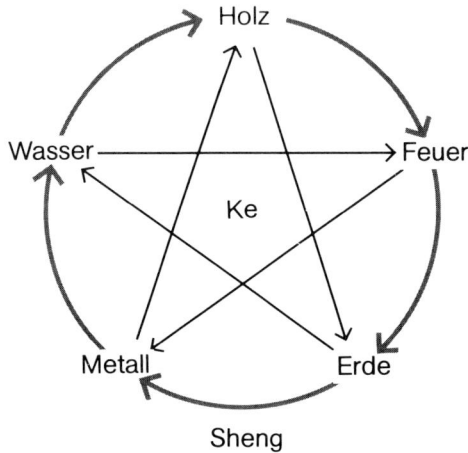

Fünf Wandlungsphasen. Sheng und Ke-Zyklus

Bei der Beziehung dieser fünf Wandlungsphasen handelt es sich um abstrakte Symbole, vergleichbar mit algebraischen Symbolen, wie A,B,C oder x und y, die zu einem logischen Entsprechungssystem angeordnet sind. So lassen sich mit diesem System empirisch gewonnene Beobachtungen systematisieren:

Tabelle 3.2. Entsprechungssystem der fünf Wandlungsphasen

Elemente	Jahreszeiten	Farben	Entwicklungs-stufen	Richtungen
Holz	Frühling	Grün	Geburt	Osten
Feuer	Sommer	Rot	Wachstum	Süden
Erde	Spätsommer	Gelb	Wandlung	Mitte
Metall	Herbst	Weiß	Ernte	Westen
Wasser	Winter	Schwarz	Sammlung	Norden

Viele Gegebenheiten und Vorgänge in der Medizin, z. B. die Funktion von inneren Organen, Geweben, Sinnesorganen usw., lassen sich in die fünf Wandlungsphasen einordnen (Tabelle 3.3).

Tabelle 3.3. Klassifizierung nach den fünf Wandlungsphasen

Elemente	Innere Organe	Hohl-organ	Sinnes-organ	Körper-schicht	Gefühl	Klimati-sche Faktoren
Holz	Leber	Galle	Auge	Muskel	Zorn	Wind
Feuer	Herz	Dünn-darm	Zunge	Blut-gefäße	Freude	Hitze
Erde	Milz	Magen	Mund	Binde-gewebe, „Fleisch"	Besorgnis	Feuchtig-keit
Metall	Lunge	Dick-darm	Nase	Haut	Traurig-keit	Trocken-heit
Wasser	Niere	Harn-blase	Ohr	Knochen, Gelenke	Angst	Kälte

3.4 Pathogenese und Ätiologie in der chinesischen Medizin

Nach traditioneller chinesischer Vorstellung beruhen die meisten Erkrankungen auf Störungen im harmonischen Fließen der Lebensenergie Qi. Entweder liegt eine **Fülle** oder eine **Leere** der Lebensenergie in den Organsystemen und Meridianen vor. Auch eine **Stagnation** bzw. **Blockade** der Qi-Energie in den Meridianen ist möglich.

Eine **Schwäche von Qi** nennt man Schwächestörungen oder auch Leerestörung, chinesisch **Xu**, sie ist durch unzureichende Funktion der entsprechenden Organe gekennzeichnet. Dann ist z.b. die Verdauungstätigkeit des Darms unvollständig. Unverdaute Nahrung wird ausgeschieden. Da Qi der Yang-Polarität entspricht, wird eine Schwäche von Qi als **Yin-Zustand** bezeichnet. Liegt eine allgemeine Schwäche der Lebensenergie im Körper vor, treten vielfältige Leeresymptome auf wie Blässe, kalte Hände und kalte Füße, übermäßiges Frieren, niedriger Blutdruck, Müdigkeit, verminderte Aktivität.

Auch psychische Depression mit Energielosigkeit, Antriebsmangel ist Ausdruck der Schwäche von Qi. Im Alter sind Schwächestörungen besonders häufig. Auch degenerative Erkrankungen sind gekennzeichnet durch Schwäche von Qi. Die Therapie der Wahl in der chinesischen Medizin für Schwächestörungen ist die **Moxibustion**, das Anwärmen von Akupunkturpunkten.

Eine **Fülle der Lebensenergie**, chinesisch **Shi**, ist die zweite wichtige Störung von Qi. Man spricht hier von einem **Yang-Zustand**, der zu einer überschießenden Funktion der entsprechenden Organsysteme und zu vielfältigen Begleitsymptomen führt, wenn sich diese Störung in den Meridianen und in der Peripherie abspielt.

Tabelle 3.4. Schwäche- und Füllestörungen

Schwäche von Qi, Xu	Fülle von Qi, Shi
Yin-Zustand	Yang-Zustand
Kältesymptome	Hitzesymptome
Blässe	Rötung
Mangeldurchblutung	Blutfülle
Frieren	Hitzegefühl
Schlaffe Muskulatur	Gespannte Muskulatur
Unterfunktion	Überfunktion
Depressive Störungen	Erregungszustände
Dumpfe Schmerzen	Akute Schmerzen
Degenerative Erkrankungen	Entzündliche Erkrankungen

Hitze als Hauptsymptom der Füllestörung kann z. B. auf ein Gelenk beschränkt sein oder sich in Form von Fieber im ganzen Körper äußern. Weitere wichtige Symptome bei Füllestörungen sind Blutfülle, Rötung, akuter, stechender oder krampfartiger Schmerz. Innere Unruhe, Nervosität, Übererregung sind die psychischen Auswirkungen der Fülle von Qi.

Bei **Stagnation** oder **Blockade** der Lebensenergie kommt es zur Stagnation im harmonischen Fließen von Qi, überwiegend in der Peripherie des Körpers. Als Folge dieser Stagnation treten meist Füllezustände auf, z. B. Muskelverspannungen, Muskelschmerzen, Myogelosen und Bewegungseinschränkung. Auch bei Kopfschmerzen liegt nach traditioneller Vorstellung eine derartige Blockade vor und folglich meist eine Fülle von Qi, die zu Spannungsgefühlen und akuten Schmerzen führt.

Nach traditioneller chinesischer Vorstellung spielen bei der Entstehung von Krankheiten vielfältige Faktoren eine Rolle:
1. Klimatische Faktoren,
2. emotionale Faktoren,
3. ansteckende Erkrankungen,
4. falsche Ernährung,
5. körperliche Erschöpfung,
6. Ansammlung von Schleim,
7. Traumen oder Insektenbisse.

Diese Krankheitsursachen heißen im Chinesischen **Bing Yin**. Die 2 wichtigsten Faktoren bei der Krankheitsentstehung sind nach chinesischer Vorstellung durch „äußere" klimatische und „innere" emotionale Ursachen bedingt. Krankheiten von außen treten auf, wenn die „Energie" der umgebenden Natur, etwa in Form von klimatischen Faktoren, z. B. Kälte oder Wind, auf den geschwächten Körper wirkt und so zu Qi-Energiestörungen in den Meridianen und Organen führt. Äußere klimatische Faktoren sind Hitze bzw. Sommerhitze, Kälte, Trockenheit, Feuchtigkeit, Wind oder eine Kombination dieser Faktoren, z. B. kalter trockener Wind.

Nach traditioneller Theorie der chinesischen Medizin entsprechen den fünf Wandlungsphasen auch die klimatischen Faktoren: Hitze, Kälte, Feuchtigkeit, Trockenheit und Wind. Die 5 bzw. 6 „Wetterfaktoren" („Hitze" und „Sommerhitze" getrennt gesehen) haben für die chinesische Medizin eine **doppelte Bedeutung:** zunächst als klimatische, **krankmachende Einflüsse** (z. B. Kälte – Erkältung, Hitze – „Hitzschlag") und als **Beschreibungshilfen** und Kennzeichnung für körperliche Beschwerden. Fieber ist ein Hitzesymptom, wandernde Schmerzen werden als „innerer Wind" beschrieben, kalte Gliedmaßen und steife Gelenke als Ausdruck des inneren „Kälte"-Faktors. So dient das System der fünf Wandlungsphasen auch der Beschreibung von äußeren klimatischen Einflüssen und der Kennzeichnung von körperlichen Symptomen.

Nach traditioneller Vorstellung dringen die klimatischen Einflüsse von außen in den Körper ein, z. B. über den Mund, das Gesicht oder die Haut, besonders bei Wechsel der Temperatur oder der Jahreszeiten. Die Stärke der Abwehrreaktion des Körpers ist von Bedeutung für die Entstehung der vielfältigen Symptome. Die Beschwerden können sehr wechselhaft sein und von einem Faktor in einen anderen übergehen, z.B. Kältesymptome in fieberhafte Hitzesymptome. Auch kommt es oft zur Kombination verschiedener Faktoren wie Kälte, Feuchtigkeit und Wind bei rheumatischen Erkrankungen (chinesisch Bi-Syndrom).

3.4.1 Beschreibung der einzelnen klimatischen Faktoren

Wind Feng
Wind als kennzeichnender Grundfaktor ist von aktivem Charakter, also ein **Yang-Faktor**, und wird dem **Frühling** zugeordnet. Er bewegt den Körper wie der Wind die Äste eines Baums.

Man unterscheidet den Wind der Natur als krankmachenden äußeren Klimafaktor vom Wind als Beschreibungshilfe für körperliche Symptome. Wind als Klimafaktor schädigt den oberen Teil des Körpers, das Gesicht, den Nacken, die oberen Atemwege und die Haut. Er führt zu Disharmonie im Körper und tritt meist in Verbindung mit anderen Faktoren z.B. Kälte oder Feuchtigkeit auf.

Nach traditioneller Vorstellung führt intensiver und langdauernder Wind bei geschwächter körperlicher Verfassung zu einer „Disharmonie" der Leber und so zu deren Schädigung. Als Beschreibungshilfe für körperliche Symptome spielt der Wind eine wichtige Rolle z.B. bei wandernden Schmerzen.

Hitze Re
Der Hitzefaktor tritt in unterschiedlicher Stärke und Form auf: „Sommerhitze", „Feuer" und „mäßige Hitze". „Sommerhitze" wird als krankmachender äußerer Einfluß aufgefaßt, der z.B. zum Hitzschlag führt. Feuer und mäßige Hitze dienen der Beschreibung körperlicher Beschwerden.

„Hitze" und „Feuer" haben eine aufsteigende Tendenz im Körper. Sie führen bei langanhaltendem Einfluß zur Störung des „Herzens". Herz bedeutet nach traditioneller Vorstellung jedoch mehr psychische Funktionen, und so kommt es bei Hitzeeinfluß zu Störungen des Bewußtseins bis zur Bewußtlosigkeit (Hitzschlag). Mildere Symptome sind übermäßige Müdigkeit, Schwindel, körperliche Trägheit und schweres Atmen. Fieber ist das wichtigste Hitzesymptom.

Feuchtigkeit Shi

Feuchtigkeit symbolisiert Trägheit, Schwere, Starre, Stillstand und entspricht somit der **Yin-Polarität**. Im Jahreszeitenzyklus wird die Feuchtigkeit dem **Spätsommer** zugeordnet. „Feuchte Luft" als krankmachender Faktor kann jedoch in jeder Jahreszeit wirksam sein. Dieser äußere klimatische Einfluß bewirkt im Körper einen Stillstand der Lebensenergie Qi und als Symptom Schweregefühl, Dumpfheit und Steifigkeit. Rheuma ist eine typische Krankheit, bei der „Feuchtigkeit" eine große Rolle spielt.

Kälte Han

Kälte steht im direkten Gegensatz zur Hitze und ist somit der **Yin-Polarität** zugeordnet und entspricht dem **Winter**. In jeder Jahreszeit können jedoch Kälteeinflüsse zu Erkrankungen führen, wenn der Körper geschwächt ist. Plötzliches Auftreten der Symptome ist kennzeichnend für den äußeren Kälteeinfluß. Neben dem Wind ist Kälte als äußerer klimatischer Faktor von besonderer krankmachender Bedeutung.

Durch Kälte wird das Fließen von Qi und Blut in den Meridianen verlangsamt oder blockiert; dies zeigt sich als stechender, krampfartiger Schmerz sowie als Verlangsamung oder Hemmung der Bewegung. Degeneration bzw. arthrotische Erkrankungen sind chronische „Kälte-Yin-Erkrankungen". Die wirksamste Therapie ist die Moxibustion. Kälte hat besonders auf die Nieren sowie Knochen und Gelenke eine schädigende Wirkung. Die Niere als Quelle der aktiven Yang-Energie im Körper wird geschwächt.

3.4.2 Emotionale Faktoren

Auch „innere" Faktoren führen zu Störungen der Lebensenergie, und zwar durch Fehlernährung oder psychische Belastungen und kommmen so als Krankheitsursachen in Frage. Ein Übermaß an bestimmten Gefühlen, wie Angst, Wut, Zorn, Grübeln, Erregung oder Traurigkeit, führt zu einer Störung der Energie einzelner innerer Organe. Gerade wenn Gefühle plötzlich und intensiv auftreten und unzureichend verarbeitet werden, kommt es zu Störungen innerer

Organe. Angst schwächt nach der Theorie der fünf Wandlungsphasen die Niere, Wut und Zorn führen zu einer Disharmonie der Leber,
Traurigkeit schwächt die Lungenenergie, übermäßige Erregung
schädigt das Herz, Grübeln führt zu Störungen des Magens. Von den
emotionalen Faktoren werden sowohl die Yin- als auch die Yang-
Organe beeinflußt, entsprechend dem System der fünf Wandlungsphasen (Tabelle 3.5).

Tabelle 3.5. Innere emotionale Faktoren im System der fünf Wandlungsphasen

Emotionale Faktoren	Yin-Organe	Yang-Organe	Wandlungs-phasen
Zorn, Wut	Leber	Gallenblase	Holz
Erregung, Freude	Herz und Perikard	Dünndarm und SJ	Feuer
Grübeln, Sorgen	Milz-Pankreas	Magen	Erde
Traurigkeit, Depressionen	Lunge	Dickdarm	Metall
Angst, Schrecken	Niere	Blase	Wasser

Eine Fehlernährung wird ebenfalls als wichtige Krankheitsursa-
che gewertet. Zuviel oder zuwenig Nahrung sowie v. a. ihre falsche
Zusammensetzung haben eine entscheidende Auswirkung auf die
Energieverteilung der Organe. Die Chinesen unterteilten auch die
Nahrungsmittel in Yin und Yang. Kartoffeln, weißes Brot und Zuk-
ker werden zu „Yin-Nahrung" gezählt, Gemüse, Salate und Körner
zu „Yang-Nahrung". Yin- und Yang-Anteile der Nahrungsmittel
sollten nach chinesischer Auffasssung ausgewogen sein.

3.5 Diagnostik in der traditionellen chinesischen Medizin

Schon früh in der Entwicklung der chinesischen Medizin haben sich
diagnostische Kategorien anhand des philosophischen Systems der
Yin-Yang-Polarität und des Entsprechungssystems der fünf Wandlungsphasen herauskristallisiert. Die Entwicklung dieses diagnostischen Systems ging Hand in Hand mit der Entwicklung des Thera-
piespektrums der chinesischen Medizin. Im Westen war zunächst

nur die Nadeltherapie bekannt geworden. Erst in den letzten Jahren wird auch dem diagnostischen System der chinesischen Medizin mehr Aufmerksamkeit gewidmet.

3.5.1 Acht diagnostische Kategorien, Ba gang

Die traditionelle chinesische Medizin ordnet die individuellen Symptome und Krankheitsbefunde in polare Kategorien ein. Man kennt **8 diagnostische Kategorien,** 4 polare Gegensatzpaare, die im Chinesischen „Ba gang" heißen:

- **Yin und Yang**
- **Innen und Außen** chinesisch: Li und Biao
- **Schwäche und Fülle** chinesisch:Xu und Shi
- **Kälte und Hitze** chinesisch: Han und Re

Die Symptomatik einer Funktionsstörung oder einer Erkrankung wird nach diesen 8 diagnostischen Kategorien analysiert. Störungen der Lebensenergie Qi in den Meridianen oder Organen werden in diesen 8 Kategorien beschrieben. So entsteht eine Diagnose im chinesischen Sinne.

Der chinesische Arzt beurteilt die individuellen Symptome und Befunde in Kategorien einer Disharmonie von Yin und Yang in den Organen bzw. Meridianen und kommt so zur Feststellung von „Störungmustern", die im Westen „Syndrome" im traditionellen Sinne genannt werden. Syndrom im chinesischen Sinne meint nicht nur die Summe der Symptome, sondern auch ihre Ursache und Interpretation nach den Vorstellungen des traditionellen Medizinsystems.

3.5.2 Innen und Außen

Innere Störungen, chinesisch Li, sind Disharmonien der 5 Zang-Organe und der 6 Fu-Organe. Die Störungen dieser inneren Organe sind oft chronischen Charakters, gekennzeichnet durch Schmerzen im Bereich des Brustkorbs oder des Abdomens, Fieber, Störungen der gastrointestinalen Funktionen wie Brechreiz, Durchfall, Übelkeit usw. Gleichzeitig können Schmerzen entlang der Meridiane ausstrahlen. Innere Erkrankungen sind meist durch innere Ursachen der chinesischen Medizin bedingt; so z. B. Störungen der Organsysteme durch ein Übermaß an Gefühlen wie Angst, Schrecken oder Erregung oder auch durch unzureichende oder kontaminierte Nahrung.

Äußere Erkrankungen, chinesisch Biao, sind gekennzeichnet durch Störungen der Meridiane und Kollaterale v. a. an der Peripherie und Oberfläche des Körpers. Meist ist die äußere Störung gekennzeichnet durch akute Schmerzen im Bereich der Extremitäten, der Gelenke oder des Kopfes, sowie Empfindlichkeit auf Wetterfaktoren. Typische äußere Störungen sind periphere Neuralgien oder lokale Gelenkerkrankungen. Als Ursache betrachtet die chinesische Medizin äußere pathogene klimatische Einflüsse wie Kälte, Hitze, Feuchtigkeit, Wind oder Trockenheit.

3.5.3 Fülle und Schwäche

Schwächestörungen, chinesisch **Xu-Erkrankungen,** auch Leerestörungen genannt, sind gekennzeichnet durch einen Mangel an Lebensenergie Qi, Blut oder Jing, der Ursubstanz. Schwächestörungen führen zu einer Minderfunktion von Organsystemen. Typische Symptome von Schwächestörungen sind übermäßige Müdigkeit, Abgeschlagenheit, Schwindel, verlangsamte Bewegungen, Blässe der Haut, der Zunge oder der Schleimhäute, Hypotonie, Kollapsneigung, Mangeldurchblutung, plötzliche Schweißausbrüche, Mundtrockenheit, Oligurie, Mangel an Körperflüssigkeiten. Wichtige diagnostische Zeichen sind die Blässe der Zunge und schwacher Puls. Die Schwäche-Erkrankungen sind meist chronischen Charakters. Die Ursache von Schwäche-Erkrankungen ist eine Erschöpfung des Qi nach langem Einfluß innerer pathogener Einflüsse.

Füllestörungen, chinesisch **Shi-Erkrankungen,** sind gekennzeichnet durch einen Überschuß von Qi oder Blut in Organen und Meridianen. Typische Symptome sind akuter Schmerz, Krämpfe, Hypertonie, Blutfülle, erhöhter Muskeltonus, vermehrte Absonderung von Körperflüssigkeiten. Die wichtigsten Zeichen sind gerötete Zunge,

Tabelle 3.6. Typische Fülle- und Schwächesymptome

Fülle, Shi	Schwäche, Xu
Kräftige Muskelbewegungen	Schwache und langsame Muskelbewegungen
Agitiertheit, Überaktivität	Müdigkeit, Abgeschlagenheit
Laute Stimme	Leise Stimme
Aufrechte Haltung	Gebückte Haltung
Schneller, aktiver Gang	Verlangsamtes Gehen
Hypertonie	Hypotonie
Hyperämie	Mangeldurchblutung
Psychisch aktiv	Psychische Passivität
Erregung, Manie	Depression, gedrückte Stimmung
Aktivitätsfülle	Aktivitätsmangel
Kurzer Schlaf, Einschlafstörung	Viel Schlaf mit Schlafstörungen
Belegte Zunge	Geringer Belag
Kräftiger Puls	Schwacher Puls

Rötung des Gesichts sowie kräftiger Puls. Im psychischen Bereich zeigen sich innere Unruhe, Nervosität, Übererregung, Rastlosigkeit, ungezielte Aktivitäten sowie oft Schlaflosigkeit.

3.5.4 Hitze und Kälte

Kältestörungen, chinesisch Han, treten auf, wenn äußere pathogene Kälte auf einen Körper einwirkt, dessen Qi geschwächt ist. Dann manifestieren sich typische Kältesymptome wie übermäßiges Frieren, kalte Gliedmaßen und Blässe. Nach längerem Bestehen entwikkeln sich Erkältungskrankheiten, Verlangsamung der psychischen Aktivitäten oder wäßrige Durchfälle. Oft können Kältestörungen in Fieber, einem Hitzesymptom, durch die Yang-Aktivität des Körpers umschlagen.

Hitzestörungen, chinesisch Re, beruhen auf einer vermehrten Yang-Aktivität des Qi im Körper. Qi ist für die Wärmeerzeugung im Körper verantwortlich. Durch die Überaktivität des Yang werden bei längerem Bestehen die Yin-Kräfte und Yin-Flüssigkeiten er-

Tabelle 3.7. Typische Hitze- und Kältesymptome

Hitze, Re	Kälte, Han
Gesichtsröte	Gesichtsblässe
Rötung der Haut und Schleimhäute	Blässe der Schleimhäute
Glühen bzw. Brennen der Extremitäten	Kalte Extremitäten
Fieber	Untertemperatur
Hitzegefühl	Frieren
Verschlechterung der Symptome	Verschlechterung der
durch Hitze (z. B. Bad)	Symptome bei Kälte
Durst nach kalten Getränken	Verlangen nach warmen
	Getränken
Schnelle Bewegungen	Verlangsamte Bewegungen
Dunkler spärlicher Urin	Dünner Urin
Obstipation	Wäßrige Stühle
Schneller Puls	Langsamer Puls
Rote Zunge	Blasse Zunge

schöpft, als Folge entwickelt das Yang-System Hitze. Typische Hitzesymptome sind Fieber, Rötung, Hyperämie, Schmerz oder innere Unruhe. Auch Obstipation, dunkler Urin (Erschöpfung der Yin-Flüssigkeit), rote Zunge und schneller Puls können auftreten.

3.5.5 Yin und Yang

Yin und Yang sind die allgemeingültigen Kategorien im chinesischen Denken und auf alle Phänomene anwendbar. So sind die besprochenen diagnostischen Kategorien Innen, Außen, Fülle, Leere, Hitze, Kälte als Differenzierungen der allgemeingültigen Yin- und Yang-Kategorien zu verstehen. Außen, Fülle und Hitze sind Yang-Kategorien, während Innen, Leere und Kälte Yin-Charakter haben. Die 8 diagnostischen Kategorien helfen, die Störungen von Qi in den Organen und Meridianen anschaulicher zu beschreiben. Diese Störungsmuster bzw. Syndrome im chinesischen Sinne sind individuell gefärbte Bilder, aus denen der kundige Arzt die differenzierte Therapie mit Nadeln, Moxa oder Heilkräutern ableitet.

Die 8 diagnostischen Kategorien kommen selten in den beschriebenen reinen Formen vor, sondern sind in verschiedener Weise miteinander kombiniert. So treten oft Fülle und Hitze gemeinsam auf, also 2 Yang-Kategorien. Im klassischen Sinne spricht man dann von Yang im Yang. Typische Yang-Symptome herrschen vor wie kräftige, schnelle Körperbewegungen, akute Schmerzen, die durch Druck oder Wärme verstärkt werden, kräftiger, schneller Puls, Hyperämie, Unruhe und Fieber.

Auch Fülle und Kälte können gemeinsam auftreten, oder auch Leere und Hitze. Man spricht von Yin im Yang oder auch von Yang im Yin. So treten Yin- und Yang-Symptome gleichzeitig auf, z. B. treten Fieber, Brennen, Harndrang als Yang-Symptome neben allgemeiner Schwäche, Müdigkeit, kalten Füßen (Yin-Symptome) bei Harnwegsinfekten auf. Nach traditioneller Vorstellung würde man von einem Yang-Zustand der Blase und einem Yin-, bzw. Schwächezustand der Niere sprechen. Oft ist es deshalb notwendig, die 8 diagnostischen Kategorien auf die Krankheitssymptome und Funktionsstörungen der einzelnen Organsysteme anzuwenden.

4 Meridiane, Organe und Punkte

4.1 Darstellung des Systems der Meridiane und Organe

Die chinesische Medizin kennt **11 Organe**, 6 werden der Yang-Polarität und 5 der Yin-Polarität zugeordnet. Die traditionelle Vorstellung von den Organen ist nicht auf den anatomischen Bau der Organe beschränkt, „Organe" bedeuten im chinesischen Sinne auch **Funktionen von Organsystemen.** Deshalb spricht man auch von **„Funktionskreisen".** Der Bau der Organe tritt in der chinesischen Medizin in den Hintergrund. Der Funktionskreis des Yin-Organs Lunge bedeutet z.B. die gesamte Atemfunktion einschließlich der Riechfunktion. Der Funktionskreis des Yang-Organs Dickdarm beinhaltet die Ausscheidungsfunktion.

Die **5 Yin-Organe** bezeichnet man als **„Speicherorgane",** chinesisch **„Zang-Organe".** Es sind parenchymatöse Organe Lunge, Herz, Milz-Pankreas, Niere, Leber, die nach traditoneller Vorstellung Qi speichern. Die **6 Yang-Organe** sind Hohlorgane Dickdarm, Dünndarm, Magen, Gallenblase, Blase. Chinesisch heißen die Yang-Organe **„Fu".** Jeweils ein Yin- und ein Yang-Organ bilden eine funktionelle Einheit, zu der auch ein Sinnesorgan und ein bestimmtes Gewebe gerechnet wird. Das Yin-Yang-Organpaar wird auch energetische Einheit genannt und beinhaltet auch die beiden zugehörigen Meridiane.

Die traditionelle chinesische Medizin bezieht in die Funktion der 5 Zang und der 6 Fu Organe – Speicher- und Hohlorgane – die Wirkungen der Lebensenergie Qi ein und unterscheidet sich somit wesentlich von den Vorstellungen der westlichen Medizin. Hier werden die wichtigsten Funktionen der 5 Zang (Speicher) Organe kurz dargestellt, weil sie zum Verständnis des traditionellen chinesischen Medizinsystems von großer Bedeutung sind:

Lunge, chinesisch Fei
Die Lunge entspricht nach traditioneller Vorstellung der Respirationsfunktion und dient der Aufnahme der Lebensenergie Qi. Die Lunge beherrscht somit das Qi, die Menge, die zur Verfügung steht, aber auch deren kontinuierliches Fließen. Die chinesische Atemtherapie dient der Aktivierung der Körperkräfte, besonders bei Traurigkeit und Depression. Die Lunge beherrscht die Haut und die Körperhaare, bestimmt die Stärke und den Ausdruck der Stimme und „manifestiert" sich in der Nase. Das Riechen ist nach chinesischer Vorstellung ebenfalls vom Zustand der Lunge abhängig. Zur Lunge als Speicher- oder Zang Organ (Yin) gehört das Hohlorgan Dickdarm (Fu, Yang).

Milz-Pankreas, chinesisch Pi
Das chinesische Milz-Organsystem (Pi) schließt u. a. auch die Funktionen des Pankreas ein und wird deshalb in der deutschen Terminologie Milz-Pankreas genannt. Zusammen mit dem verbundenen Hohlorgan Magen ist das Milz-Pankreas System nach traditioneller Vorstellung verantwortlich für die Aufnahme, Umwandlung und den Transport der „Nahrungsessenz". Das Milz-Pankreas System entspricht somit den Verdauungsfunktionen des oberen Gastrointestinaltraktes. Die Nahrungsessenz wird aufgenommen und dann in Qi und Blut (Xue) umgewandelt. Nach traditioneller Vorstellung reguliert und nährt dieses System das Blut und führt ihm Qi zu. Die Aufnahme und der Transport von Flüssigkeiten ist eine weitere wichtige Funktion von Milz-Pankreas. Daneben wird auch die Muskulatur und das Bindegewebe vom traditionellen Milz-Pankreas System genährt. Bei Schwäche des Milz-Pankreas Systems erschlafft das Bindegewebe (Uterusprolaps ist z. B. die Folge), die Muskulatur wird atrophisch. Auch der Geschmackssinn ist vom Zustand des Milz-Pankreas Systems abhängig.

Leber, chinesisch Gan
Nach traditioneller Vorstellung ist das freie Fließen von Qi und Blut im Körper von der Leber abhängig. Auch die Muskelbewegungen

und die Weichheit von Sehnen hängt von ungestörter „Leberenergie" ab. Leberstörungen führen zu Stagnation im Körper, z. B.
Schmerzen und Spannungen in der Muskulatur oder Stauungs- und
Spannungsgefühle im Brustkorb oder im Kopf. Nach traditioneller
Vorstellung „nährt" die Leber die Augen. Nachtblindheit deutet z. B.
auf eine Störung der Leber.

Niere, chinesisch Shen
Nach traditioneller Vorstellung speichert die Niere das „Jing", die
Lebensessenz, auch Samen des Lebens genannt. Neben der „Reinigung der Körpersäfte" und der Wasserausscheidung ist die Sexualität und die Reproduktionsfunktion die wichtigste Aufgabe des
chinesischen Nierensystems. Die Niere „programmiert" auch das
Gleichgewicht zwischen Yin und Yang und bestimmt so auch die
psychische Aktivität, den Willen. Bei Schwäche der Nierenenergie
kommt es zu Aktivitätsmangel, Müdigkeit, Angst, Depressionen
oder psychischer Starre. Auch die Knochen und vor allem die Gelenke sind abhängig von dem Nierensystem. Degenerative Gelenkerkrankungen hängen nach der chinesischen Medizin mit einer physiologischen Schwäche der Nierenenergie im Alter zusammen. Auch
die Funktion der Ohren und die Haare des Kopfes werden vom Nierensystem mitbestimmt. Bei Schwäche kommt es zu Schwerhörigkeit, Ohrensausen, zu Haarausfall oder Verlust der Haarfarbe.

Herz, chinesisch Xin
Das Herz reguliert das Fließen von Blut und „kontrolliert" die Blutgefäße. Nach Vorstellung der chinesischen Medizin ist das Herz der
Sitz des Bewußtseins und verantwortlich für die gesamten psychischen Funktionen u. a. auch für die Gedankentätigkeit. Viele vor allem vegetative Symptome, wie innere Unruhe, Rastlosigkeit, Nervosität, Herzjagen, Rhythmusstörungen werden von der chinesischen
Medizin als Störung des Herzsystems interpretiert.

Die Fu Organe bzw. Funktionskreise Dickdarm, Dünndarm, Magen, Gallenblase, Blase und Sanjiao hängen funktionell mit dem gekoppelten Zang Organen eng zusammen.

Die **Meridiane, chinesisch Jing,** sind mit den Zang und Fu Organen verbunden; so gelingt es über die Akupunkturpunkte, die auf den Meridianen liegen, eine therapeutische Wirkung auszuüben. Zwei Meridiane bilden ein Meridianpaar.

Ein **Meridianpaar** besteht aus einem Yin- und einem Yang-Meridian (z.B. Lungen- und Dickdarmmeridian), die parallel an den Gliedmaßen verlaufen. Man nennt sie auch **gekoppelte Meridiane**, weil sie in der Peripherie mit Verbindungsgefäßen, den **Luo-Verbindungen** gekoppelt sind. Yang-Meridiane verlaufen außen oder an der Rückseite des Körpers, während Yin-Meridiane innen oder vorne verlaufen.

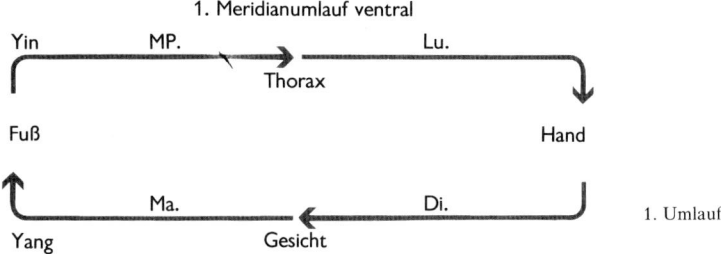

Die Meridiane überziehen den Körper in der Längsrichtung wie ein polares Netzwerk und sind deshalb mit den Meridianen der Erde vergleichbar. 4 Meridiane bilden zusammen einen Kreis, der **Meridianumlauf** genannt wird. Dieser Kreislauf besteht aus 2 Yang- und 2 Yin-Meridianen. Jeweils 1 Yang- und 1 Yin-Meridian verläuft am Bein und 1 Yin-Yang-Paar am Arm. Der 1. Umlauf wird vom Lungen- (Yin), Dickdarm- (Yang), Magen- (Yang) und Milz-Pankreas-Meridian (Yin) gebildet. Der 1. Meridianumlauf befindet sich an der Ventralseite des Körpers. Der Lungenmeridian beginnt an der seitlichen Brustwand und läuft an der Innenseite des Armes zum Daumen. Er wird der Yin-Polarität zugeordnet und läuft an der Vorderseite des Armes. Vom Zeigefinger zieht der Dickdarmmeridian an der Außenseite des Armes über den Ellbogen und die Schulter zum Gesicht und endet am Nasenflügel. Der Dickdarmmeridian ist ein Yang-Meridian. Vom Gesicht verläuft der Magenmeridian an der Vorderseite des Rumpfes zum Bein und endet an der 2. Zehe. Er entspricht der Yang-Polarität. Der 1. Meridianumlauf wird durch den Milz-Pankreas-Meridian geschlossen, der vom großen Zeh an der Innenseite des Beines zum Rumpf und dann zur seitlichen Thoraxwand zieht.

Yin	Yang	Yang	Yin
1. Umlauf:	Lungen-	Dickdarm-	Magen-	Milz-Pankreas-Meridian

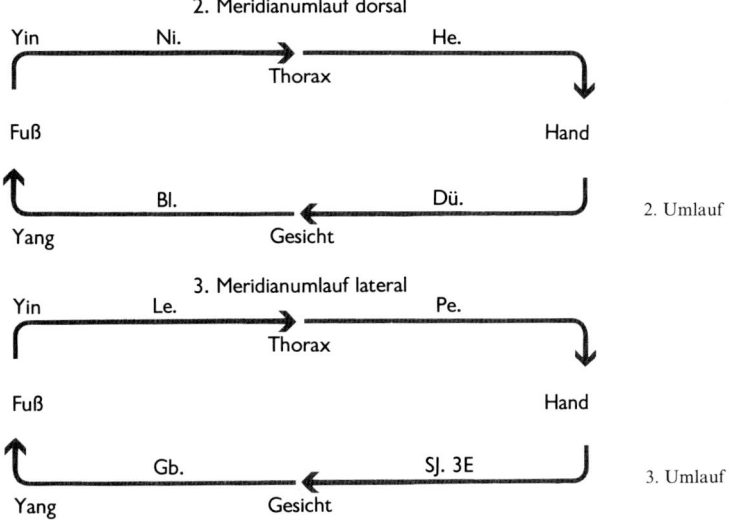

Meridianumläufe

In ähnlicher Weise verlaufen die weiteren Meridiane am Körper, und zwar liegt der 2. Umlauf an der Hinterseite des Körpers, während der 3. Meridianumlauf seitlich verläuft.

Der 2. Meridianumlauf wird vom Herz-, Dünndarm-, Blasen- und Nierenmeridian gebildet.

	Yin	Yang	Yang	Yin
2. Umlauf:	Herz-	Dünndarm-	Blasen-	Nierenmeridian

Der Herzmeridian zieht von der Achselhöhle an der Innenseite des Armes zum kleinen Finger, der Dünndarmmeridian vom kleinen

32

Finger an der Außenseite des Armes zur Schulter und dann zum Gesicht. Der Blasenmeridian verläuft vom Kopf über den Rücken und die Hinterseite des Beines zum kleinen Zeh. Der 2. Meridianumlauf wird vom Nierenmeridian geschlossen, der von der Fußsohle über die Innenseite des Beines zum oberen Teil des Brustkorbes zieht.

Der 3. Meridianumlauf wird gebildet vom Perikard-, Sanjiao-, Gallenblasen- und Lebermeridian. Perikard bedeutet Herzbeutel, entspricht aber der Kreislauffunktion und hat starke Wirkungen auf das Herz und die Psyche. „Sanjiao" bedeutet dreifacher Erwärmer und ist ein Organsystem, das nach der Vorstellung der Chinesen die Körperhöhlen schützt und die Organfunktionen koordiniert.

	Yin	Yang	Yang	Yin
3. Umlauf:	Perikard-	Sanjiao-	Gallenblasen-	Lebermeridian

Der Perikardmeridian verläuft von der seitlichen Thoraxwand über die Innenseite des Armes zum Mittelfinger, der Sanjiao-Meridian vom Ringfinger an der Außenseite des Armes zum Gesicht. Der Gallenblasenmeridian zieht vom Kopf über die seitliche Rumpfwand zur Seite des Beines und endet am 4. Zeh. Der 3. Meridianumlauf wird vom Lebermeridian geschlossen, der vom Großzeh über die Innenseite des Beines zur Thoraxwand zieht.

Jeweils 2 hintereinander liegende Yang- oder 2 Yin-Meridiane in einem Meridianumlauf bilden miteinander eine **Yin- oder Yang-Meridianachse**. Die Yang-Meridianachsen ziehen vom Arm über den Kopf und Rumpf zu den Beinen, also von oben nach unten. Die Yin-Meridianachsen verlaufen von unten nach oben, von den Füßen über den Rumpf zu den Armen. Die Yang-Meridianachse, z.B. Dickdarm- und Magenmeridian, heißt Yang-Ming-Meridianachse. In chinesischen Quellen wird der Dickdarmmeridian oft Hand-Yang-Ming und der Magenmeridian entsprechend Fuß-Yang-Ming genannt. Alle Meridianachsen haben chinesische Namen, deren Bedeutung interessante Zusammenhänge verdeutlichen.

Die Meridianachsen spielen bei diagnostischen, aber auch bei therapeutischen Erwägungen eine wichtige Rolle. So werden oft Schmerzen, die im Verlauf eines Meridians lokalisiert sind, über

Punkte des folgenden Meridians der Meridianachse behandelt; z. B. wird bei Schulter-Arm-Syndrom mit Schmerzen im Bereich des Dickdarmmeridians der Punkt Ma.38 Tiaokou der Yang-Ming-Meridianachse genadelt.

Neben diesen 12 Haupt- oder Organmeridianen, die in den 3 Meridianumläufen angeordnet sind, gibt es noch 2 wichtige Meridiane an der Vorder- und Rückseite des Körpers. Diese beiden Meridiane verlaufen auf der Mittellinie des Körpers und sind unpaarig. Vorne liegt der **Ren Mai**, der auch **Konzeptionsgefäß** oder **Kontrollgefäß** genannt wird. „Ren" bedeutet auf chinesisch Kontrolle, „Mai" Gefäß. Der Ren Mai wird zu den Yin-Meridianen gezählt und verläuft vom Damm über den Unterbauch und den Brustkorb zum Mund. Punkte entlang des Ren Mai haben eine koordinierende und übergeordnete Wirkung auf die Yin-Organe. Auf dem Rücken in der Mittellinie liegt der **Du Mai**, der auch **Lenkergefäß** genannt wird. „Du" bedeutet im Chinesischen lenken. Der Du Mai kontrolliert und koordiniert die 6 Yang-Meridiane und Organe. Er verläuft vom Steißbein in der Mittellinie über den Rücken und Kopf zum Mund.

Die 12 Meridiane der 11 Organe sind paarig und werden **Hauptmeridiane** genannt. Zusammen mit den Luo-Verbindungen sprechen die Chinesen vom **Jing-Luo-System**. Jing bedeutet Meridian, Luo heißt Kollaterale (channels and collaterals). Die ursprüngliche Bedeutung des Jing-Schriftzeichens ist Kettfäden, d. h. die Längsfäden im Seidengewebe, die die Längsstruktur im Gewebe bilden. Die Hauptmeridiane spielen eine wichtige Rolle in der Behandlung von Erkrankungen.

Neben den 12 paarigen Hauptmeridianen gibt es weitere Meridiansysteme, die in dieser Einführung kurz erwähnt werden: Von dem System der **8 außerordentlichen Meridiane**, chinesisch **Qi Jingbamai**, sind **Ren Mai** und **Du Mai**, die auf der Mittellinie an der Vorder- und Rückseite des Körpers verlaufen, von großer Bedeutung.

Diese beiden außerordentlichen Meridiane bilden mit den 12 paarigen Hauptmeridianen das System der **14 Meridiane**, auf denen die **361 klassischen Akupunkturpunkte** liegen. Die anderen Meridiansysteme haben keine eigenen Punkte, sondern sind teils flächig, teils wie ein Netzwerk den Hauptmeridianen angegliedert. Es sind die:

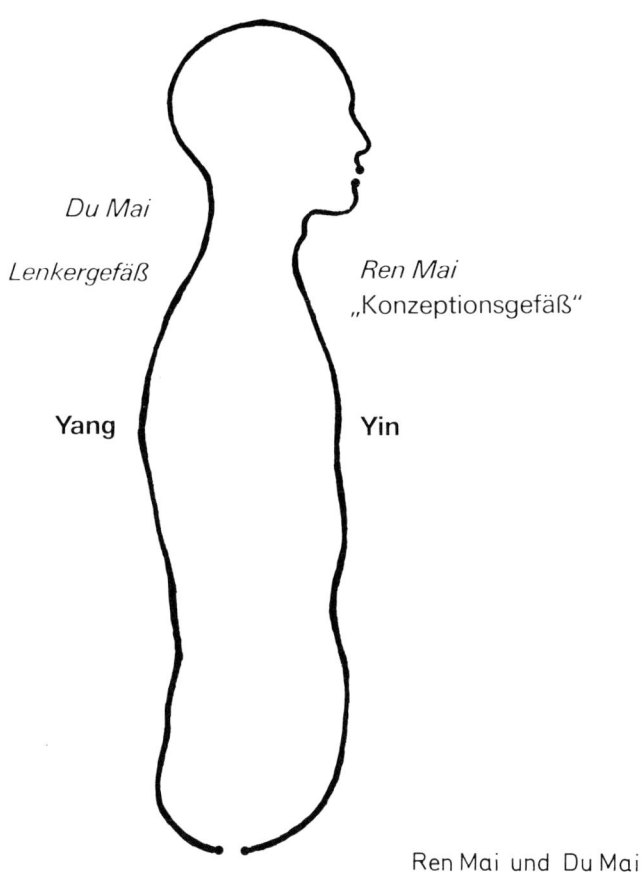

Du Mai

Lenkergefäß

Ren Mai
„Konzeptionsgefäß"

Yang

Yin

Ren Mai und Du Mai

35

12 Jingbie in der deutschen Nomenklatur Sondermeridiane,
12 Jingjing die tendinomuskulären Meridiane,
12 Pibu die Hautabschnitte der Hauptmeridiane und
15 Luomai die Kollaterale der Hauptmeridiane.

4.2 Darstellung der Punktekategorien

Die Punkte einer Kategorie liegen meist auf verschiedenen Meridianen (eine Ausnahme bilden die Shu-Punkte, die sich alle auf dem Blasenmeridian befinden). Auch kann man aus der Punktekategorie auf die Lokalisation schließen. So findet man die Mu-Punkte auf der Ventralseite des Rumpfes, während die Jing-Punkte an den Nagelwinkeln der Finger und Zehen lokalisiert sind. Die 5 „Antiken Punkte" liegen auf den einzelnen Meridianen distal von Ellbogen und Knie; die Shu-Punkte sind paravertebral am Rücken auf dem Blasenmeridian angeordnet.

Die traditionelle chinesische Medizin kennt 13 Punktekategorien, in die sich ca. 130 Punkte einordnen lassen. Nachfolgend werden die einzelnen Punktekategorien nach ihrer semantischen Herkunft, funktionellen Bedeutung und Lokalisation, sowie der Zusammenhang zwischen den einzelnen Kategorien dargestellt und in den Abbildungen erläutert.

4.2.1 Shu-, Transport- oder Zustimmungspunkte

Shu bedeutet im Chinesischen befördern oder transportieren. Man unterscheidet 2 Gruppen von Shu-Punkten:

Die 12 Shu-Punkte des Blasenmeridians werden auch Beishuxue oder rückwärtige Transportpunkte (engl.: Back-Shu points) genannt. Sie befördern nach traditioneller Vorstellung die Lebensenergie Qi zu den zugehörigen Organen. Jedem der 5 Yin- oder Speicherorgane und den 6 Yang- oder Hohlorganen ist jeweils ein Shu-Punkt des Blasenmeridians zugeordnet. Diese Punkte liegen 1,5 Cun lateral der Mitte der Wirbelsäule segmental jeweils unter dem dazugehörigen Dornfortsatz.

Aufgrund ihres direkten Einflusses auf die entsprechenden Organsysteme sind diese Beishu-Punkte bei Organerkrankungen indiziert. Ihre diagnostische Bedeutung erklärt sich aus der Tatsache, daß sie bei Erkrankungen des korrespondierenden Organs druckempfindlich werden. Deshalb nennt man sie auch Zustimmungspunkte. Moxibustion der Shu-Punkte wird häufig angewendet.

Neben den 12 Beishu-Punkten auf dem medialen Ast des Blasenmeridians gibt es auf jedem Meridian die 5 Shu-Punkte, die auch Antike Punkte genannt werden; sie werden später besprochen.

4.2.2 Mu- oder Alarmpunkte

Mu bedeutet sammeln. Diese Punkte liegen an der Ventralseite des Rumpfes (engl.: Mu-front points). Jedem Organ ist ein Mu-Punkt zugeordnet. Die Mu-Punkte haben eine ähnliche Funktion wie die rückwärtigen Shu-Punkte, also die Behandlung von Organerkrankungen und werden häufig gemeinsam mit diesen Shu-Punkten therapeutisch eingesetzt. Bei Erkrankungen des entsprechenden Organs wird auch dieser Punkt druckempfindlich oder verändert seine tastbare Konsistenz, weshalb ihm neben der therapeutischen auch eine diagnostische Bedeutung als Alarmpunkt zukommt.

4.2.3 Meisterpunkte, Hui Xue

Die 8 Meisterpunkte (engl.: Influential points) haben neben ihren sonstigen Wirkungen einen spezifischen Einfluß auf die ihnen zugehörigen Gewebe bzw. Organsysteme. Hui bedeutet zusammenfügen oder sammeln. Nach traditioneller Vorstellung sind hier die Konzentrationsstellen des Qi der entsprechenden Organe oder Gewebe. 5 Meisterpunkte liegen im Bereich des Rumpfes, 2 am Fuß (Gb.34, Gb.39) und Lu.9 Taiyuan am Handgelenk.

4.2.4 Xi-Punkte

Xi bedeutet Spalt oder Zwischenraum. Nach traditioneller Vorstellung ist hier die Sammelstelle für das Qi des entsprechenden Meridians; von diesem Punkt aus läßt sich die Energie des Meridians aktivieren. Die Xi-Punkte (engl.: Xi-Cleft points; Wade-Giles-Transkription: Tsri) sind bei akuten Erkrankungen der zugehörigen Organe bzw. Meridiane indiziert. Sie werden nach der Nadelung kräftig manuell stimuliert.

4.2.5 Shu- oder Antike Punkte

Im peripheren Verlauf jedes Meridians liegen distal von Ellbogen oder Knie die 5 Shu- oder Antiken Punkte. Der periphere Anteil der Meridiane unterliegt nach traditioneller Vorstellung den äußeren klimatischen Einflüssen, wie Kälte, Hitze, Trockenheit und Wind. Diese klimatischen Faktoren werden biopathogene Energien genannt. Nach dem traditionellen Entsprechungssystem der chinesischen Medizin ist jeweils einem Antiken Punkt eines der 5 Elemente zugeordnet. Deshalb werden diese Punkte auch Elementpunkte genannt. Die Zuordnung der 5 Elemente ist auf den Yin- und Yang-Meridianen unterschiedlich. So entsprechen die Jing-Punkte der Yang-Meridiane dem Element Metall, bei den Yin-Meridianen aber dem Element Holz. Es gibt dabei jeweils einen Antiken Punkt, der demselben Element zugeordnet ist wie der ganze Meridian (engl. Hourly point). Für diesen Punkt, der dem Element des Meridians entspricht, fehlt eine deutsche Bezeichnung. Nach der traditionellen „Mutter-Sohn"-Regel ergibt sich für jeden Meridian ein Tonisierungs- und ein Sedierungspunkt.

4.2.6 Tonisierungspunkt

Der Tonisierungspunkt des Meridians ist nun jeweils der in der Reihe der Antiken Punkte vorhergehende, der also dem „Mutterelement" entspricht, im Fall des Lungenmeridians dem Element Erde (Yuan-Punkt Lu. 9).

Tabelle 4.1. Tonisierungs- und Sedierungspunkte

Jing	Ying	Yuan	Jing	He
Lu. 11	Lu. 10	Lu. 9	Lu. 8	Lu. 5
Holz	Feuer	Erde	Metall	Wasser
		Tonisierungs-	Lunge	Sedierungs-
		punkt Lu. 9		Punkt Lu. 5

4.2.7 Sedierungspunkt

Der Sedierungspunkt ist dagegen der nachfolgende, der dem „Sohn-element" entspricht, beim Lungenmeridian also dem Wasser (He-Punkt Lu. 5).

4.2.8 Jing-Punkt

Zunächst werden die 5 Antiken Punkte einzeln dargestellt. Der Jing-Punkt (engl. Jing well; Wade Giles: Ting) ist der am meisten distal gelegene Punkt des Meridians. Jing bedeutet im Chinesischen Quelle. Am Jing-Punkt ist die Quelle, der Ursprung des Flusses, der die Energie Qi transportiert.

Elf Jing-Punkte befinden sich am Nagelwinkel der Finger bzw. Zehen, während der Jing-Punkt des Nierenmeridians auf der Fußsohle liegt.

4.2.9 Ying-Punkt

Ying-Punkt (Wade Giles: Yong, Jong) ist der 2. Antike Punkt und liegt proximal vom Jing-Punkt im Bereich der Mittelhandknochen bzw. des Fußrückens. Jing heißt in der Übersetzung alter See; dieser Begriff ist jedoch heute nicht mehr gebräuchlich. Vielmehr bedeutet Ying hier langsam fließender Fluß oder See, weil hier das Qi von der Quelle langsam weiterfließt und sich flächenhaft verteilt. Hier läßt sich die Energie des Meridians nach traditioneller Vorstellung aktivieren, also beschleunigen, und fließt so „gestärkt" weiter zum

Yuan- bzw. Shu-Punkt. Auch regt man bei den Yang-Meridianen die Kälte, bei den Yin-Meridianen die Wärme an (s. Zuordnung der Antiken Punkte zu den Wandlungsphasen und Klimafaktoren).

4.2.10 Yuan-Punkt, Quellpunkt

Der Yuan-Punkt (Wade Giles: Yunn, Yu) wird auch Quellpunkt genannt und liegt im Bereich des Handgelenks oder des oberen Sprunggelenks.

Yuan bedeutet Ursprung, Quelle, Anfang. Der Yuan-Punkt ist der Sammelpunkt, der Quellpunkt des Qi des gekoppelten Meridians. Durch das Stechen des Yuan-Punktes zieht man die Energie des gekoppelten Meridians an, weil hier das transversale Luo-Gefäß endet, das vom Luo-Punkt des gekoppelten Meridians kommt. Deshalb haben die Yuan- und die Luo-Punkte eine enge Beziehung. Den Yuan- und Luo-Punkten wird eine wichtige Funktion bei Störungen der Energie der beiden gekoppelten Meridiane zugeschrieben.

Bei den Yang-Meridianen gibt es einen zusätzlichen Punkt, den Shu-Punkt (Wade Giles: Yu), der dem Element Holz entspricht. Shu bedeutet transportieren. Hier beginnt das Qi schneller zu fließen. An den Yin-Meridianen ist der Yuan- und der Shu-Punkt identisch.

4.2.11 Jing-Punkt

Der Jing-Punkt (Wade Giles: King) ist der 4. Antike Punkt, Shu IV, und liegt proximal vom Hand- bzw. oberen Sprunggelenk. Jing bedeutet hindurchgehen und deutet an, daß hier der Bach des Qi zum Fluß wird.

4.2.12 He-Punkt

Der He-Punkt (Wade Giles: Ho) ist der am meisten proximal gelegene Antike Punkt und befindet sich im Bereich des Ellbogens und des Knies. He heißt Einheit und deutet damit an, daß hier der Fluß des Qi in den See des Körpers einfließt. Hier tritt der oberflächliche und distale Verlauf des Meridians in den tiefen proximalen Verlauf über. So stellt der He-Punkt die Verbindung zwischen dem peripheren und dem proximalen Meridianverlauf her. Die He-Punkte sind bei der Behandlung von Erkrankungen der inneren Organe von ausschlaggebender Bedeutung. Viele der am häufigsten verwendeten Akupunkturpunkte sind He-Punkte, so z. B. Ma.36 Zusanli, Di.11 Quchi, Gb.34 Yanglingquan.

4.2.13 Luo-Punkt, Durchgangspunkt

Proximal vom Yuan-Punkt liegt der Luo- oder Durchgangspunkt (Wade Giles: Lo). Luo bedeutet verbinden. Er bildet den Ausgangspunkt für das transversale Luo-Gefäß, eine Anastomose, die diesen Punkt mit dem Yuan-Punkt des gekoppelten Meridians verbindet. Daneben entspringt im Luo-Punkt das longitudinale Luo-Gefäß, das von hier, in der Tiefe, parallel zum Meridian, direkt zum inneren Zang- bzw. Fu-Organ des Meridians zieht. Der Luo-Punkt wird nicht zu den Antiken Punkten gezählt, sondern repräsentiert eine eigenständige Punktekategorie.

4.2.14 Schlüssel-, Konfluenz- oder Kardinalpunkte

Die Konfluenz-, Schlüssel- oder Kardinalpunkte liegen auf den Hauptmeridianen im Bereich der Hand- oder Fußgelenke und verbinden diese mit den außerordentlichen Meridianen. Die Schlüsselpunkte „schalten" nach traditioneller Vorstellung die außerordentlichen Meridiane ein. Sie dienen der Behandlung von Störungen der außerordentlichen Meridiane. Meist gehören die Schlüsselpunkte zu den Luo- oder Yuan-Punkten.

4.3 Methoden der Punktelokalisation

Es existieren mehrere Methoden zur Lokalisation von Akupunkturpunkten. Bei jedem Akupunkturpunkt erfolgt die Lokalisation nach einer eigenen, für diesen Punkt spezifischen Methode. Einige Punkte können mit Hilfe von verschiedenen Methoden aufgesucht werden. Die genaue Lokalisation der Akupunkturpunkte ist für den Erfolg der Therapie von ausschlaggebender Bedeutung. Dabei kommt der Palpation der entsprechenden Region eine wichtige Rolle zu, weil die Akupunkturpunkte oft eine erhöhte Sensibilität auf Tastreiz aufweisen. Häufig finden sich im Bereich von schmerzhaften Erkrankungen des Bewegungsapparates, aber auch bei neurologischen Erkrankungen, druckdolente Stellen, die auch dann genadelt werden, wenn sie in der Lokalisation keinem klassischen Akupunkturpunkt entsprechen. Solche druckdolenten Stellen heißen im Chinesischen Ah-Shi-Punkte und werden als lokale Punkte neben den spezifischen Fernpunkten in der Therapie eingesetzt.

Nach der Nadelung der Akupunkturpunkte erscheint es sinnvoll, die korrekte Lage der Nadel noch einmal zu überprüfen und die Stelle bei übermäßiger Abweichung neu aufzusuchen. Die nachträgliche Überprüfung der Lokalisation hat einen großen didaktischen Wert und wird besonders dem Anfänger empfohlen.

4.3.1 Anatomische Anhaltsstellen

Akupunkturpunkte werden anhand von anatomischen Gegebenheiten oder markanten Körperstellen, wie Augenbrauen, Haarlinien, Gelenkbeugefalten, Dornfortsätzen von Wirbeln, Mamillen, Nabel, Symphysenoberrand usw. lokalisiert.

Beispiele:
Ren 12 Zhongwan liegt in der Mitte zwischen Xiphoidspitze und Nabel.
Du 13 Taodao befindet sich zwischen den Dornfortsätzen Th 1 und Th 2.
Extra 1 Yintang liegt zwischen den Augenbrauen.

4.3.2 Proportionale Messung
mit Hilfe des relativen Cun-Maßes (Cun-Messung)

Um Entfernungen am Körper abzumessen, verwenden die Chinesen das Cun oder „Körperzoll". Das Cun ist ein relatives Körpermaß. Es ist die Entfernung zwischen den Beugefalten des mittleren Gliedes des Mittelfingers bei geringer Beugung des Patientenfingers (s. folgende Abbildung). Auch die Breite des distalen Daumengliedes entspricht 1 Cun.

Die Hand in Höhe der proximalen Fingergelenke hat eine Breite von 3 Cun (4 Finger = 3 Cun). Die Breite des Zeige- und Mittelfingers entspricht 1,5 Cun. Die Entfernung der Akupunkturpunkte von Beugefalten oder Gelenkspalten wird mit dem Cun-Maß ausgemessen.

Wenn die Proportionen des Arztes mit denen des Patienten übereinstimmen, kann mit dem Cun des Arztes gemessen werden. Bei deutlicher Diskrepanz, z. B. bei der Behandlung von Kindern, ergeben sich jedoch Schwierigkeiten bei der Abschätzung. In Sri Lanka wurde ein neues Hilfsmittel, das Cunometer, entwickelt, das die genaue Cun-Messung ermöglicht. Es ist ein scherenförmiges Instrument mit 4 Scherenarmpaaren, deren Längen in einem festen Verhältnis, und zwar 1:2:3:4 zueinander stehen. Abhängig von den Scherenarmen, mit denen das Cun abgegriffen wird, lassen sich alle Maße von 0,25–4 Cun einstellen und dann abmessen. So ermöglicht das Cunometer eine exakte Messung der individuellen Cun-Größe, und ist somit für die Pädiatrie als auch für den Anfänger von Nutzen.

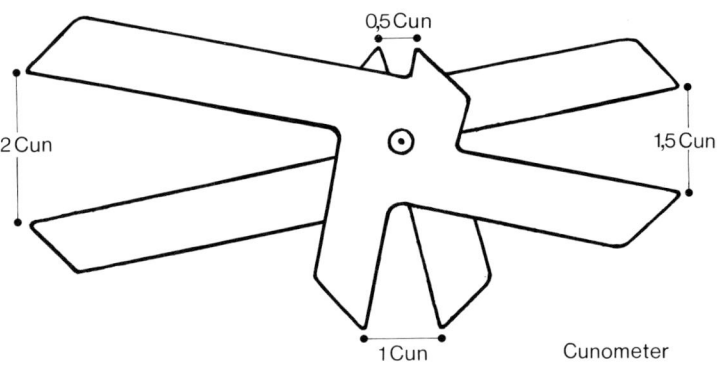

Cunometer

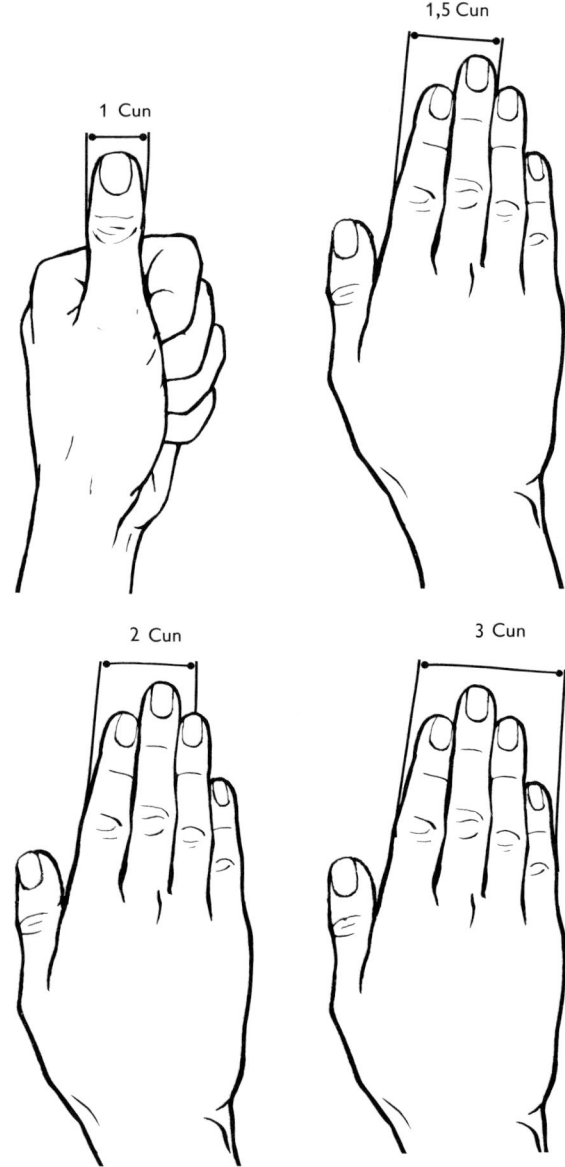

1 Cun

1,5 Cun

2 Cun

3 Cun

44

Beispiele für die Cun-Messung:
Ren 5 Shimen liegt 2 Cun unter dem Nabel in der Körpermittellinie. Die Magenmeridianpunkte im Bereich des Abdomens liegen 2 Cun paramedian, während die Nierenmeridianpunkte 0,5 Cun von der Mittellinie entfernt sind. Die Punkte des medialen Blasenmeridians liegen 1,5 Cun (2 Fingerbreiten) paravertebral.

4.3.3 Proportionale Messung

Die Proportionen der Körperteile, z. B. Unterarm, Oberarm, Oberschenkel usw. stehen in einem festen Verhältnis zueinander, das in Cun ausdrückbar ist (s. Abbildung „Körperproportionen in Cun").

Vordere zur hinteren Haarlinie in der Mittellinie	12 Cun
Augenbrauen, Haaransatzabstand	3 Cun
Dorsale Haarlinie zum Prominenz	3 Cun
Abstand der beiden Mamillen	8 Cun
Rippenabstand	1 Cun
Abstand zwischen Nabel und Xiphoidspitze	8 Cun
Abstand zwischen Nabel und Symphysenoberrand	5 Cun
Abstand zwischen Axillarfalte und Ellbogenbeugefalte	9 Cun
Abstand zwischen Ellbogen und Handgelenkbeugefalten	12 Cun
Abstand zwischen Trochanter major und Patellamitte	19 Cun
Abstand zwischen Patellamitte und lateralem Malleolus	16 Cun

4.3.4 Lokalisation durch Einnehmen einer besonderen Lage

Der Patient wird aufgefordert, eine besondere Lage einzunehmen, die zur Punktlokalisation günstig ist.

Beispiele:
Di. 4 Hegu wird bei adduziertem Daumen am höchsten Punkt des entstehenden Muskelwulstes genadelt.
Di. 11 Quchi wird bei rechtwinklig gebeugtem Ellbogen am lateralen Ende der Beugefalte lokalisiert.
MP. 10 Xuehai wird bei gebeugtem Knie auf der Mitte des Muskelbauches des M. vastus medialis aufgesucht.

4.3.5 Lokalisation mit Hilfe von Hautwiderstandsmessung

Viele, v.a. peripher gelegene Akupunkturpunkte weisen einen erniedrigten Hautwiderstand gegenüber der Umgebung auf. Mit handelsüblichen Widerstandsmeßgeräten für Akupunkturpunkte, die den Hautwiderstand akustisch oder mit einem Zeigerausschlag darstellen, gelingt es, Akupunkturpunkte mit erniedrigtem Widerstand genau zu lokalisieren. Diese Methode wird auch häufig zur Überprüfung und Präzisierung der Punktlokalisation nach anderen Methoden herangezogen. Sie sei v.a. wenig geübten Akupunkteuren empfohlen. In der Ohrakupunktur kommt dieser Methode eine besondere Bedeutung zu, da auf der Ohrmuschel Regionen, die dem erkrankten Ohr zugeordnet sind, eine Erniedrigung des Hautwiderstandes erfahren. So kommt dem Aufsuchen von Stellen mit niedrigerem Hautwiderstand auf der Ohrmuschel eine diagnostische Rolle zu, da nur Stellen, die den erkrankten Organen oder erkrankten Regionen entsprechen, solche Veränderungen aufweisen.

4.3.6 Lokalisation, indem man andere Punkte als Ausgangspunkt wählt

Beispiele: Ex. 6 Sishencong wird 1 Cun vor, neben und hinter Du 20 Baihui lokalisiert. Ma.40 Fenglong und Ma.38 Tiaokou wird ausgehend vom Punkt Ma.36 Zusanli aufgesucht.

4.3.7 Aufsuchen von Punkten, die schmerzhaft sind

Diese Punkte werden Ah-Shi-Punkte (Locus dolendi) genannt und gehören nicht notwendigerweise zu den systematisierten Akupunkturpunkten. Die Nadelung dieser druckdolenten Punkte als lokale Akupunkturpunkte ist besonders bei Gelenkerkrankungen von Bedeutung. In klassischen Texten heißt es „Wo Schmerz ist, befindet sich auch ein Punkt". Auch das Aufsuchen von Stellen mit Hautveränderungen, d.h. leichte Rötung oder Schuppung der Haut, ist sowohl von diagnostischem als auch therapeutischem Nutzen. Gerade bei der Ohrakupunktur achtet man besonders auf Hautveränderungen und nadelt diese Punkte. Jedoch dürfen Stellen mit ekzematösen Veränderungen nicht genadelt werden.

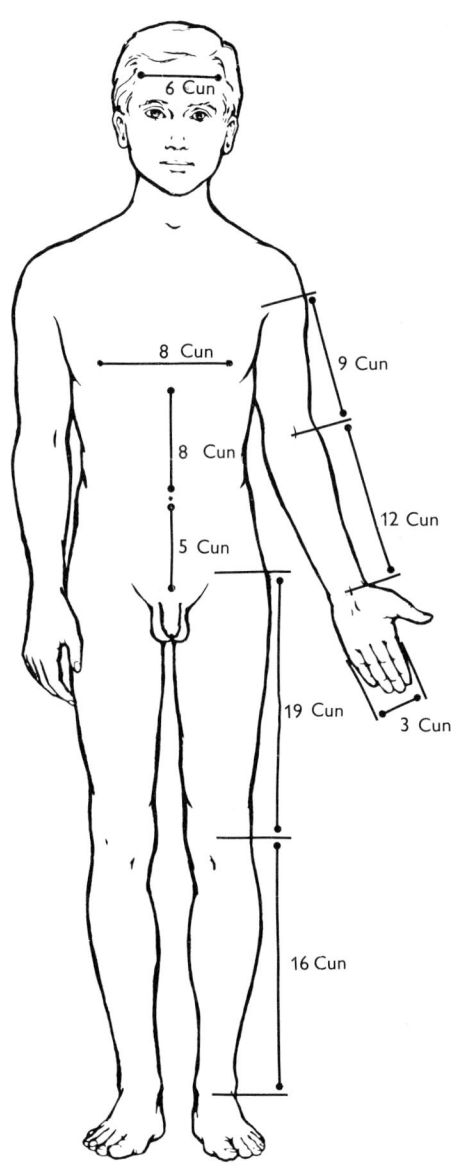

4.4 Systematische Darstellung der Meridiane und Punkte

4.4.1 Lungenmeridian Lu.

Element: Metall
Gewebe: Haut
Sinnesorgan: Nase, Geruchssinn
Gekoppeltes Organ: Dickdarm

Maximalzeit: 3–5 Uhr
Alarmpunkt, Mu-Punkt: Lu. 1 Zhongfu
Zustimmungspunkt, Shu-Punkt: Bl. 13 Feishu (lateral von Th 3)

Der Lungenmeridian als ein Yin-Meridian bildet mit dem Milz-Pan-kreas-Meridian die **Tai-Yin-Meridianachse.**

Verlauf: Der Lungenmeridian beginnt an der lateralen Thoraxwand im 1. ICR, zieht dann über den Oberarm, die radiale Seite des Unter-arms zum Handgelenk und endet am radialen Nagelwinkel des Dau-mens.

Wichtigste Punkte	Punktekategorien, Bedeutung
Lu. 1 Zhongfu	Mu, Alarmpunkt
Lu. 5 Chize	He-Punkt, Sedierungspunkt
Lu. 6 Kongzui	Xi-Cleft-Punkt (Tsri)
Lu. 7 Lieque	Luo → Di. 4 Hegu
	Lungenerkrankungen
	Fernpunkt für die Nackenregion
	Schlüsselpunkt für das Ren Mai
Lu. 9 Taiyuan	Yuan-Punkt (Yunn),
	Tonisierungspunkt
	Meisterpunkt für das
	Gefäßsystem
Lu. 11 Shaoshang	Jing-Punkt (Ting)

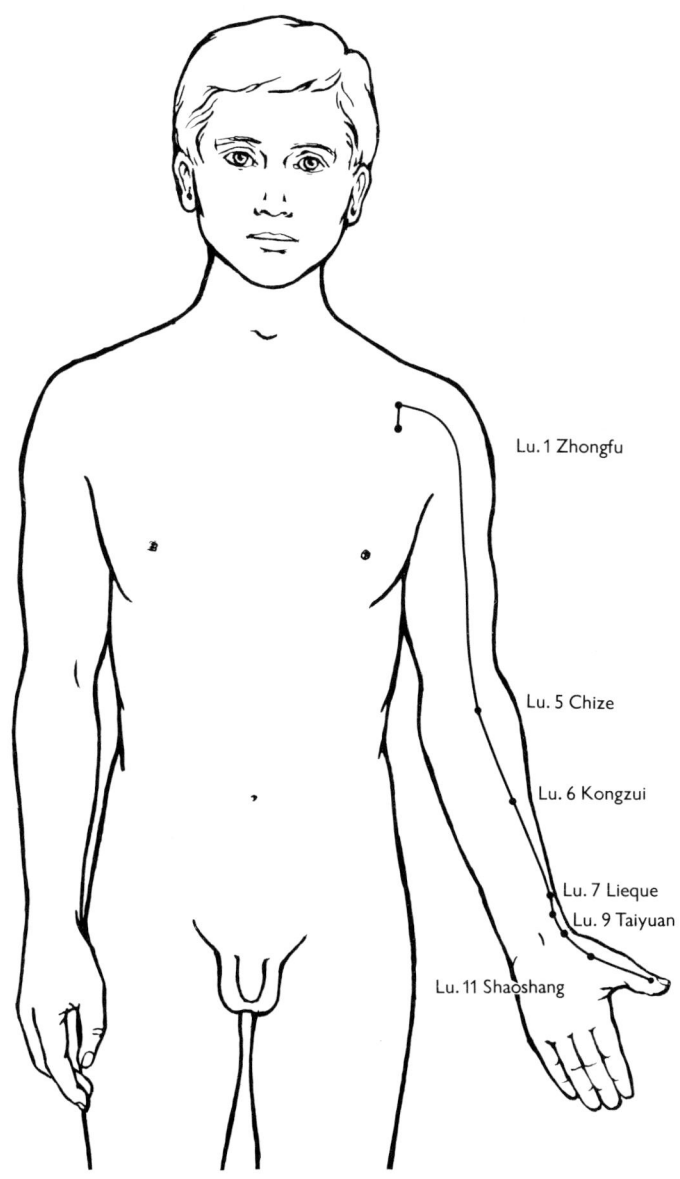

Lu. 1 Zhongfu

Lu. 5 Chize

Lu. 6 Kongzui

Lu. 7 Lieque
Lu. 9 Taiyuan

Lu. 11 Shaoshang

49

Klinische Bedeutung: Punkte des Lungenmeridians werden bei der Behandlung von Erkrankungen des Respirationstraktes des Rachens, der Nase, bei Hauterkrankungen sowie schmerzhaften Störungen im Verlauf des Meridians angewendet.

Lu. 1 Zhongfu Mitten im Amtssitz **Mu-Lunge Alarmpunkt**

Lokalisation: An der Vorderwand des Thorax im 1. ICR, 6 Cun lateral der Mittellinie.

Indikationen: Erkrankungen der Atmungsorgane, wie Asthma bronchiale, Bronchitis, Bronchiektasen und deren Begleitsymptome, wie Husten, Dyspnoe und Thoraxschmerzen: Als Alarmpunkt Mu gibt dieser Punkt bei Erkrankungen des Respirationstraktes diagnostische Hinweise, so wird Lu. 1 Zhongfu druckempfindlich oder schmerzhaft bei Funktionsstörungen der Lunge. Bei Schmerzen des Schultergürtels und der lateralen Thoraxwand ist Lu. 1 wirksam.

Art der Nadelung: Schräg (ca. 45%) nach lateral gerichtet, ca. 1 cm. Schräge Nadelrichtung, um eine Verletzung der Pleura (Pneumothorax) zu vermeiden. Einzelne Akupunkturpunkte bezeichnet man wegen ihrer anatomischen Lokalisation als „gefährliche" Punkte, da bei zu tiefer Nadelung gefährliche Verletzungen verursacht werden können (z. B. Pneumothorax).

Lu. 5 Chize Teich an der Elle **He-Punkt Sedierungspunkt**

Lokalisation: Auf der Beugefalte des Ellbogens, lateral der Bizepssehne.

Indikationen: Lungen- und Hauterkrankungen z. B. Psoriasis, Neurodermitis; Lähmungen des Armes, Arthritis des Ellbogengelenks. Lu. 5 Chize ist der He-Punkt des Lungenmeridians, gehört so zu den 5 Antiken Punkten und entspricht dem Element Wasser. Als Sedierungspunkt wird er bei Lungen- und Hauterkrankungen nach traditionellen Gesichtspunkten angewendet.

Art der Nadelung: Senkrecht, 1–2 cm tief.

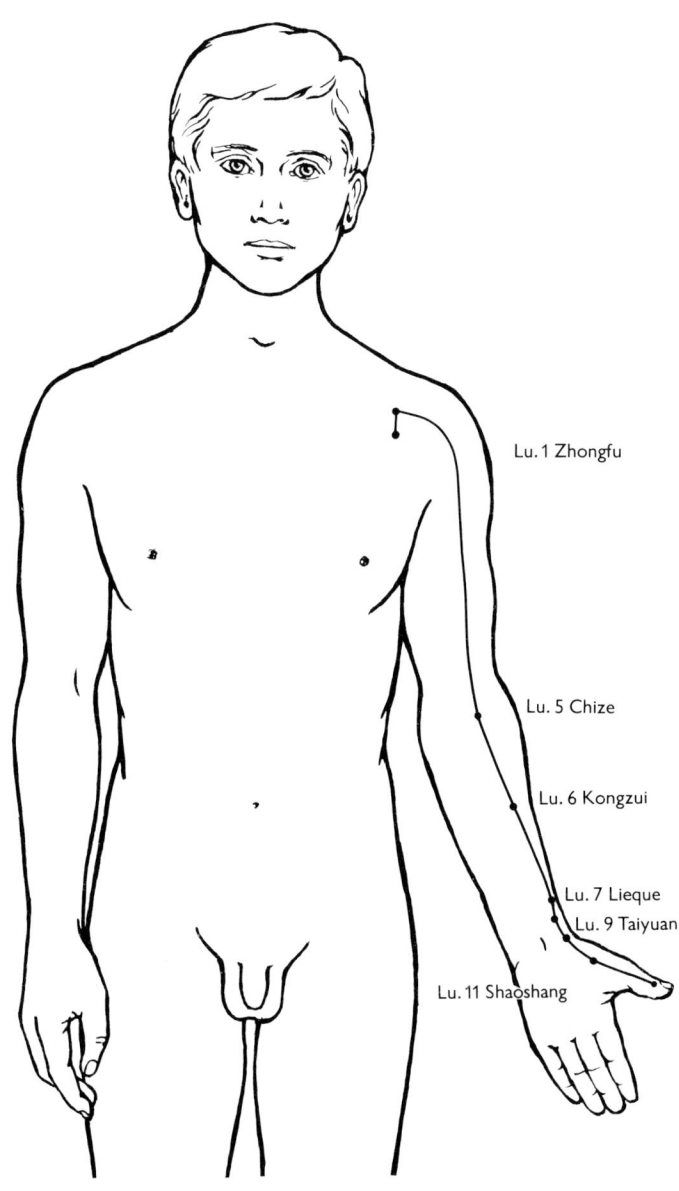

Lu. 1 Zhongfu

Lu. 5 Chize

Lu. 6 Kongzui

Lu. 7 Lieque

Lu. 9 Taiyuan

Lu. 11 Shaoshang

Lu. 7 Lieque   Fehler in der Reihe   **Luo → Di. 4**
                                           Schlüsselpunkt Ren Mai

Lokalisation: An der radialen Seite des Unterarmes auf der Radialis-
kante, 1,5 Cun proximal der Beugefalte des Handgelenks.
Indikationen: Erkrankungen der Atmungsorgane, wie Bronchitis,
Asthma bronchiale, Bronchiektasen. Das Luo-Gefäß zieht von
Lu. 7 Lieque zum Organ Lunge und ermöglicht so eine direkte Be-
einflussung des Organs. Deshalb ist dieser Punkt von großer Bedeutung bei der Behandlung von Lungenerkrankungen. Weiter ist Lu. 7
Lieque wirksam bei Hauterkrankungen, Schmerzen des Nackens,
des Hinterkopfes, HWS-Syndrom, Verspannungen und Myogelosen
der Nackenmuskulatur, Kopf- und Zahnschmerzen sowie Fazialis-
sparese, Lähmung und Bewegungseinschränkung der oberen Extremität, lokale Erkrankungen wie Arthritis des Handgelenks oder Ten-
dinovaginitis.
Art der Nadelung: Schräge Nadelführung, 1–2 cm tief.

Lu. 9 Taiyuan   Großer Abgrund   **Yuan (von Di. 6) Tonisierungs-**
                                       punkt
                                       Meisterpunkt der Blutgefäße

Lokalisation: An der radialen Seite der Beugefalte des Handgelenks,
lateral von A. radialis.
Indikationen: Erkrankungen der Atmungsorgane; Arteriosklerose
und andere Gefäßerkrankungen. Dieser Punkt ist der Meisterpunkt
für Erkrankungen des Gefäßsystems. Lu. 9 Taiyuan ist der *Tonisierungspunkt* des Lungenmeridians und wird nach traditionellen Regeln angewandt. Die Moxibustion der Tonisierungspunkte hat eine
besonders intensive Wirkung.
Auch bei Schmerzen im Bereich des Handgelenks und Polyneuropathie ist Lu. 9 Taiyuan wirksam.
Art der Nadelung: Senkrecht, 0,5–1 cm tief. Vorsicht bei der Nadelung: Verletzungsgefahr der A. radialis.

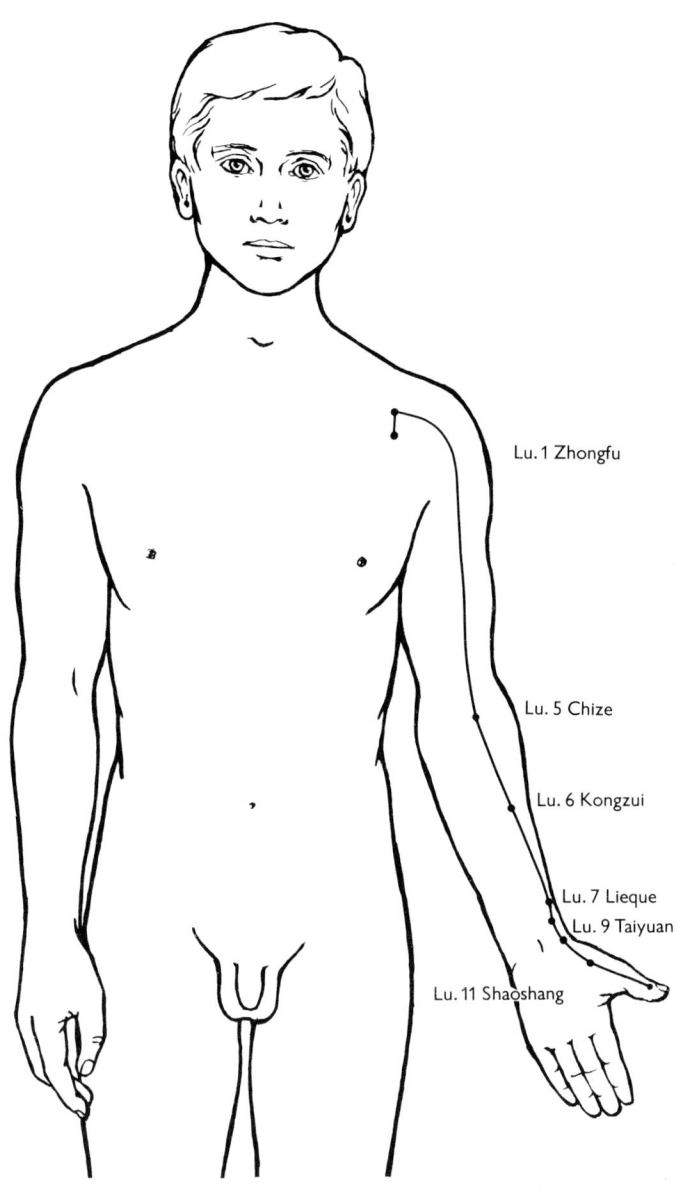

Lu. 1 Zhongfu

Lu. 5 Chize

Lu. 6 Kongzui

Lu. 7 Lieque

Lu. 9 Taiyuan

Lu. 11 Shaoshang

4.4.2 Dickdarmmeridian Di.

Element: Metall
Gewebe: Haut
Sinnesorgan: Nase, Geruchssinn
Gekoppeltes Organ: Dickdarm

Maximalzeit: 5–7 Uhr
Alarmpunkt, Mu-Punkt: Ma. 25 Tianshu (2 Cun lateral vom Nabel)
Zustimmungspunkt, Shu-Punkt: Bl. 25 Dachangshu (lateral von L 4)
    Der Dickdarmmeridian ist ein Yang-Meridian; mit dem Magen-meridian bildet er die **Yang-Ming-Meridianachse**.
Verlauf: Vom radialen Nagelwinkel des Zeigefingers zieht der Meridian über die Tabatiere zur radialen Seite des Unterarmes, dann zur radialen Seite der Ellbogenbeugefalte. Über die Außenseite des Oberarmes verläuft er weiter zur Schulter, geht hier eine Verbindung zum unter dem Prominenz gelegenen Punkt Du 14 Dazhui ein, und verläuft zurück zur Fossa supraclavicularis. Von der Fossa supraclavicularis zieht der äußere Meridianabschnitt weiter über die Lateralseite des Halses zum Gesicht und endet lateral des Nasenflügels der Gegenseite im Punkt Di. 20 Yingxiang.

Wichtigste Punkte	Punktekategorien, Bedeutung
Di. 4 Hegu	Yuan, Quellpunkt
Di. 11 Quchi	He- und Tonisierungspunkt
Di. 15 Jianyu	Schulterschmerzen
Di. 20 Yingxiang	Erkrankungen der Nase

Klinische Bedeutung: Der Dickdarmmeridian ist mit dem Lungenmeridian gekoppelt und bildet mit diesem eine funktionelle Einheit. So werden Fernpunkte des Dickdarmmeridians auch bei Erkrankungen der Lunge und bei Hauterkrankungen angewendet. Bei schmerzhaften Erkrankungen im Meridianverlauf sind die Punkte des Dickdarmmeridians ebenfalls zu nadeln. Der Punkt **Di. 4 Hegu** ist der wichtigste analgetische Punkt im Körper und ist bei allen Schmerzzuständen wirksam. **Di. 11 Quchi** wird aufgrund seiner homöostatischen und immunstimulierenden Wirkungen häufig angewendet.

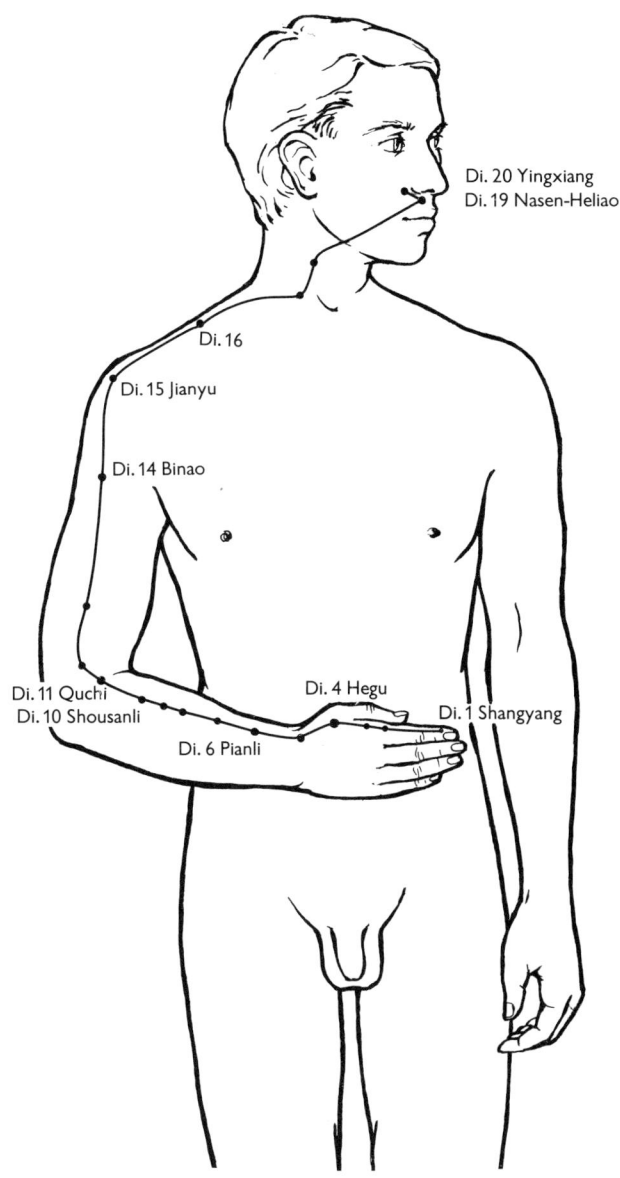

Di. 20 Yingxiang
Di. 19 Nasen-Heliao

Di. 16

Di. 15 Jianyu

Di. 14 Binao

Di. 11 Quchi
Di. 10 Shousanli

Di. 4 Hegu

Di. 1 Shangyang

Di. 6 Pianli

Di. 4 Hegu Geschlossenes Tal   **Yuan (von Lu. 7)**

Lokalisation: Zur Lokalisation dieses wichtigen Punktes gibt es
3 Möglichkeiten:
- An der höchsten Stelle des M. adductor pollicis, wenn der Daumen am Zeigefinger anliegt. Diese Methode der Punktlokalisation
  von Di. 4 Hegu ist die gebräuchlichste.
- Auf der Mitte der Winkelhalbierenden zwischen Os metacarpale I
  und II bei abgespreiztem Daumen.
- Auf gleicher Höhe an der Radialseite des 2. Metakarpalknochens,
  über dem ersten M. interosseus. Diese Lage unterscheidet sich von
  der vorherigen Lokalisation und wird oft zur Akupunkturanästhesie herangezogen.

Indikationen: Schmerzzustände aller Art, Behandlung von Erkrankungen im Kopfbereich, v. a. im Gesicht, in der Nackengegend und
an den Zähnen, übermäßiges Schwitzen, Fieber, abdominelle
Schmerzen, schmerzarme Geburt. Bei Schmerzen ist dieser Punkt
wegen seiner starken analgetischen Wirkung fast immer indiziert.

Art der Nadelung: Senkrecht, 1–2 cm tief in Richtung Pe. 8 Laogong.

Di. 11 Quchi Gebogener Graben   **He-Punkt Tonisierungspunkt**

Lokalisation: Am Ende der lateralen Beugefalte des Ellbogens bei
rechtwinkliger Beugung des Unterarmes. Auch zu lokalisieren auf
der Beugefalte in der Mitte der Verbindung zwischen Bizepssehne
und dem lateralen Epikondylus des Humerus.

Indikationen: Wegen seiner homöostatischen und immunstimulierenden Wirkung ist Di. 11 Quchi bei allergischen und infektiösen Erkrankungen, bei Hauterkrankungen, endokrinen Störungen, Hypotonie, Hypertonie sowie Erkrankungen des Ellbogens indiziert. Als
Tonisierungspunkt wird Di. 11 Quchi mit Moxa angewärmt und ist
bei Schwäche- und Erschöpfungszuständen sowie bei Depressionen
wirksam.

Art der Nadelung: Senkrecht, 2–3 cm tief.

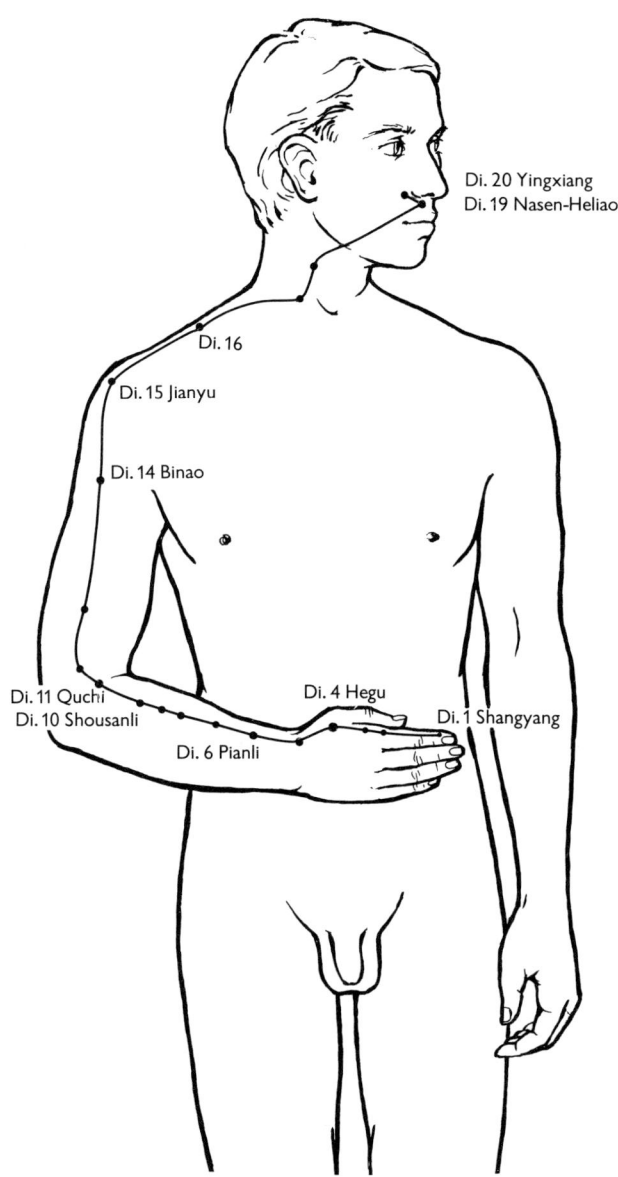

Di. 20 Yingxiang
Di. 19 Nasen-Heliao

Di. 16

Di. 15 Jianyu

Di. 14 Binao

Di. 11 Quchi
Di. 10 Shousanli

Di. 4 Hegu

Di. 1 Shangyang

Di. 6 Pianli

57

Di. 15 Jianyu Schulterschlüsselbein

Lokalisation: Bei abduziertem Arm auf der Schulter in der vorderen Grube, die sich von der Sehne des M. biceps bildet.
Indikationen: Schulter-Arm-Syndrom, Periarthritis humeroscapularis, Lähmung des Arms.
Art der Nadelung: Senkrecht, 1–2 cm tief.

Di. 20 Yingxiang Den Geruch willkommen heißen

Lokalisation: Zwischen Nasenflügel und Nasolabialfalte.
Indikationen: Rhinitis, Sinusitis maxillaris, Nasenbluten, Fazialisparese, Trigeminusneuralgie, Zahnschmerzen.
Art der Nadelung: Schräg, 0,2–0,5 cm tief.

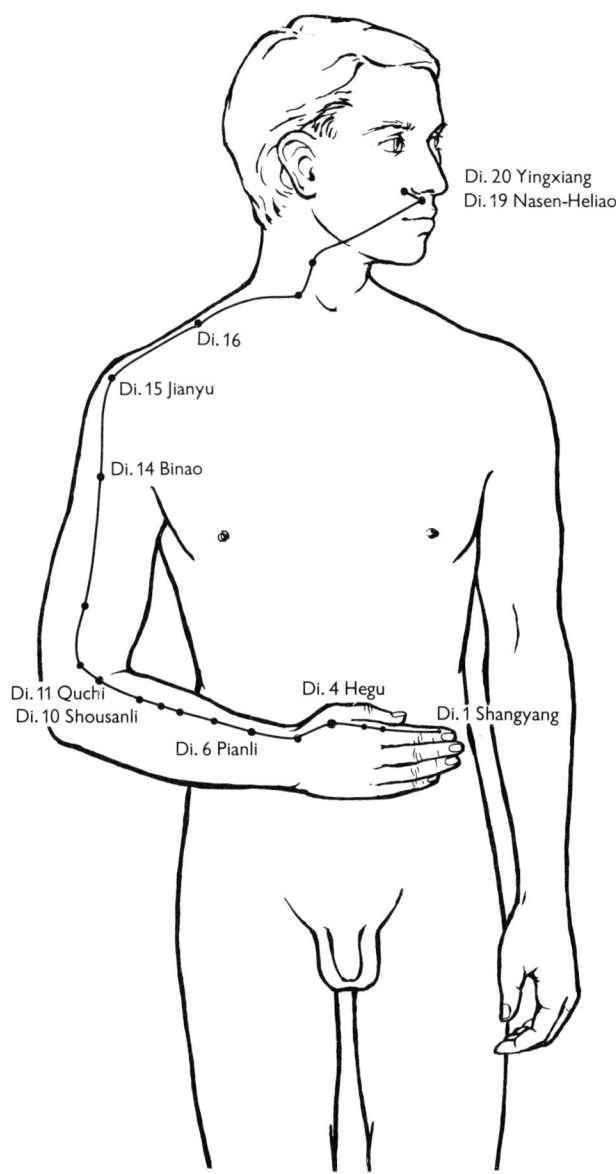

Di. 20 Yingxiang
Di. 19 Nasen-Heliao

Di. 16

Di. 15 Jianyu

Di. 14 Binao

Di. 11 Quchi
Di. 10 Shousanli

Di. 4 Hegu

Di. 1 Shangyang

Di. 6 Pianli

4.4.3 Magenmeridian Ma.

Element: Erde
Gewebe: Fettgewebe, „Fleisch"
Sinnesorgan: „Mund"
Gekoppeltes Organ: Milz-Pankreas

Maximalzeit: 7-9 Uhr
Alarmpunkt, Mu-Punkt: Ren 12 Zhongwan (Mitte Nabel-Xiphoid)
Zustimmungspunkt, Shu-Punkt: Bl. 21 Weishu (lateral Th 12)

Der Magenmeridian ist ein Yang-Meridian; mit dem Dickdarmmeridian bildet er die **Yang-Ming-Meridianachse.**

Verlauf: Der Magenmeridian beginnt unter der Mitte des Auges und verläuft in einem U-förmigen Bogen zur Schläfe. Von Ma. 5 Daying auf der Wange läßt sich der weitere Verlauf des Meridians über die seitliche Halspartie zur Fossa supraclavicularis verfolgen. Von hier verläuft der Meridian auf der Mamillarlinie über den Thorax zum Abdomen, dann weiter an der Vorderseite des Oberschenkels zur lateralen Seite des Knies und lateral der Tibiakante zum Fußrücken; er endet am lateralen Nagelwinkel des 2. Zehs.

Wichtigste Punkte	Punktekategorien, Bedeutung
Ma. 1 bis Ma. 8	Erkrankungen im Gesichtsbereich
Ma. 12	Erkrankungen des Thorax
Ma. 21, Ma. 25, Ma. 29	Abdominelle Erkrankungen
Ma. 29	Urogenitale Erkrankungen
Ma. 30, Ma. 36, Ma. 38, Ma. 41	Paresen der Beine
Ma. 34 Liangqiu	Xi-Cleft-Punkt
Ma. 36 Zusanli	He-Punkt
Ma. 40 Fenglong	Luo, Durchgangspunkt
Ma. 44 Neiting	Ying-Punkt, analgetisch wirksamer Punkt

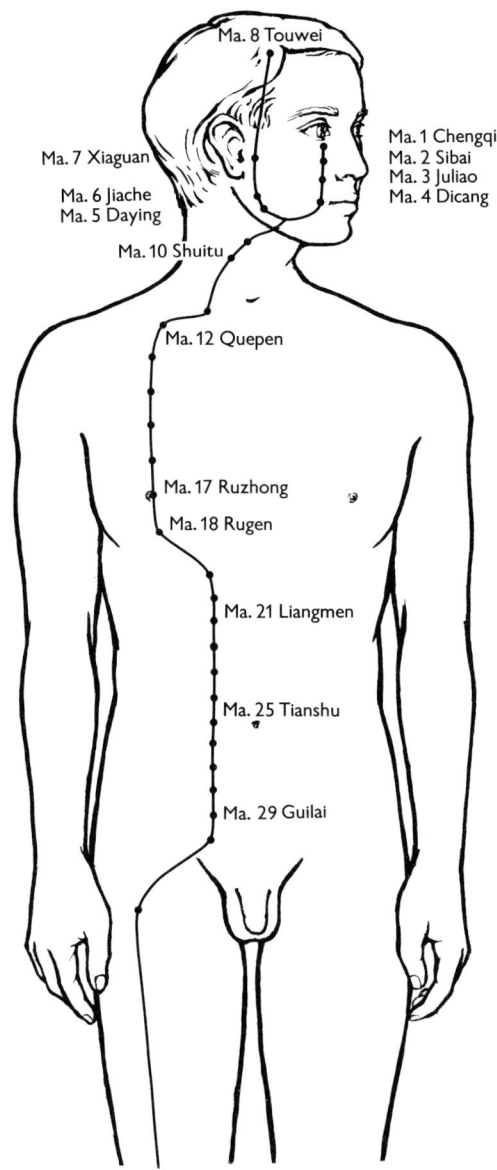

Ma. 8 Touwei

Ma. 1 Chengqi
Ma. 2 Sibai
Ma. 3 Juliao
Ma. 4 Dicang

Ma. 7 Xiaguan

Ma. 6 Jiache
Ma. 5 Daying

Ma. 10 Shuitu

Ma. 12 Quepen

Ma. 17 Ruzhong
Ma. 18 Rugen

Ma. 21 Liangmen

Ma. 25 Tianshu

Ma. 29 Guilai

Klinische Bedeutung: Die Punkte im Gesichtsbereich (Ma. 1–8) werden bei Augenerkrankungen, Migräne, Sinusitis maxillaris, Fazialisparese, Trigeminusneuralgie und Zahnschmerzen angewendet. Die Punkte im Thoraxbereich des Meridians dienen zur Behandlung von Brustschmerzen und Erkrankungen an der Brustdrüse. Die abdominellen Punkte (Ma. 21, 25, 29) werden bei Magen- und Darmerkrankungen ausgewählt, ebenso bei Erkrankungen im Beckenbereich. Punkte der unteren Extremität werden zur Behandlung von Paresen und Gelenkerkrankungen herangezogen. Punkte unterhalb des Knies sind als Fernpunkte bei Erkrankungen des Abdomens (Ma. 36, 40) sowie der Schulter (Ma. 38) und des Gesichts (Ma. 43, Ma. 44) indiziert.

Ma. 2 Sibai   Vier Weiß

Lokalisation: Auf dem Foramen infraorbitale. Die ersten 4 Punkte auf dem Magenmeridian Ma. 1, Ma. 2, Ma. 3 und Ma. 4 liegen in einer senkrechten Linie unterhalb von Ma. 1 Chengqi.
Indikationen: Trigeminusneuralgie, Sinusitis maxillaris, Augenerkrankungen, Fazialisparese.
Art der Nadelung: Senkrecht, 0,2–0,5 cm tief.

Ma. 3 Juliao   Großer Knochenspalt

Lokalisation: Unterhalb von Ma. 2 Sibai auf der Höhe des unteren Nasenflügelrandes.
Indikationen: Trigeminusneuralgie, Sinusitis maxillaris, Fazialisparese, Zahnschmerzen. Allergische Rhinitis.
Art der Nadelung: Senkrecht oder schräg, 0,5 cm tief.

Ma. 4 Dicang   Speicher in der Erde

Lokalisation: 0,5 Cun lateral des Mundwinkels, auf der senkrechten Linie von der Mitte des Auges nach kaudal.
Indikationen: Trigeminusneuralgie, Fazialisparese, Hypersalivation.
Art der Nadelung: Schräg, nach lateral, 1 cm tief.

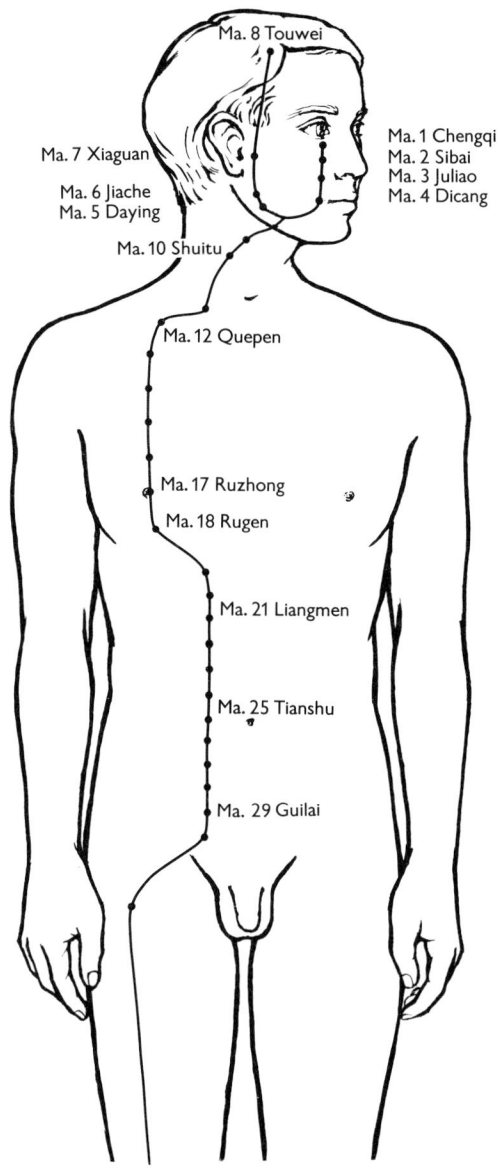

Ma. 8 Touwei

Ma. 1 Chengqi
Ma. 2 Sibai
Ma. 3 Juliao
Ma. 4 Dicang

Ma. 7 Xiaguan

Ma. 6 Jiache
Ma. 5 Daying

Ma. 10 Shuitu

Ma. 12 Quepen

Ma. 17 Ruzhong
Ma. 18 Rugen

Ma. 21 Liangmen

Ma. 25 Tianshu

Ma. 29 Guilai

Ma. 5 Daying Herzlich Willkommen

Lokalisation: Am tiefsten Punkt des Massetervorderrandes.
Indikationen: Trigeminusneuralgie, Zahnschmerzen, Parotitis, Fazialisparese.
Art der Nadelung: Senkrecht, 0,5 cm tief.

Ma. 6 Jiache Wangenmechanik

Lokalisation: Am höchsten Punkt des Masseter bei geschlossenem Kiefer.
Indikationen: Trigeminusneuralgie, Zahnschmerzen, Parotitis, Fazialisparese.
Art der Nadelung: Senkrecht, 0,5 cm tief.

Ma. 7 Xiaguan Unter dem Paß

Lokalisation: In der Vertiefung unter der Mitte des lateralen Astes des Os zygomaticum in der Grube, die von der Mandibulagabel gebildet wird.
Indikationen: Trigeminusneuralgie, Arthrose des Kiefergelenks, Fazialisparese.
Art der Nadelung: Senkrecht, 0,5 cm tief.

Ma. 8 Touwei Kopf binden

Lokalisation: 0,5 Cun lateral des Winkels der frontalen Haarlinie, senkrecht über Ma. 7 Xiaguan an der oberen Begrenzung des M. temporalis. Der Punkt liegt 4,5 Cun lateral der Mittellinie und 3 Cun oberhalb der Augenbrauen.
Indikationen: Migräne, frontale und parietale Kopfschmerzen, Augenerkrankungen, vermehrter Tränenfluß.
Art der Nadelung: Flach, tangential, 1 cm.

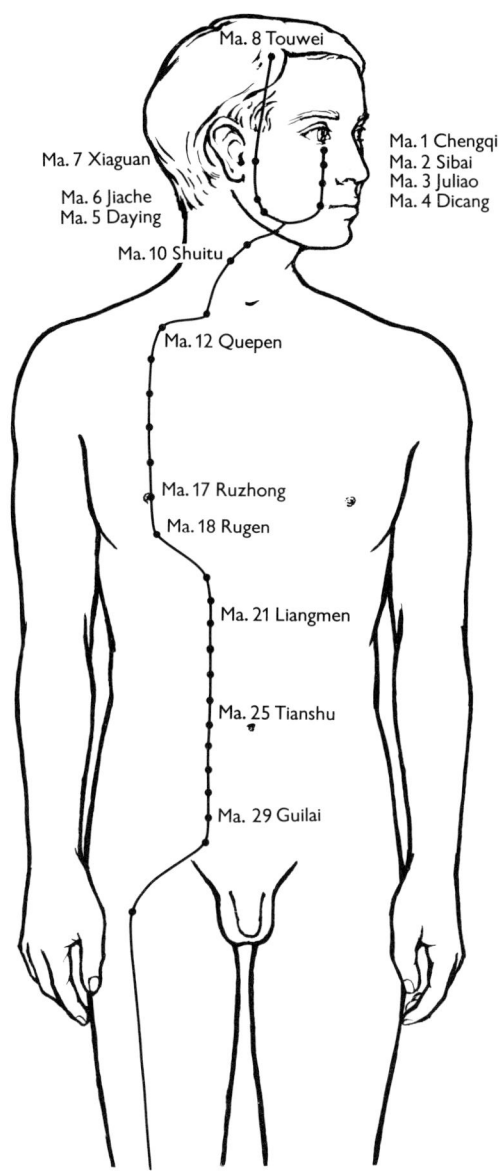

Ma. 8 Touwei

Ma. 7 Xiaguan

Ma. 6 Jiache
Ma. 5 Daying

Ma. 1 Chengqi
Ma. 2 Sibai
Ma. 3 Juliao
Ma. 4 Dicang

Ma. 10 Shuitu

Ma. 12 Quepen

Ma. 17 Ruzhong

Ma. 18 Rugen

Ma. 21 Liangmen

Ma. 25 Tianshu

Ma. 29 Guilai

65

Ma. 17 Ruzhong   Brustmitte

Dieser Punkt ist ein verbotener Punkt für Akupunktur und Moxibustion und wird lediglich zur Orientierung verwendet: Die anatomische Lage der Brustwarze entspricht dem 4. ICR, 4 Cun lateral der Mittellinie.

Ma. 21 Liangmen   Balkentor

Lokalisation: 2 Cun lateral von der Mittellinie, 4 Cun oberhalb des Nabels. Ma. 21 liegt lateral von Ren 12 Zhongwan und wird häufig mit diesem Punkt kombiniert.
Indikationen: Akute und chronische Gastritis, Ulcus ventriculi et duodeni, Erbrechen und Übelkeit.
Art der Nadelung: Senkrecht, 1–2 cm tief.
Dieser Punkt liegt in der Projektion über der Gallenblase rechts und dem Kolon links und gilt deshalb als gefährlicher Punkt.

Ma. 25 Tianshu   Himmlischer Drehpunkt   **Mu-Dickdarm**

Lokalisation: 2 Cun lateral des Nabels.
Indikationen: Akute und chronische Gastroenterits, Diarrhö, Obstipation, Erbrechen, Übelkeit, Ulcus ventriculi et duodeni. Als Alarmpunkt, Mu-Punkt, auch diagnostische Bedeutung bei Dickdarmerkrankungen.
Art der Nadelung: Senkrecht, 1–2 cm tief. Moxibustion wird häufig bei Schwächezuständen an den Punkten Ma. 21 Liangmen, Ma. 25 Tianshu und Ren 12 Zhongwan vorgenommen.

Ma. 29 Guilai   Zurückkommen

Lokalisation: 4 Cun senkrecht unterhalb von Ma. 25.
Indikationen: Obstipation und Diarrhö, Erkrankungen des Beckenraumes, Dysmenorrhö, urogenitale Erkrankungen, Impotenz bei Männern.
Art der Nadelung: Senkrecht, 1–2 cm tief.

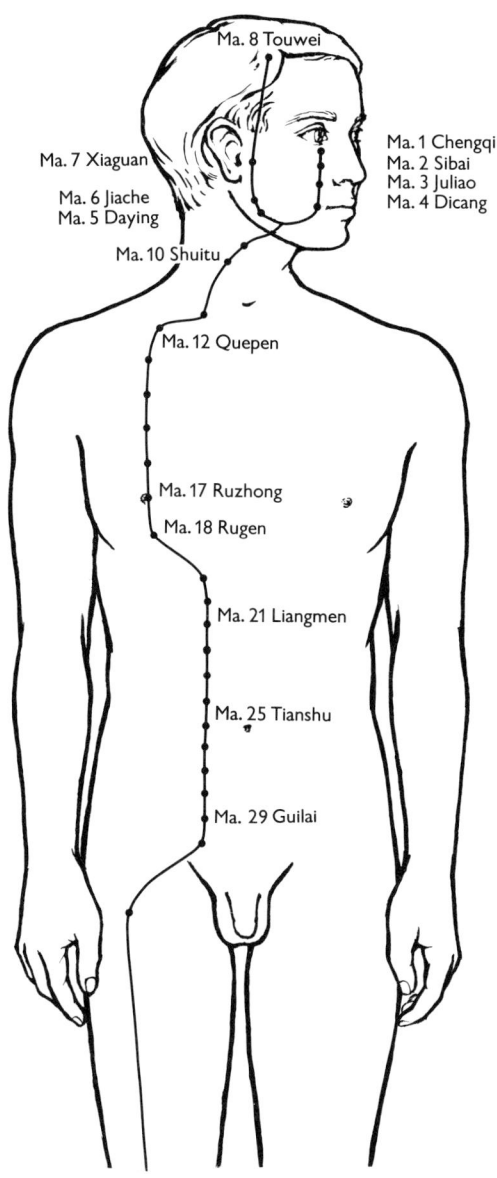

Ma. 8 Touwei

Ma. 1 Chengqi
Ma. 2 Sibai
Ma. 3 Juliao
Ma. 4 Dicang

Ma. 7 Xiaguan

Ma. 6 Jiache
Ma. 5 Daying

Ma. 10 Shuitu

Ma. 12 Quepen

Ma. 17 Ruzhong

Ma. 18 Rugen

Ma. 21 Liangmen

Ma. 25 Tianshu

Ma. 29 Guilai

Ma. 35 Dubi Kalbsnase Auch: Lateraler **Xiyan**

Lokalisation: An der Vertiefung lateral des Patellaunterrandes bei leicht gebeugtem Knie. Der entsprechende Punkt auf der medialen Seite der Patellaspitze heißt *Ex. 32 Xiyan.* Beide zusammen werden Knieaugen oder Kalbsnüstern genannt und zusammen mit dem über der Mitte des Patellaoberrandes gelegenen *Ex. 31 Heding* als Nahpunkte zur Behandlung von Kniegelenkerkrankungen verwendet.
Indikationen: Kniegelenkerkrankungen.
Art der Nadelung: Schräg nach medial, 2 cm.

Ma. 36 Zusanli Drei Meilen am Fuß   **He-Punkt**

Lokalisation: Eine Fingerbreite lateral des Unterrandes der Tuberositas tibiae, 3 Cun unterhalb vom Kniegelenkspalt.
Indikationen: Ma. 36 Zusanli ist einer der effektivsten Akupunkturpunkte mit einem breiten Wirkungsspektrum: spasmolytische und analgetische Wirkung auf den Gastrointestinaltrakt, allgemeiner Tonisierungspunkt, homöostatische Wirkungen bei endokrinen und Stoffwechselerkrankungen. Fernpunkt für abdominelle Erkrankungen: Gastritis, Ulcus ventriculi et duodeni, Erbrechen, Übelkeit, Diarrhö, Obstipation. Allgemeiner Tonisierungspunkt bei Schwäche, Abgeschlagenheit, Schwindel und Hypotonie. Homöostatische Wirkung bei Diabetes mellitus und hormonellen Erkrankungen. Auch bei Schwächegefühl oder Parese der Beine, Neuropathie, psychogenen Erkrankungen.
Art der Nadelung: Senkrecht, 2–3 cm tief.

Ma. 38 Tiaokou Lange Öffnung

Lokalisation: 5 Cun unterhalb von Ma. 36 Zusanli, eine Fingerbreite lateral der vorderen Tibiakante.
Indikationen: Periarthritis humeroscapularis, Schulter-Arm-Syndrom, Arthritis des Kniegelenks, Rheumatoide Arthritis.
Art der Nadelung: Senkrecht, 2–3 cm tief, Stimulation zur Provokation eines De Qi-Gefühls.
Dieser Punkt wird manuell stimuliert, wobei der Patient aufgefordert wird, den Arm im Schultergelenk zu bewegen, um die Wirkung zu kontrollieren, die oft innerhalb von Sekunden eintritt.

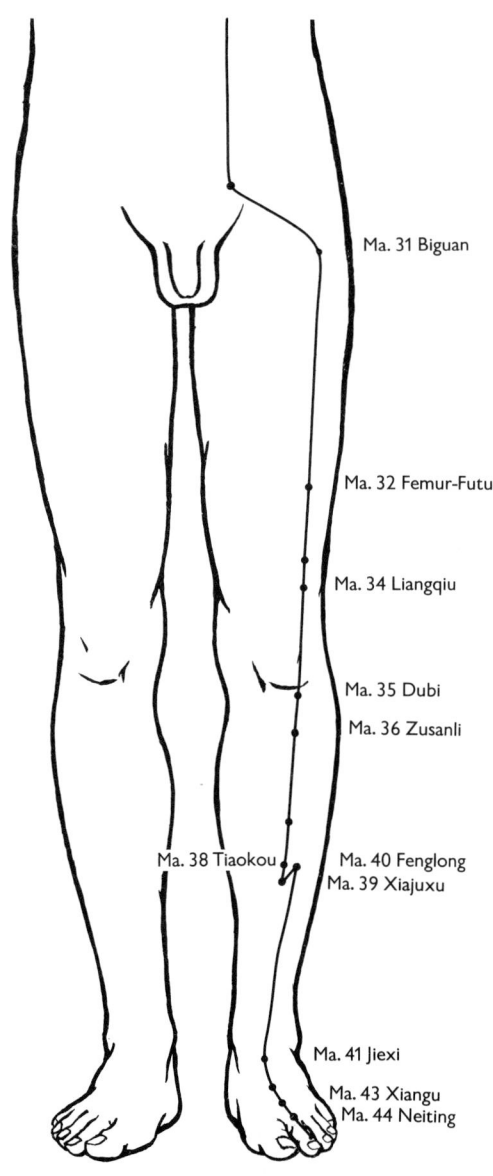

Ma. 31 Biguan

Ma. 32 Femur-Futu

Ma. 34 Liangqiu

Ma. 35 Dubi

Ma. 36 Zusanli

Ma. 38 Tiaokou

Ma. 40 Fenglong
Ma. 39 Xiajuxu

Ma. 41 Jiexi

Ma. 43 Xiangu
Ma. 44 Neiting

Ma. 40 Fenglong Aufblühend   **Luo → MP. 3**

Lokalisation: Eine Fingerbreite lateral von Ma. 38 Tiaokou, 2 Cun lateral der Tibiakante, 5 Cun unterhalb von Ma. 36 Zusanli.
Indikationen: Bei Auswurf, Bronchitis, Asthma bronchiale, Epilepsie, Magen-Darm-Erkrankungen, Kopfschmerzen. Als Luo-Punkt zieht von hier eine Verbindung zum Milz-Pankreas-Meridian. Hauptindikation dieses Punktes ist nach traditioneller Vorstellung die Auflösung von Schleim (Tan).
Art der Nadelung: Senkrecht, 3 cm tief.

Ma. 43 Xiangu Ins Tal fallen

Lokalisation: In der Vertiefung distal, zwischen der Basis des 2. und 3. Metatarsalknochen.
Indikationen: Kopfschmerzen, abdominelle Schmerzen. Einer der wirksamsten analgetischen Punkte.
Art der Nadelung: Senkrecht, 1 cm tief, starke Stimulation.

Ma. 44 Neiting Innere Halle   **Ying-Punkt**

Lokalisation: 0,5 Cun proximal des Schwimmhautrandes zwischen dem 2. und 3. Metatarsalknochen.
Indikationen: Fernpunkt bei Zahnschmerzen, Kopfschmerzen, abdominelle Schmerzen, Diarrhö. Zusammen mit Ma. 43 allgemeiner analgetischer Punkt. Nach traditioneller Vorstellung hat dieser Punkt eine kühlende Wirkung auf den Magen und den Kopf.
Art der Nadelung: Senkrecht, 1 cm tief oder schräg. Elektrostimulation bei starken Schmerzzuständen und in der Anästhesie.

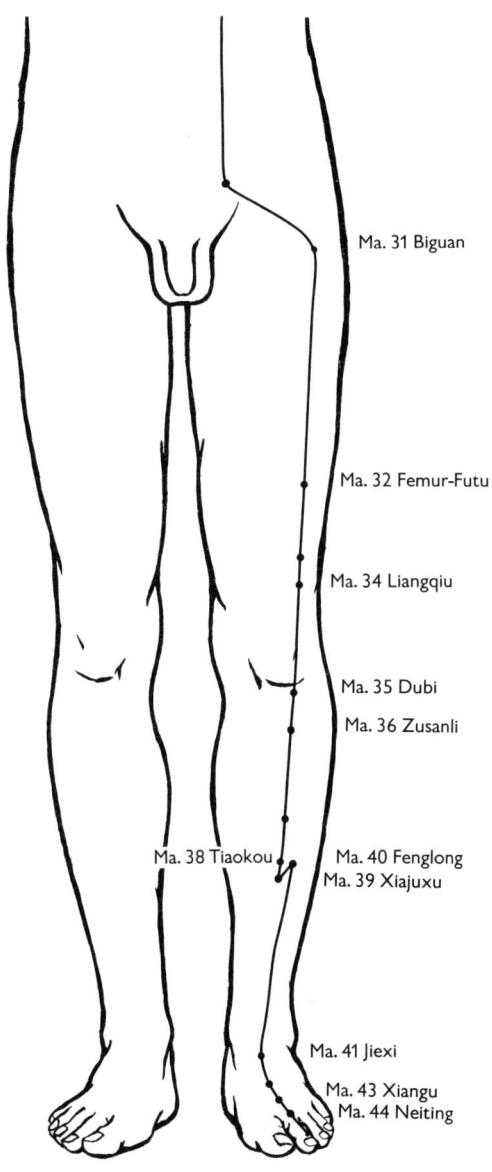

Ma. 31 Biguan

Ma. 32 Femur-Futu

Ma. 34 Liangqiu

Ma. 35 Dubi

Ma. 36 Zusanli

Ma. 38 Tiaokou

Ma. 40 Fenglong
Ma. 39 Xiajuxu

Ma. 41 Jiexi

Ma. 43 Xiangu
Ma. 44 Neiting

4.4.4 Milz-Pankreas-Meridian MP.

Element: Erde
Gewebe: Bindegewebe, Fettgewebe, „Fleisch"
Sinnesorgan: Mund
Gekoppeltes Organ: Magen

Maximalzeit: 9–11 Uhr
Alarmpunkt, Mu-Punkt: Le. 13 Zhangmen (11. Rippe)
Zustimmungspunkt, Shu-Punkt: Bl. 20 Pishu (lateral von Th 1)

Der Milz-Pankreas-Meridian als Yin-Meridian bildet mit dem Lungenmeridian die **Tai-Yin-Meridianachse** (Tai Yin = Großer Yin).

Verlauf: Der Milz-Pankreas-Meridian beginnt am medialen Nagelwinkel der Großzehe, zieht an der medialen Seite des Fußes zur Innenseite des Unter- und Oberschenkels, dann weiter zur Lateralseite des Abdomens. Der weitere Verlauf geht vom Abdomen zur Lateralseite des Thorax und biegt dann nach unten und dorsal ab und endet in der Axillarlinie im 6. ICR.

Wichtigste Punkte	Punktekategorien, Bedeutung
MP. 3 Taibai	Yuan-Punkt (von Ma. 40)
MP. 4 Gongsun	– Luo-Punkt → Ma. 42
	– Schlüsselpunkt für Chong Mai
	– Fernpunkt urogenitale Erkrankungen
MP. 6 Sanyinjiao	Kreuzung der 3 Yin-Meridiane MP., Ni., Le.
MP. 9 Yinlingquan	He-Punkt, Ödembehandlung
MP. 10 Xuehai	Immunstimulierende Wirkung (Meer des Blutes)
MP. 15 Daheng	Abdominelle Erkrankungen
MP. 21 Dabao	Großes Luo, Thoraxerkrankungen

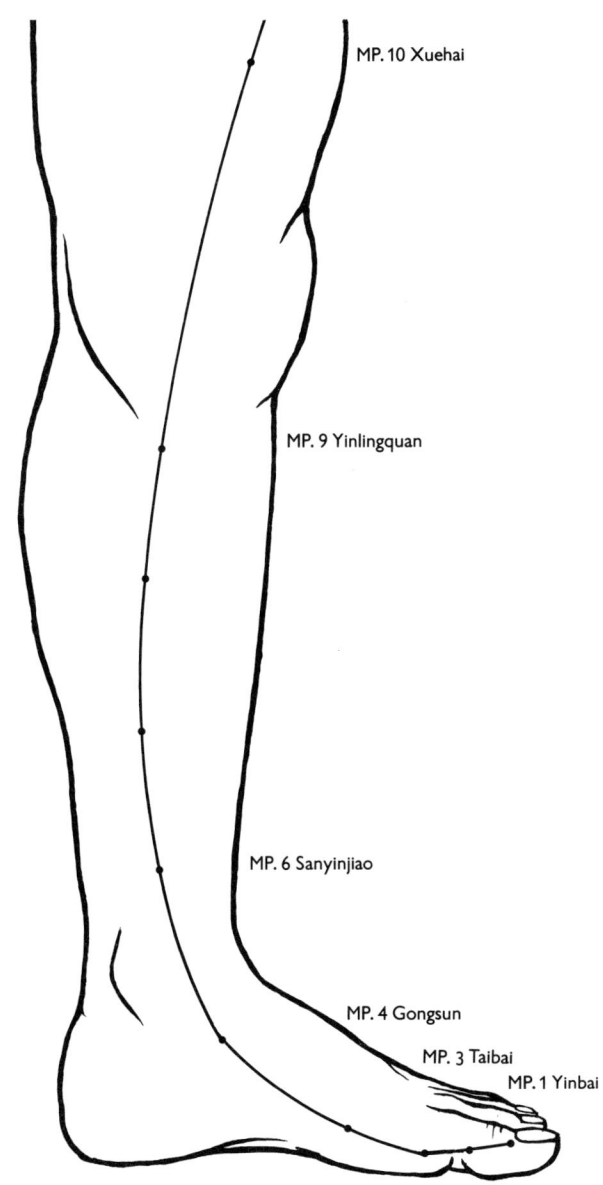

MP. 10 Xuehai

MP. 9 Yinlingquan

MP. 6 Sanyinjiao

MP. 4 Gongsun

MP. 3 Taibai

MP. 1 Yinbai

Klinische Bedeutung: Der Funktionskreis des Milz-Pankreas umfaßt die Funktionen des Pankreas, also des humoralen Anteils der Verdauungsfunktion (Yin-Anteil), weiter die Funktionen der Milz, mit dem retikuloendothelialen System. Nach der traditionellen Vorstellung wird auch die Wasser- und Blutverteilung reguliert. Punkte des Milz-Pankreas-Meridians sind bei Erkrankungen der Verdauungsorgane, bei urogenitalen Erkrankungen, Hauterkrankungen, Ödemen und Aszites indiziert.

MP. 3 Taibai Sehr Weiß   **Yuan (von Ma. 40)**

Lokalisation: An der medialen Seite des Fußes, proximal vom Köpfchen des ersten Metatarsalknochens.
Indikationen: Oberbauchschmerzen, Blähbeschwerden, Diarrhö, Erbrechen, Obstipation.
Art der Nadelung: Senkrecht, 0,5–1 cm tief.

MP. 4 Gongsun Enkel des Landesfürsten   **Luo→ Ma. 42**

Lokalisation: An der medialen Seite des Fußes, in einer Vertiefung distal von der Basis des ersten Metatarsalknochens, am Übergang der Haut der Fußsohle zum Fußrücken.
Indikationen: Von diesem Punkt zieht das transversale Luo-Gefäß zum Magenmeridian; entsprechend werden auch Magenerkrankungen, wie Gastritis und Dyspepsie, aber auch Diarrhö und Obstipation mit diesem Punkt behandelt.
Art der Nadelung: Senkrecht, 1–2 cm tief.

MP. 6 Sanyinjiao Kreuzung der drei Yin
(San = 3, Yin = Yin-Meridiane, Jiao = Kreuzung)

Lokalisation: An der medialen Seite des Unterschenkels, 3 Cun oberhalb der Spitze des medialen Malleolus, dorsal der Tibiahinterkante.
Indikationen: Urogenitale Erkrankungen und Störungen wie Dysurie, vermehrter Harndrang, Impotenz, Dysmenorrhö, Amenorrhö. Gastrointestinale Störungen wie Diarrhö, Völlgefühl, Blähbeschwerden.

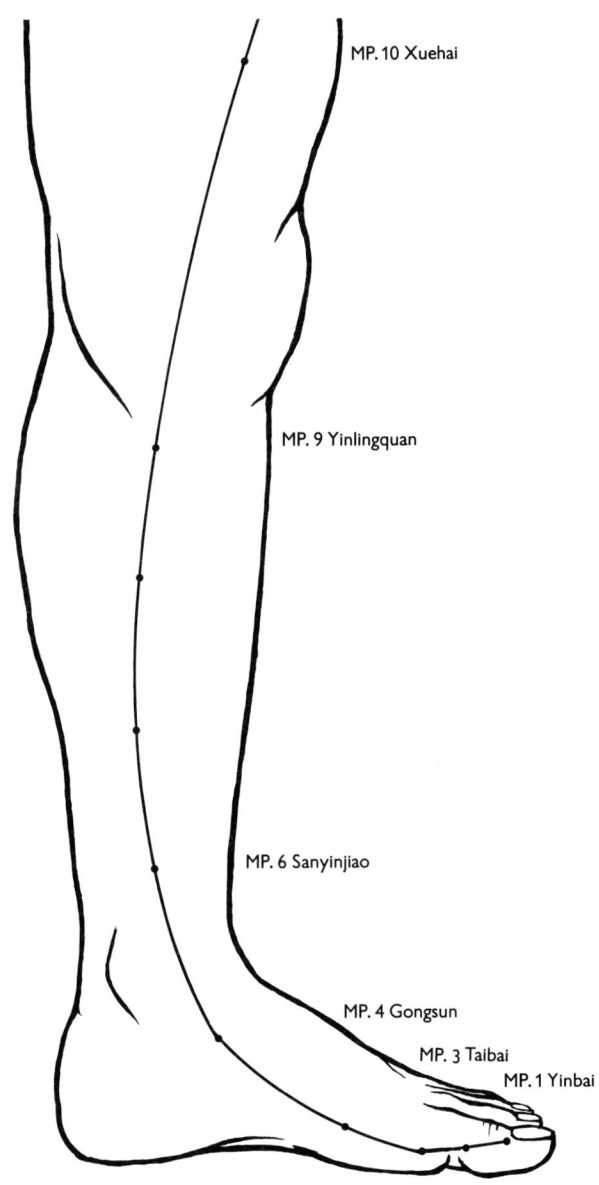

MP. 10 Xuehai

MP. 9 Yinlingquan

MP. 6 Sanyinjiao

MP. 4 Gongsun

MP. 3 Taibai

MP. 1 Yinbai

75

Als wichtiger allgemeiner Tonisierungspunkt bei chronischer Müdigkeit, in der Rekonvaleszenz und bei Hypotonie. Moxibustion wird häufig angewendet. Allergische und immunologische Erkrankungen; endokrine Erkrankungen wie Diabetes mellitus; Hauterkrankungen; Geburtserleichterung.
Als Kreuzungspunkt der 3 Yin-Meridiane des Beines (MP., Ni., Le.), sehr wirkungsvoll auch bei Erkrankungen der Organe Niere und Leber.
Art der Nadelung: Senkrecht, 1–3 cm tief.

MP. 9 Yinlingquan   Quelle am Yin-Grabhügel   **He-Punkt**

Lokalisation: An der medialen Seite des Beines, in der Vertiefung am Unterrand des medialen Kondylus.
Indikationen: Ödeme, Aszites und Schwellungen der unteren Extremität.
Art der Nadelung: Senkrecht, 2–3 cm tief.

MP. 10 Xuehai   Meer des Blutes

Lokalisation: Der höchste Punkt auf dem M. vastus medialis, 2 Cun proximal von der Oberkante der Patella.
Indikationen: Hauterkrankungen, Allergien, urogenitale Störungen, Infektionserkrankungen, Bluterkrankungen. Wichtiger immunstimulierender Punkt.
Art der Nadelung: Senkrecht, 2–3 cm tief.

MP. 15 Daheng   Große Horizontale

Lokalisation: 4 Cun lateral des Nabels, neben Ma. 25.
Indikationen: Gastrointestinale Erkrankungen.
Art der Nadelung: Senkrecht, 2–3 cm tief.

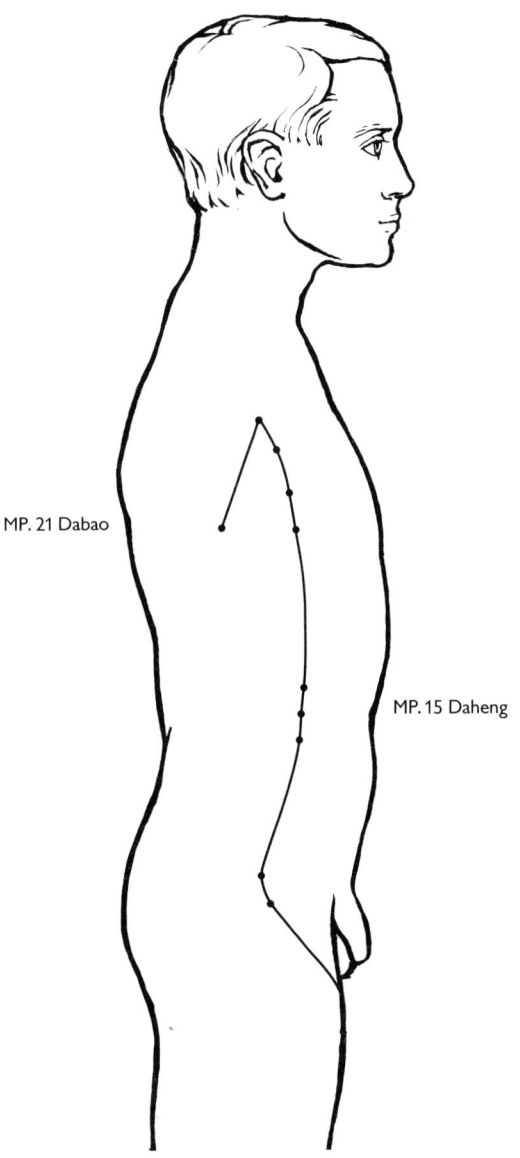

MP. 21 Dabao

MP. 15 Daheng

4.4.5 Herzmeridian He.

Element: Feuer
Gewebe: Blut und Blutgefäße
Sinnesorgan: Zunge
Gekoppeltes Organ: Dünndarm

Maximalzeit: 11–13 Uhr
Alarmpunkt, Mu: Ren 14 Juque
Zustimmungspunkt, Shu: Bl. 15 Xinshu (Th 5)

Der Herzmeridian als Yin-Meridian bildet mit dem Nierenmeridian die **Shao-Yin-Meridianachse.**

Verlauf: Der Meridian zieht von der Axilla an der inneren und ulnaren Seite des Armes zur ulnaren Handinnenseite und endet am radialen Nagelwinkel des Kleinfingers.

Wichtigste Punkte	Punktkategorien, Bedeutung
He. 5 Tongli	Luo → Dü. 4
He. 7 Shenmen	Yuan-Punkt, Sedierungspunkt
He. 9 Shaochong	Jing-Punkt, Tonisierungspunkt

Klinische Bedeutung: Der Funktionskreis des Herzens schließt neben der Herzfunktion auch die Funktionen des Kreislaufsystems ein. Dem Meridian werden weiterhin nach traditioneller Vorstellung die Funktionen des Gehirns, speziell des Bewußtseins, der Gedankenaktivität und der Gefühle zugeordnet. So haben die Punkte des Herzmeridians eine ausgeprägte psychische Wirkung. Die Punkte des Herzmeridians werden bei Herzerkrankungen, psychischen Störungen weiterhin bei psychiatrischen Erkrankungen sowie bei schmerzhaften Erkrankungen im Verlauf des Meridians z. B. Epikondylitis, Tendovaginitis angewendet.

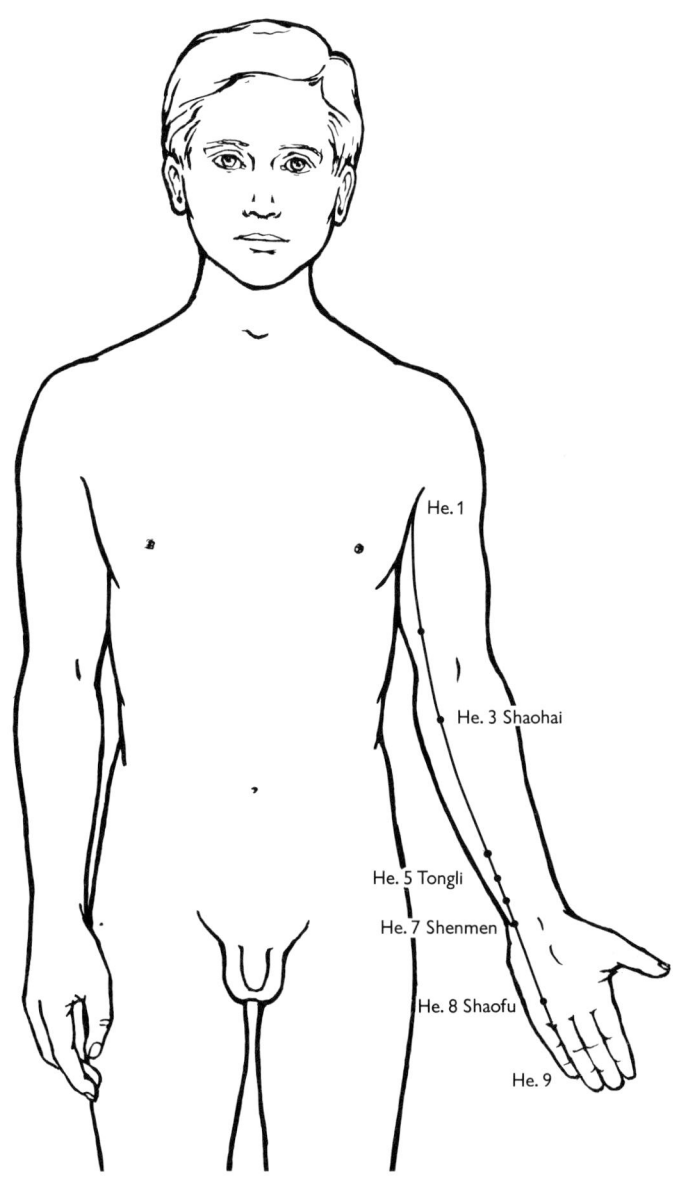

He. 1

He. 3 Shaohai

He. 5 Tongli

He. 7 Shenmen

He. 8 Shaofu

He. 9

79

He. 5 Tongli Verbindung nach innen **Luo → Dü. 4**

Lokalisation: 1 Cun proximal von He. 7 Shenmen, radial von der Sehne des M. flexor carpi ulnaris.
Indikationen: Sprachstörungen, Aphasie, rauhe Stimme, Schmerzen des Handgelenks, psychische Störungen, Sehstörungen.
Art der Nadelung: Senkrecht, 0,5–1 cm tief.

He. 7 Shenmen Tor des Geistes **Yuan** (von Dü. 7)
Sedierungspunkt

Lokalisation: Auf der Beugefalte des Handgelenks, radial der Sehne des M. flexor carpi ulnaris.
Indikationen: Psychische Störungen, Schlaflosigkeit, Angstzustände, Epilepsie, Angina pectoris, Herzneurosen.
Art der Nadelung: Senkrecht, 0,5 cm tief.

He. 9 Shaochong Wenig Energieimpuls **Jing-Punkt,**
Tonisierungspunkt

Lokalisation: Am radialen Nagelwinkel des Kleinfingers.
Indikationen: Als Jing-Punkt bei akuten Notfällen von Herz und Kreislauf, auch bei Apoplex und Koma.
Art der Nadelung: Senkrecht, 1–2 mm tief.

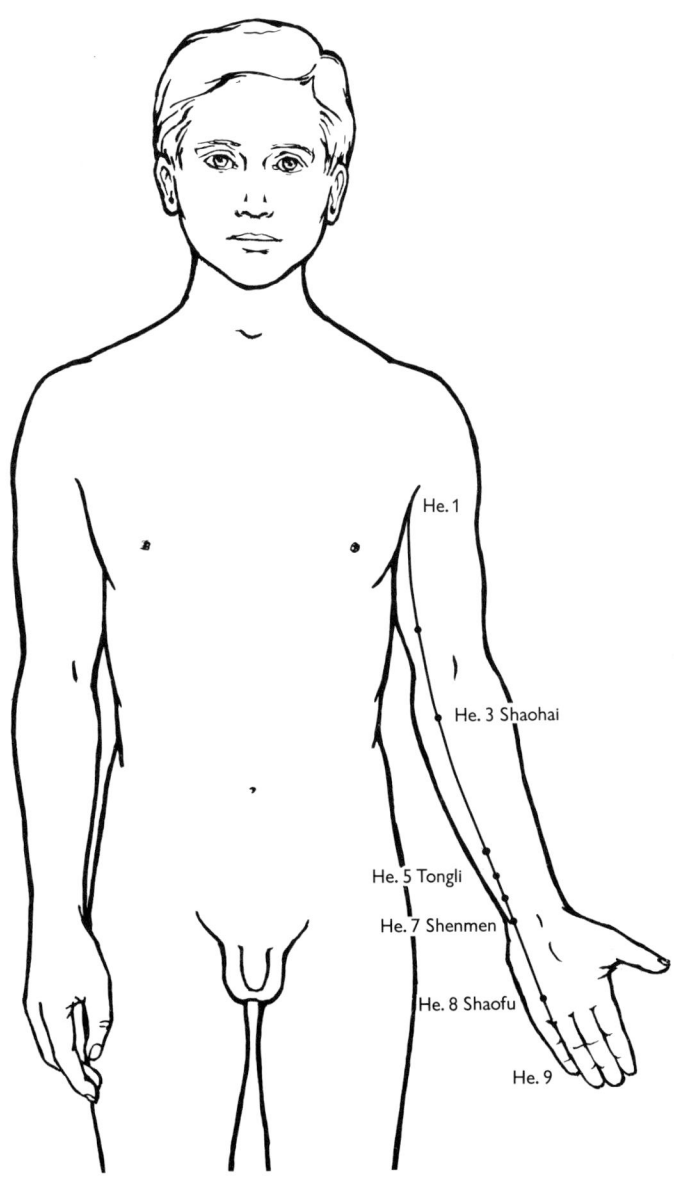

He. 1

He. 3 Shaohai

He. 5 Tongli

He. 7 Shenmen

He. 8 Shaofu

He. 9

4.4.6 Dünndarmmeridian Dü.

Element: Feuer
Gewebe: Blut und Blutgefäße
Sinnesorgan: Zunge
Gekoppeltes Organ: Herz

Maximalzeit: 13–15 Uhr
Alarmpunkt, Mu-Punkt: Ren 4 Guanyuan
Zustimmungspunkt, Shu-Punkt: Bl. 27 Xiaochangshu

Der Dünndarmmeridian als Yang-Meridian bildet mit dem Blasenmeridian die **Tai-Yang-Meridianachse**.

Verlauf: Der Dünndarmmeridian beginnt am ulnaren Nagelwinkel
des Kleinfingers, zieht an der ulnaren Dorsalseite des Armes zur
Dorsalseite der Schulter. Auf der Schulter verläuft der Meridian in
einer Zickzacklinie, dann weiter an der Lateralseite des Halses zur
Wange und endet am Ohr.

Wichtigste Punkte	Punktekategorien, Bedeutung
Dü. 3 Houxi	Tonisierungspunkt, Schlüsselpunkt Du Mai
Dü. 6 Yanglao	Xi-Cleft-Punkt
Dü. 17 Tianrong	Halserkrankungen
Dü. 18 Quanliao	Trigeminusneuralgie, Zahnschmerzen
Dü. 19 Tinggong	Ohrerkrankungen

Klinische Bedeutung: Behandlung von schmerzhaften Erkrankungen
im Verlauf des Meridians, z. B. Epikondylitis, Schulter-Arm-
Syndrom, Tortikollis, HWS-Syndrom, Zahnschmerzen, Trigeminusneuralgie und Ohrerkrankungen.

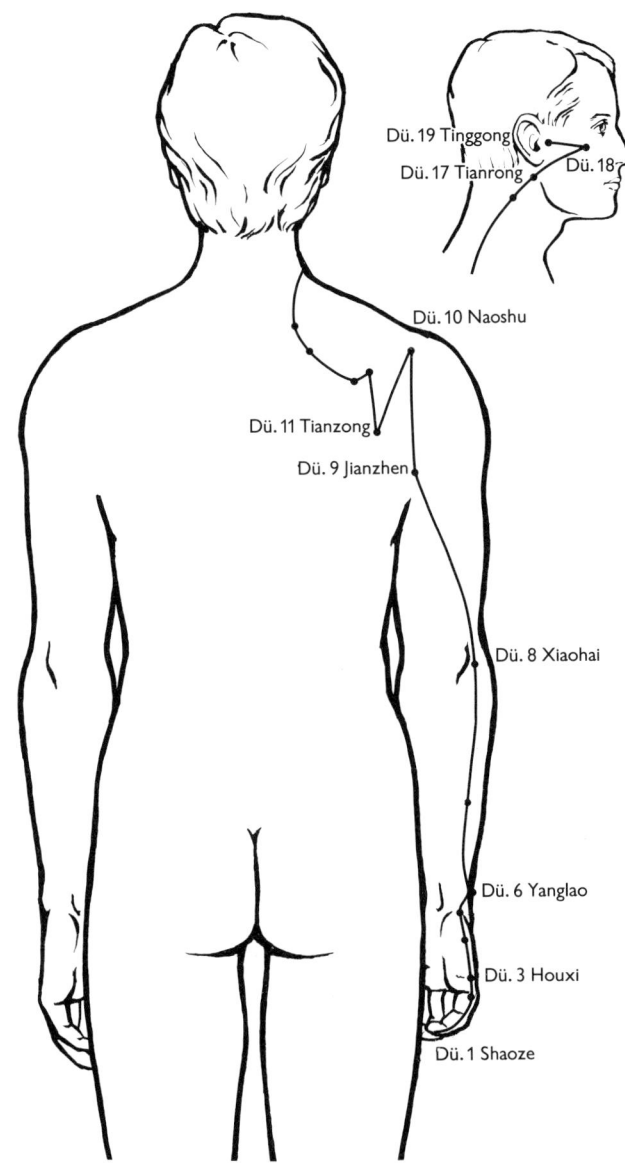

Dü. 19 Tinggong
Dü. 17 Tianrong
Dü. 18
Dü. 10 Naoshu
Dü. 11 Tianzong
Dü. 9 Jianzhen
Dü. 8 Xiaohai
Dü. 6 Yanglao
Dü. 3 Houxi
Dü. 1 Shaoze

Dü. 3 Houxi Hinterer Bach   **Tonisierungspunkt**
Schlüsselpunkt Du Mai

Lokalisation: Am ulnaren Rand der Hand bei Faustschluß am ulnaren Ende der Handquerfalte. Der Punkt liegt proximal vom Köpfchen des Os metacarpale.
Indikationen: Schmerzen, Verspannung und Bewegungseinschränkung des Nackens und der Schulterregion, z. B. Tortikollis, HWS-Syndrom, Spondylosis; in Fällen von schmerzhaften Bewegungseinschränkungen des Nackens führt die kräftige manuelle Stimulation dieses Punktes zu einer dramatischen Besserung.
Tinnitus, Schwerhörigkeit, Kopfschmerzen.
Art der Nadelung: Senkrecht, 1–2 cm tief, kräftige Stimulation; der Punkt kann sehr schmerzhaft sein.

Dü. 6 Yanglao Das Alter pflegen   **Xi-Cleft-Punkt**

Lokalisation: In der Vertiefung, radial vom Processus styloideus der Ulna.
Indikationen: Als Xi-Cleft-Punkt Anwendung bei akuten schmerzhaften Erkrankungen entlang des Meridianverlaufs, z.B. bei schmerzhafter Bewegungseinschränkung des Nackens und der Schulter.
Art der Nadelung: Schräge Nadelführung, 1–2 cm.

Dü. 9 Jianzhen Standhafte Schulter

Lokalisation: Bei Adduktion des Armes, 1 Cun oberhalb der dorsalen Falte der Axilla.
Indikationen: Periarthritis humeroscapularis, Schulter-Arm-Syndrom, Lähmungen des Armes.
Art der Nadelung: Senkrecht, 2–3 cm tief.

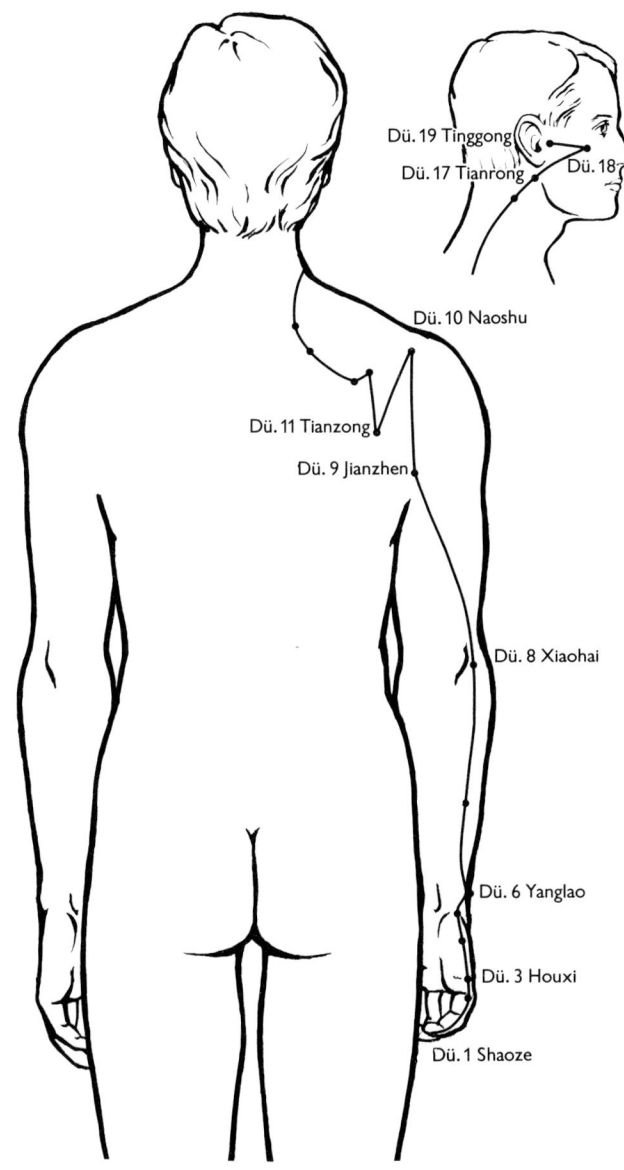

Dü. 19 Tinggong
Dü. 17 Tianrong
Dü. 18

Dü. 10 Naoshu

Dü. 11 Tianzong

Dü. 9 Jianzhen

Dü. 8 Xiaohai

Dü. 6 Yanglao

Dü. 3 Houxi

Dü. 1 Shaoze

Dü. 18 Quanliao Jochbeinknochenspalt

Lokalisation: Kaudal vom Arcus zygomaticus, senkrecht unter dem lateralen Augenwinkel.
Indikationen: Trigeminusneuralgie, Fazialisparese, Zahnschmerzen der Oberkieferzähne.
Art der Nadelung: Senkrecht, 0,5–1 cm tief.

Dü. 19 Tinggong Das Haus hören

Lokalisation: Bei leicht geöffnetem Mund in der Vertiefung vor dem Tragus.
Indikationen: Ohrerkrankungen, z. B. Schwerhörigkeit, Ohrensausen, Ménière-Krankheit, Trigeminusneuralgie.
Art der Nadelung: Senkrecht, 0,5 cm tief.

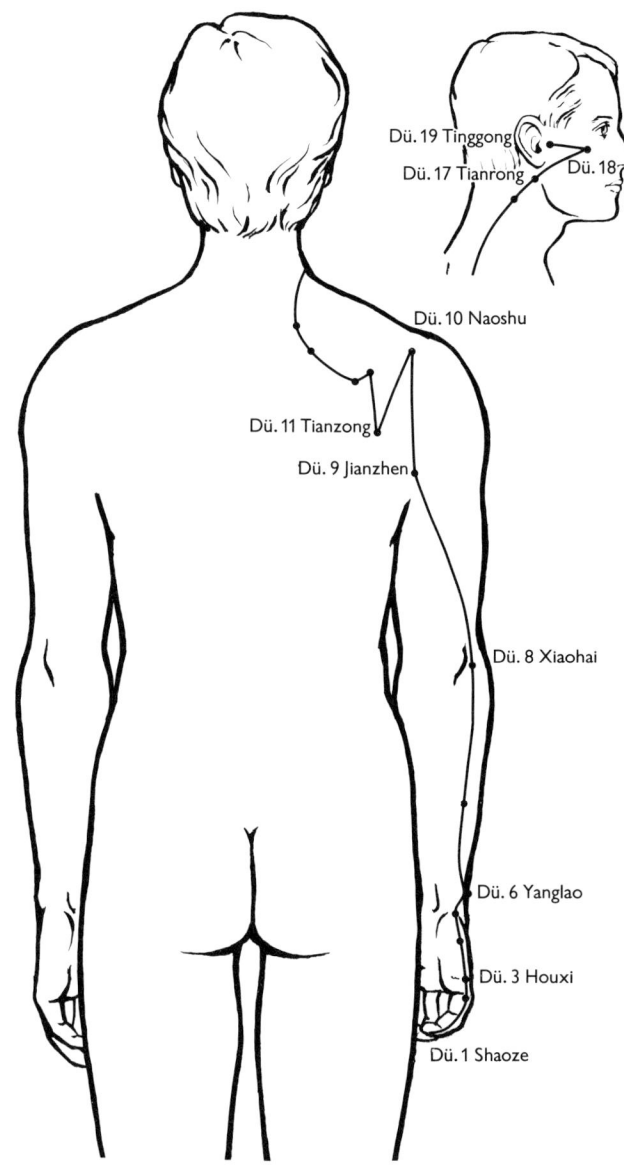

Dü. 19 Tinggong

Dü. 17 Tianrong

Dü. 18

Dü. 10 Naoshu

Dü. 11 Tianzong

Dü. 9 Jianzhen

Dü. 8 Xiaohai

Dü. 6 Yanglao

Dü. 3 Houxi

Dü. 1 Shaoze

4.4.7 Blasenmeridian Bl.

Element: Wasser
Gewebe: Knochen
Sinnesorgan: Ohr
Gekoppeltes Organ: Niere

Maximalzeit: 15-17 Uhr
Alarmpunkt, Mu-Punkt: Ren 3 Zhongji
Zustimmungspunkt, Shu-Punkt: Bl. 28 Pangguangshu

Der Blasenmeridian als Yang-Meridian bildet mit dem Dünndarm-meridian die **Tai-Yang-Meridianachse.**

Verlauf: Der Blasenmeridian beginnt am medialen Augenwinkel und läuft lateral der Mittellinie über dem Kopf zum Nacken. Im Nacken verzweigt sich der Meridian in 2 Äste; der wichtigere mediale Ast zieht 1,5 Cun lateral der Mittellinie bis zur Höhe der 4. Sakralöffnung, von hier wieder nach oben zur 1. Sakralöffnung und dann kaudal über die Dorsalseite des Oberschenkels zur Kniekehle, wo er sich mit dem lateral gelegenen Ast verbindet. Von der Kniekehle verläuft der Meridian an der Dorsalseite des Unterschenkels hinter dem Malleolus lateralis zur Außenseite des Fußes und endet am lateralen Nagelwinkel der Kleinzehe.

Klinische Bedeutung: Bei Erkrankungen im Bereich des Meridian-verlaufs: die Punkte im Gesicht bei Augenerkrankungen und bei Kopfschmerzen; die Punkte im Nacken bei okzipitalen Kopf-schmerzen und HWS-Sydrom. Auf dem medialen Blasenmeridian-ast liegen in segmentaler Anordnung die Shu- oder Transportpunk-te. Diese paravertebral gelegenen Punkte haben eine direkte Wir-kung auf zugeordnete Organe. Bei Erkrankungen der entsprechen-den Organe werden die zugehörigen Shu-Punkte druckempfindlich oder druckdolent. Die Shu-Punkte haben also sowohl eine diagno-stische als auch therapeutische Bedeutung. Die Shu-Punkte sind auch als Nahpunkte bei BWS- und LWS-Syndrom und Ischialgie in-diziert. Die Punkte im Lumbal- und Sakralbereich dienen der Be-handlung von Nieren- und Urogenitalerkrankungen.

Die peripher gelegenen Punkte sind als Fernpunkte bei LWS-Syn-drom, Ischialgie und Urogenitalerkrankungen indiziert.

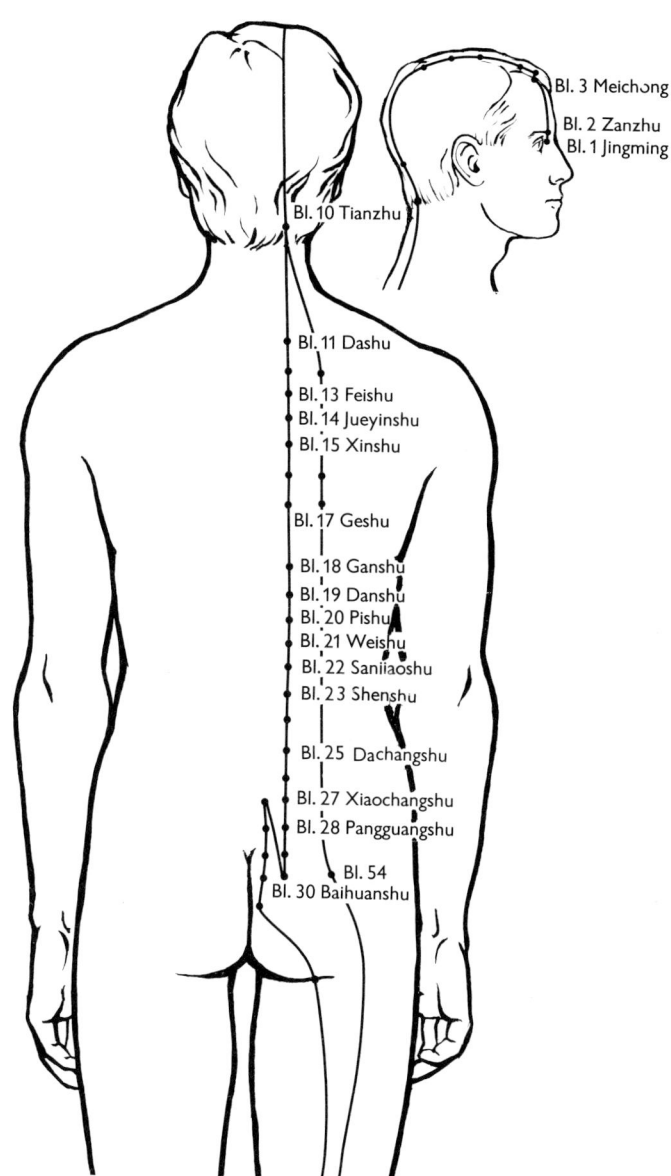

Bl. 3 Meichong
Bl. 2 Zanzhu
Bl. 1 Jingming

Bl. 10 Tianzhu

Bl. 11 Dashu

Bl. 13 Feishu
Bl. 14 Jueyinshu
Bl. 15 Xinshu

Bl. 17 Geshu

Bl. 18 Ganshu
Bl. 19 Danshu
Bl. 20 Pishu
Bl. 21 Weishu
Bl. 22 Sanjiaoshu
Bl. 23 Shenshu

Bl. 25 Dachangshu

Bl. 27 Xiaochangshu
Bl. 28 Pangguangshu

Bl. 54
Bl. 30 Baihuanshu

Wichtigste Punkte	Punktekategorien, Bedeutung
Bl.2 Zanzhu	Augenerkrankungen, Kopfschmerzen, Migräne
Bl.10 Tianzhu	HWS-Syndrom, okzipitale Kopfschmerzen
Bl.11 Dashu	Meisterpunkt Knochen (lateral von Th 1)
Bl.13 Feishu	Shu-Punkt der Lunge (lateral von Th 3)
Bl.14 Jueyinshu	Shu-Punkt des Perikards (lateral von Th 4)
Bl.15 Xinshu	Shu-Punkt des Herzens (lateral von Th 5)
Bl.17 Geshu	Shu-Punkt des Diaphragmas (lateral von Th 7)
	Meisterpunkt für Blut
Bl.18 Ganshu	Shu-Punkt der Leber (lateral von Th 9)
Bl.19 Danshu	Shu-Punkt der Gallenblase (lateral von Th 10)
Bl.20 Pishu	Shu-Punkt des Milz-Pankreas (lateral von Th 11)
Bl.21 Weishu	Shu-Punkt des Magens (lateral von Th 12)
Bl.22 Sanjiaoshu	Shu-Punkt des Sanjiao (lateral von L 1)
Bl.23 Shenshu	Shu-Punkt der Niere (lateral von L 2)
Bl.25 Dachangshu	Shu-Punkt des Dickdarms (lateral von L 4)
Bl.27 Xiachangshu	Shu-Punkt des Dünndarms (lateral von S 1)
Bl.28 Pangguangshu	Shu-Punkt der Blase (lateral von S 2)
Bl.40 Weizhong	He-Punkt, Fernpunkt für die Lumbalregion
Bl.58 Feiyang	Luo → Ni.3
Bl.60 Kunlun	Jing-Punkt, Fernpunkt für den Nacken und die Lumbalregion
Bl.62 Shenmai	Psychisch wirksamer Punkt
Bl.67 Zhiyin	Jing-Punkt, Tonisierungspunkt

Bl.2 Zanzhu   Mit Bambus bedeckt

Lokalisation: Am medialen Ende der Augenbraue, oberhalb des inneren Augenwinkels.

Indikationen: Augenerkrankungen, Sinusitis frontalis, frontale Kopfschmerzen, Migräne.

Art der Nadelung: Senkrecht, 0,5–0,8 cm tief.

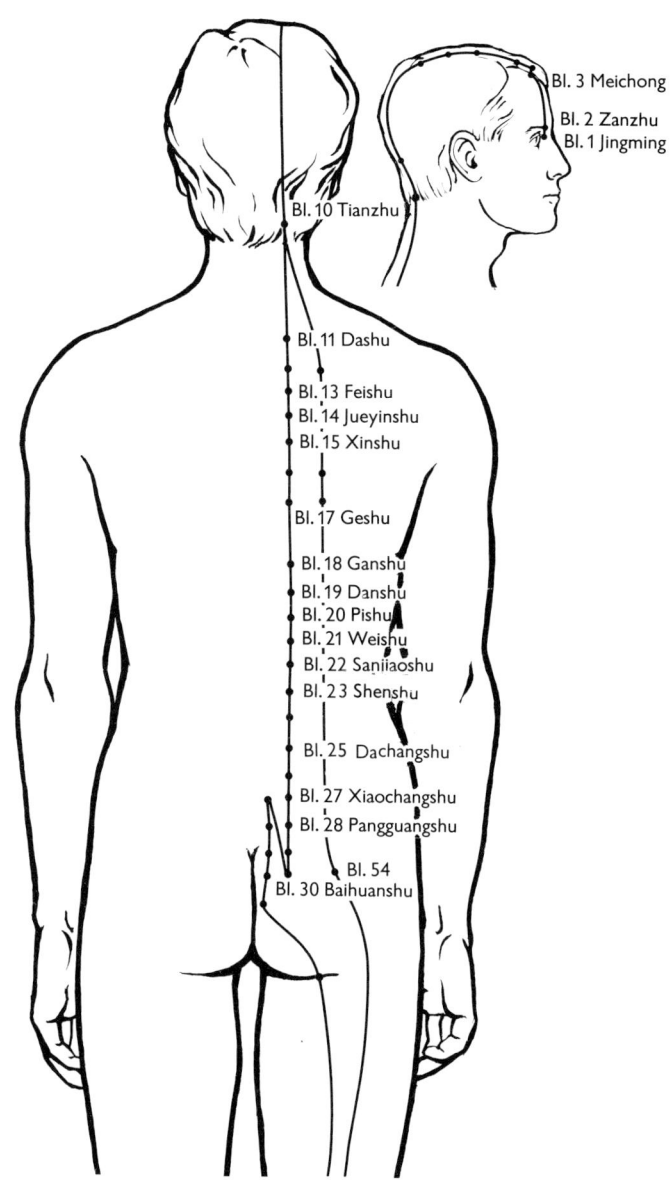

Bl. 3 Meichong
Bl. 2 Zanzbu
Bl. 1 Jingming

Bl. 10 Tianzhu

Bl. 11 Dashu

Bl. 13 Feishu
Bl. 14 Jueyinshu
Bl. 15 Xinshu

Bl. 17 Geshu

Bl. 18 Ganshu
Bl. 19 Danshu
Bl. 20 Pishu
Bl. 21 Weishu
Bl. 22 Sanjiaoshu
Bl. 23 Shenshu

Bl. 25 Dachangshu

Bl. 27 Xiaochangshu
Bl. 28 Pangguangshu

Bl. 54
Bl. 30 Baihuanshu

91

Bl. 10 Tianzhu Himmelsäule

Lokalisation: 1,3 Cun lateral von Du 15 Yamen (C 1/2), 0,5 Cun oberhalb des Haaransatzes.
Indikationen: Okzipitale Kopfschmerzen, Migräne, Schwindel, Sehstörungen, HWS-Syndrom, Erkältungskrankheiten.
Art der Nadelung: Senkrecht oder schräg, 0,5–1 cm tief.

Bl. 11 Dashu Großes Webschiffchen   **Meisterpunkt für Knochen**

Der Fortsatz des Brustwirbels entspricht der Form eines Webschiffchens.

Lokalisation: 1,5 Cun lateral vom unteren Rand des Dornfortsatzes von Th 1; 1,5 Cun lateral von Du 13 Taodao.
Indikationen: Knochenerkrankungen, rheumatoide Arthritis, okzipitale Kopfschmerzen, HWS-Syndrom, Asthma bronchiale, Husten, Fieber.
Art der Nadelung: Senkrecht, 1–2 cm tief.

Bl. 13 Feishu Transportpunkt zur Lunge   **Shu-Punkt der Lunge**

Lokalisation: 1,5 Cun lateral vom Unterrand des Dornfortsatzes des 3. Brustwirbels.
Indikationen: Lungenerkrankungen wie Asthma bronchiale, chronische Bronchitis. Die Shu-Punkte des entsprechenden Organs werden häufig in Verbindung mit den entsprechenden Mu- oder Alarmpunkten benutzt. Moxibustion an diesem Shu-Punkt wird besonders bei chronischen Lungenerkrankungen appliziert.
Art der Nadelung: Senkrecht, 1–2 cm tief.

Bl. 15 Xinshu Transportpunkt zum Herzen   **Shu des Herzens**

Lokalisation: 1,5 Cun lateral vom Unterrand des Dornfortsatzes des 5. Brustwirbels.
Indikationen: Herzerkrankungen, wie Angina pectoris, Herzneurosen; psychische Störungen.
Art der Nadelung: Senkrecht, 1–2 cm tief.
Moxibustion der Punkte Bl. 13–15 wird häufig bei chronischen Erkrankungen der Brustorgane angewendet.

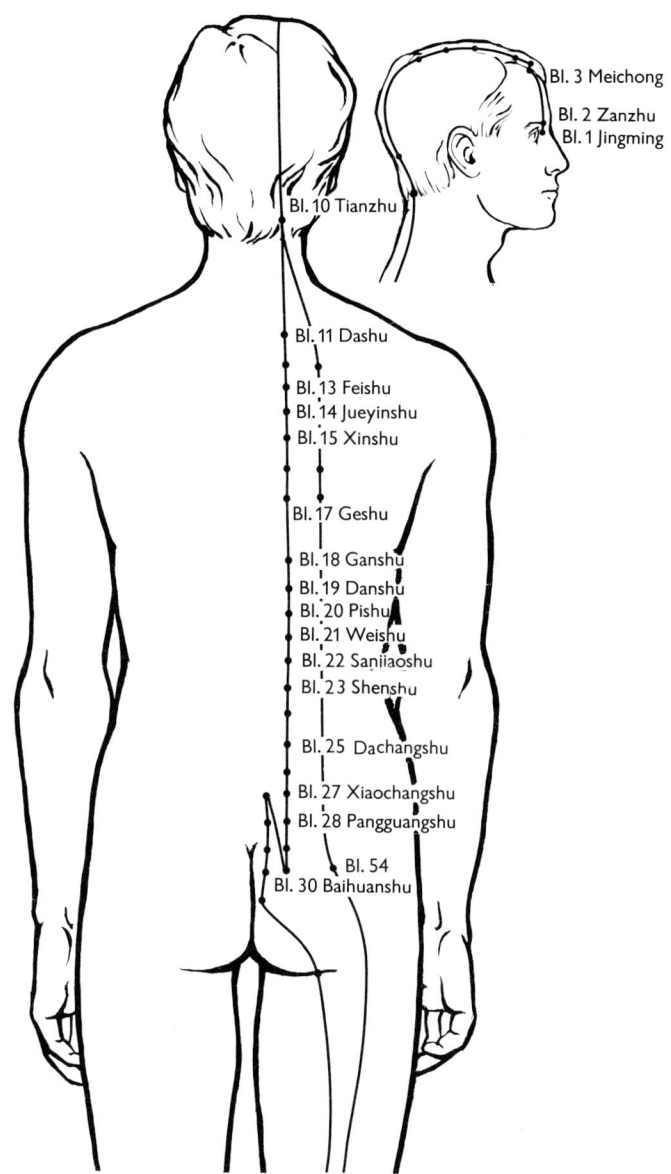

Bl. 3 Meichong
Bl. 2 Zanzhu
Bl. 1 Jingming

Bl. 10 Tianzhu

Bl. 11 Dashu

Bl. 13 Feishu
Bl. 14 Jueyinshu
Bl. 15 Xinshu

Bl. 17 Geshu

Bl. 18 Ganshu
Bl. 19 Danshu
Bl. 20 Pishu
Bl. 21 Weishu
Bl. 22 Sanjiaoshu
Bl. 23 Shenshu

Bl. 25 Dachangshu

Bl. 27 Xiaochangshu
Bl. 28 Pangguangshu

Bl. 54
Bl. 30 Baihuanshu

93

Bl. 17 Geshu Transportpunkt zum Zwerchfell **Shu des Diaphragmas**
Meisterpunkt für Blut

Lokalisation: 1,5 Cun lateral vom Dornfortsatz des 7. Brustwirbels.
Indikationen: Schluckauf, Übelkeit, Asthma bronchiale, Dyspnoe, Bluterkrankungen.
Art der Nadelung: Senkrecht, 1–2 cm tief.

Bl. 18 Ganshu Transportpunkt zur Leber **Shu der Leber**

Lokalisation: 1,5 Cun lateral vom Unterrand des Dornfortsatzes des 9. Brustwirbels.
Indikationen: Erkrankungen von Leber und Gallenblase, Augenerkrankungen.
Art der Nadelung: Senkrecht, 1–2 cm tief.

Bl. 19 Danshu Transportpunkt zur Gallenblase **Shu der Gallenblase**

Lokalisation: 1,5 Cun lateral vom Unterrand des Dornfortsatzes des 10. Brustwirbels.
Indikationen: Gallenwegserkrankungen.
Art der Nadelung: Senkrecht, 1–2 cm tief.

Bl. 20 Pishu Transportpunkt zur Milz **Shu der Milz**

Lokalisation: 1,5 Cun lateral vom Unterrand des Dornfortsatzes des 11. Brustwirbels.
Indikationen: Verdauungsstörungen, Oberbauchschmerzen, Diarrhö, Pankreaserkrankungen.
Art der Nadelung: Senkrecht, 1–2 cm tief.

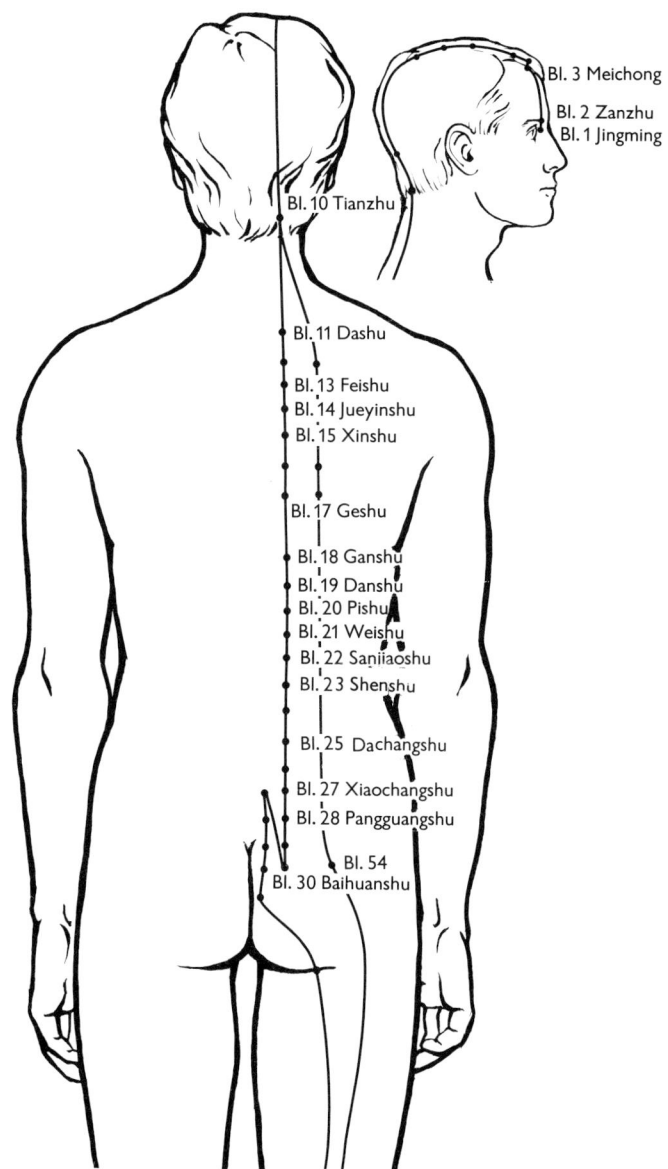

Bl. 3 Meichong
Bl. 2 Zanzhu
Bl. 1 Jingming

Bl. 10 Tianzhu

Bl. 11 Dashu

Bl. 13 Feishu
Bl. 14 Jueyinshu
Bl. 15 Xinshu

Bl. 17 Geshu

Bl. 18 Ganshu
Bl. 19 Danshu
Bl. 20 Pishu
Bl. 21 Weishu
Bl. 22 Sanjiaoshu
Bl. 23 Shenshu

Bl. 25 Dachangshu

Bl. 27 Xiaochangshu
Bl. 28 Pangguangshu

Bl. 54
Bl. 30 Baihuanshu

Bl. 21 Weishu Transportpunkt zum Magen **Shu des Magens**

Lokalisation: 1,5 Cun lateral vom Unterrand des Dornfortsatzes des 12. Brustwirbels.
Indikationen: Magenerkrankungen wie Ulcus ventriculi et duodeni, chronische Gastritis.
Art der Nadelung: Senkrecht, 1–2 cm tief.

Bl. 22 Sanjiaoshu Transportpunkt zum dreiteiligen Erwärmer **Shu des Sanjiao**

Lokalisation: 1,5 Cun lateral vom Dornfortsatz des 1. Lumbalwirbels.
Indikationen: Abdominelle Erkrankungen, Magenerkrankungen, Lumbalgien.
Art der Nadelung: Senkrecht, 1–2 cm tief.

Bl. 23 Shenshu Transportpunkt zur Niere **Shu der Niere**

Lokalisation: 1,5 Cun lateral vom Unterrand des Dornfortsatzes des 2. Lumbalwirbels.
Indikationen: Nierenerkrankungen, Urogenitalerkrankungen, Menstruationsstörungen, LWS-Syndrom, Ischialgie, Ohrerkrankungen.
Art der Nadelung: Senkrecht, 1–2 cm tief.

Bl. 25 Dachangshu Transportpunkt zum Dickdarm **Shu des Dickdarms**

Lokalisation: 1,5 Cun lateral vom Unterrand des Dornfortsatzes des 4. Lumbalwirbels.
Indikationen: Diarrhö, Obstipation, Blähbeschwerden, irritables Kolon, Dickdarmerkrankungen, Lumbalgie, Ischialgie.
Art der Nadelung: Senkrecht, 1–2 cm tief.

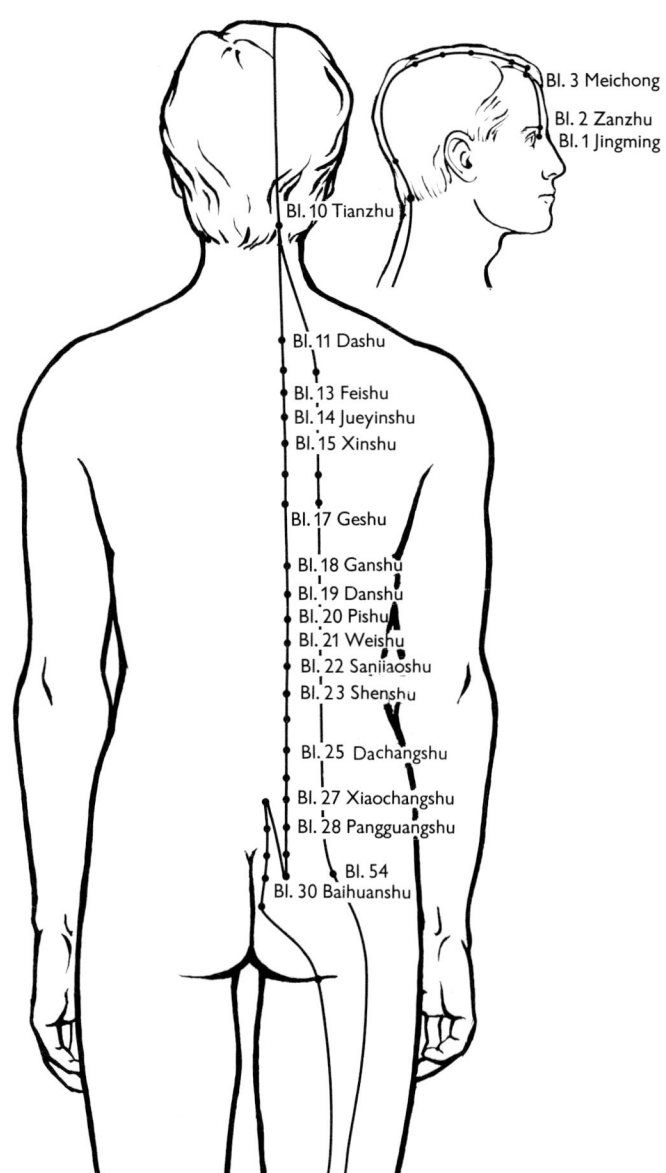

Bl. 3 Meichong
Bl. 2 Zanzhu
Bl. 1 Jingming

Bl. 10 Tianzhu

Bl. 11 Dashu

Bl. 13 Feishu
Bl. 14 Jueyinshu
Bl. 15 Xinshu

Bl. 17 Geshu

Bl. 18 Ganshu
Bl. 19 Danshu
Bl. 20 Pishu
Bl. 21 Weishu
Bl. 22 Sanjiaoshu
Bl. 23 Shenshu

Bl. 25 Dachangshu

Bl. 27 Xiaochangshu
Bl. 28 Pangguangshu

Bl. 54
Bl. 30 Baihuanshu

Tabelle 4.2. Shu-Punkte mit Funktionen

Punkte	Lage	Name	Funktion	Übersetzung
Bl. 13	Th 3	Feishu	Shu der Lunge	Transportpunkt zur Lunge
Bl. 14	Th 4	Jueyinshu	Shu des Perikards	Transportpunkt zum Yin
Bl. 15	Th 5	Xinshu	Shu des Herzens	Transportpunkt zum Herz
Bl. 16	Th 6	Dushu	Shu des Du	Transportpunkt zum Überwachungsgefäß (Du)
Bl. 17	Th 7	Geshu	Shu des Diaphragmas Meisterpunkt für Blut	Transportpunkt zum Zwerchfell
Bl. 18	Th 9	Ganshu	Shu der Leber	Transportpunkt zur Leber
Bl. 19	Th 10	Danshu	Shu der Gallenblase	Transportpunkt zur Gallenblase
Bl. 20	Th 11	Pishu	Shu des Milz-Pankreas	Transportpunkt zur Milz
Bl. 21	Th 12	Weishu	Shu des Magens	Transportpunkt zum Magen
Bl. 22	L 1	Sanjiao-shu	Shu des Sanjiao	Transportpunkt zum dreiteiligen Erwärmer
Bl. 23	L 2	Shenshu	Shu der Niere	Transportpunkt zur Niere
Bl. 25	L 4	Dachang-shu	Shu des Dickdarms	Transportpunkt zum Dickdarm
Bl. 27	S 1	Xiao-changshu	Shu des Dünndarms	Transportpunkt zum Dünndarm
Bl. 28	S 2	Pang-guang-shu	Shu der Blase	Transportpunkt zur Harnblase

Bl. 27 Xiaochangshu Transportpunkt zum Dünndarm **Shu des Dünndarms**

Lokalisation: 1,5 Cun lateral der Mittellinie, auf der Höhe der 1. Sakralöffnung.

Indikationen: Darmerkrankungen, Urogenitalerkrankungen, Lumbalgien, Ischialgien. Bei Lumbalgien und Ischialgien werden die Punkte Bl. 27–30 (S 1–S 4) gemeinsam genadelt. Auch bei Moxibustion im Sakralbereich werden diese Punkte gemeinsam behandelt.

Art der Nadelung: Senkrecht, 1 cm tief.

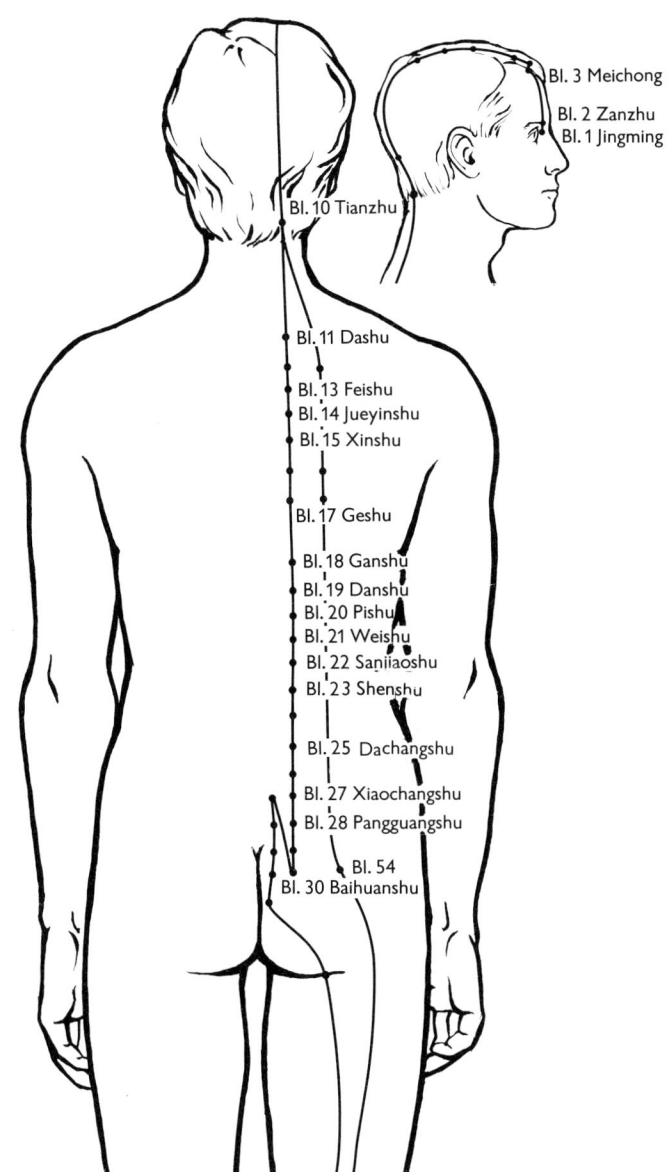

Bl. 3 Meichong
Bl. 2 Zanzhu
Bl. 1 Jingming

Bl. 10 Tianzhu

Bl. 11 Dashu

Bl. 13 Feishu
Bl. 14 Jueyinshu
Bl. 15 Xinshu

Bl. 17 Geshu

Bl. 18 Ganshu
Bl. 19 Danshu
Bl. 20 Pishu
Bl. 21 Weishu
Bl. 22 Sanjiaoshu
Bl. 23 Shenshu

Bl. 25 Dachangshu

Bl. 27 Xiaochangshu
Bl. 28 Pangguangshu

Bl. 54
Bl. 30 Baihuanshu

Bl. 28 Pangguangshu Transportpunkt zur Blase **Shu der Blase**

Lokalisation: 1,5 Cun lateral der Mittellinie, auf der Höhe der
2. Sakralöffnung.
Indikationen: Urogenitalerkrankungen, Menstruationsstörungen,
Lumbalgie, Ischialgie.
Art der Nadelung: Senkrecht, 1 cm tief.

Bl. 40 Weizhong Mitten in der Biegung **He-Punkt**

Lokalisation: Auf der Mitte der Beugefalte des Kniegelenks.
Indikationen: Lumbalgie, Ischialgie, Erkrankungen im Bereich des
Beckens, Impotenz, Enuresis. Bl. 40 ist einer der wichtigsten Fern-
punkte der unteren Extremität und beeinflußt besonders den kauda-
len Bereich des Rückens.
Art der Nadelung: Senkrecht, 1–2 cm tief.

Bl. 60 Kunlun Kunlun-Gebirge **Jing-Punkt**

Das Kunlun-Gebirge wird als Stütze des Himmels betrachtet.

Lokalisation: Auf der Mitte der Verbindung zwischen dem Malleolus lateralis und der Achillessehne (Abb. Blasenmeridian, Fuß).
Indikationen: Ischialgie, Lumbalgie, Distorsionen und Schmerzzustände des Sprunggelenks, Tendinitis der Achillessehne, Lähmungen der unteren Extremität.
Art der Nadelung: Senkrecht, 1–2 cm tief.

Bl. 62 Shenmai Puls anzeigen

Lokalisation: 0,5 Cun unterhalb des Malleolus lateralis.
Indikationen: Psychische Störungen, Krämpfe, Epilepsie,
Apoplexie, Suchterkrankungen, Schlafstörungen.
Art der Nadelung: Senkrecht, 0,5–0,8 cm tief.

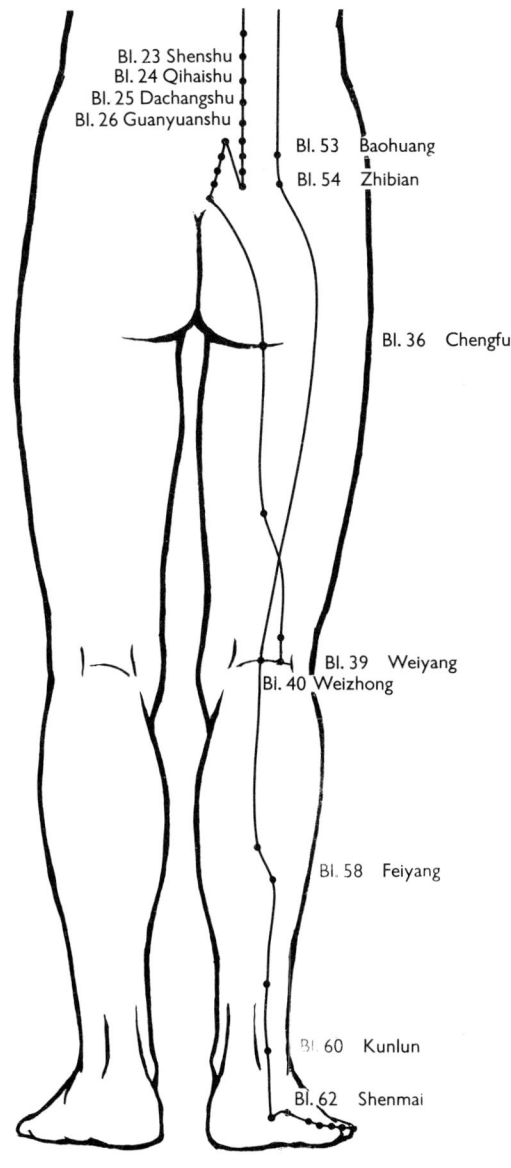

Bl. 23 Shenshu
Bl. 24 Qihaishu
Bl. 25 Dachangshu
Bl. 26 Guanyuanshu

Bl. 53 Baohuang
Bl. 54 Zhibian

Bl. 36 Chengfu

Bl. 39 Weiyang
Bl. 40 Weizhong

Bl. 58 Feiyang

Bl. 60 Kunlun

Bl. 62 Shenmai

4.4.8 Nierenmeridian Ni.

Element: Wasser
Gewebe: Knochengewebe
Sinnesorgan: Ohr
Gekoppeltes Organ: Blase

Maximalzeit: 17–19 Uhr
Alarmpunkt, Mu-Punkt: Gb. 25 Jingmen
Zustimmumgspunkt, Shu-Punkt: Bl. 23 Shenshu

Der Nierenmeridian als Yin-Meridian bildet mit dem Herzmeridian
die **Shao-Yin-Meridianachse**.

Verlauf: Als einziger Meridian des Beines entspringt der Nierenmeridian nicht an dem Nagelwinkel einer Zehe, sondern auf der Fußsohle, verläuft dann an der Medialseite des Beines zum Abdomen,
wo er 0,5 Cun lateral der Mittellinie liegt. Der Meridian endet unterhalb der Schlüsselbeingrube mit dem Punkt Ni. 27 Shufu.

Wichtigste Punkte	Punktekategorien, Bedeutung
Ni. 3 Taixi	Yuan von Bl. 58
Ni. 6 Zhaohai	Urogenitalerkrankungen
Ni. 7 Fuliu	Jing-Punkt, Tonisierungspunkt

Klinische Bedeutung: Der Nierenmeridian ist mit dem Blasenmeridian gekoppelt und bildet mit ihm eine funktionelle Einheit. Diese
beinhaltet neben der Ausscheidungsfunktion der Nieren und des
Harnwegssystems auch die Funktionen der Reproduktion. Das chinesische Nierensystem im traditionellen Sinne beeinflußt im psychischen Bereich den Willen und ist so z. B. bei Schwäche der Nierenenergie verantwortlich für Willenlosigkeit und Depressionen.
Die Hauptindikationen der Punkte des Nierenmeridians sind urogenitale Erkrankungen.

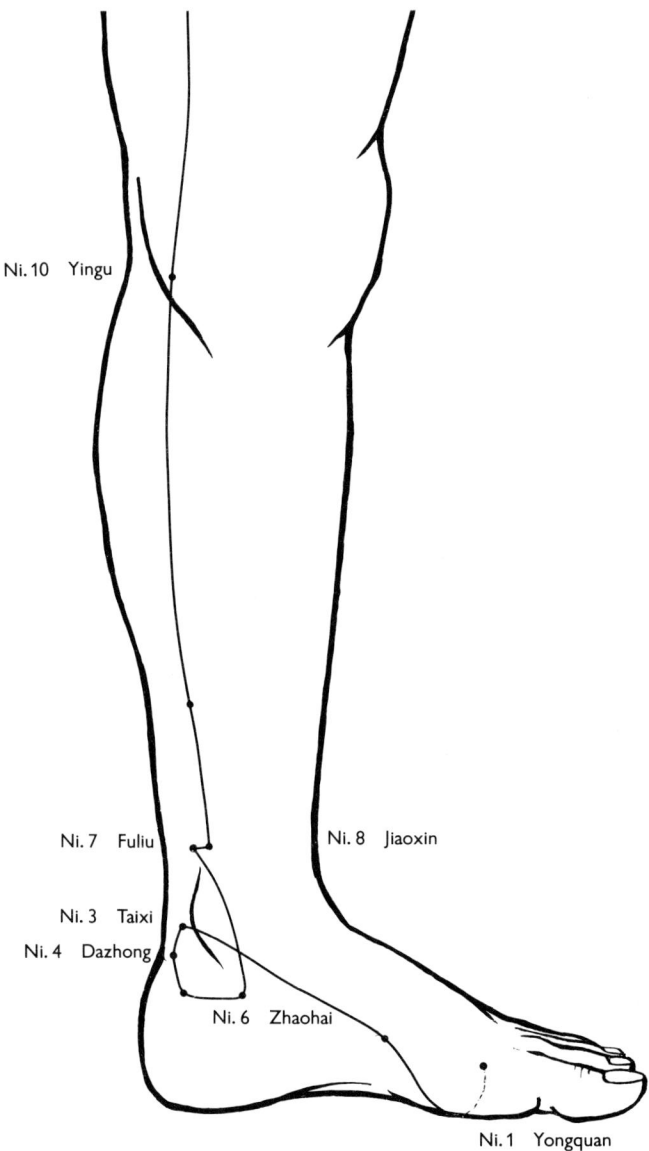

Ni.10 Yingu

Ni.7 Fuliu   Ni.8 Jiaoxin

Ni.3 Taixi
Ni.4 Dazhong

Ni.6 Zhaohai

Ni.1 Yongquan

Ni. 3 Taixi Großer Bach **Yuan-Punkt (von Bl. 58)**

Lokalisation: In der Mitte zwischen dem höchsten Punkt des Malleolus medialis und dem Hinterrand der Achillessehne.
Indikationen: Urogenitalerkrankungen, Enuresis, Menstruationsstörungen, Impotenz, Zystitis, Schwerhörigkeit, Schlafstörung, Erkrankungen des Sprunggelenks.
Art der Nadelung: Senkrecht, 1–2 cm tief.

Ni. 6 Zhaohai In Richtung zum Meer

Lokalisation: 1 Cun unterhalb des Vorderrandes des Malleolus medialis.
Indikationen: Menstruationsstörungen, Erkrankungen des Sprunggelenks.
Art der Nadelung: Senkrecht, 0,5–1 cm tief.

Ni. 7 Fuliu Wiederhergestelltes Fließen **Jing-Punkt,**
Tonisierungspunkt

Lokalisation: Vorderrand der Achillessehne, 2 Cun oberhalb des Malleolus medialis von Ni. 3 Taixi.
Indikationen: Zystitis, Nephritis, Nachtschweiß, Diarrhö, Lumbago, Moxibustion bei Schwächezuständen. Moxibustion wird häufig bei Urogenitalerkrankungen mit Schwächesymptomen an den Punkten Ni. 7 Fuliu, Ni. 8 Jiaoxin und MP. 6 Sanyinjiao durchgeführt.
Art der Nadelung: Senkrecht, 1–2 cm tief.

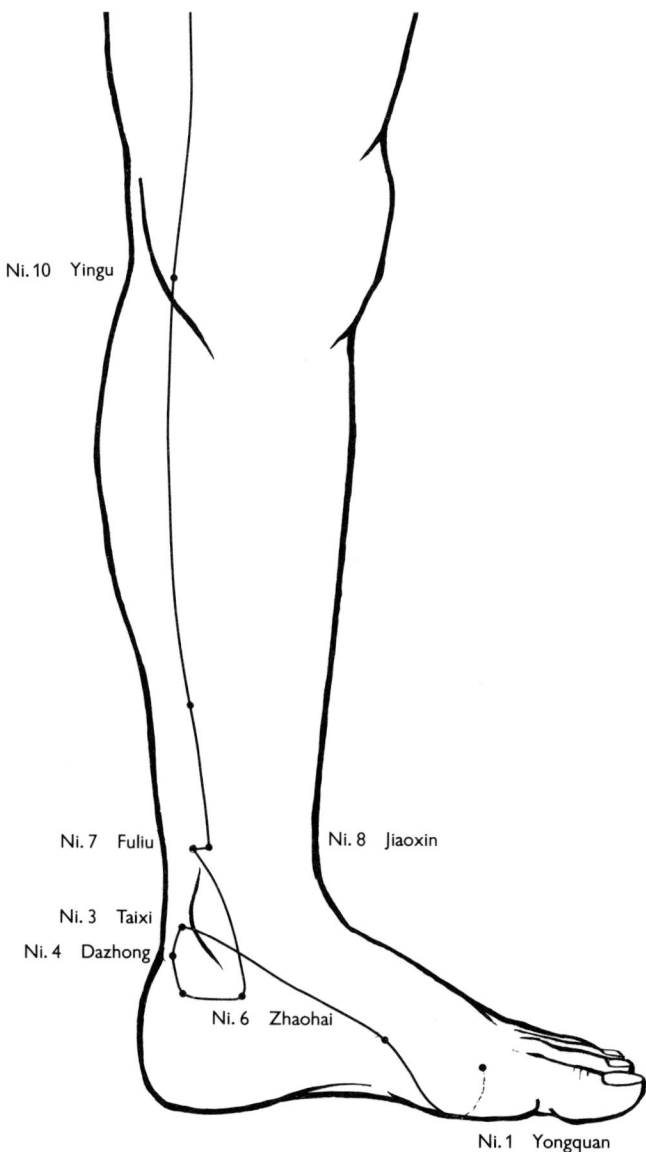

Ni. 10   Yingu

Ni. 7   Fuliu

Ni. 3   Taixi

Ni. 4   Dazhong

Ni. 8   Jiaoxin

Ni. 6   Zhaohai

Ni. 1   Yongquan

105

4.4.9 Perikardmeridian Pe.

Element: Feuer
Gewebe: Blut und Blutgefäße
Sinnesorgan: Zunge
Gekoppeltes Organ: Sanjiao

Maximalzeit: 19–21 Uhr
Alarmpunkt, Mu-Punkt: Ren 17 Shanzhong
Zustimmungspunkt, Shu-Punkt: Bl. 14 Jueyinshu

Der Perikardmeridian wird auch Kreislauf-Sexualität (K.S.) oder Meister des Herzens (M.d.H.) genannt.
Der Perikardmeridian, ein Yin-Meridian, bildet mit dem Lebermeridian die **Jue-Yin-Meridianachse**.

Verlauf: Der Perikardmeridian zieht vom Punkt Pe. 1 Tianchi seitlich der Mamille zur Axille, dann nach distal an der Innenseite des Armes und endet schließlich am Mittelfinger.

Wichtigste Punkte	Punktekategorien, Bedeutung
Pe. 6 Neiguan	Luo → SJ. 4
	Fernpunkt für das Epigastrium
	Schlüsselpunkt Yinwei
Pe. 7 Daling	Yuan, Sedierungspunkt

Klinische Bedeutung: In der traditionellen chinesischen Medizin wird dem Herz und Perikard (Hülle des Herzens) das Gehirn und dessen geistige Funktionen zugeordnet. Herz und Perikard bildeten nach dieser Vorstellung eine Einheit, beide entsprechen dem Element Feuer. Das Herzsystem entspricht mehr den geistigen Funktionen. Punkte des Perikardmeridians hingegen wirken auch auf die Kreislauffunktion und sind deshalb bei Herz- und Kreislaufkrankheiten indiziert. Auch bei psychischen und psychosomatischen Erkrankungen sowie bei gastroenterologischen Störungen werden Punkte des Perikardmeridians oft genadelt.

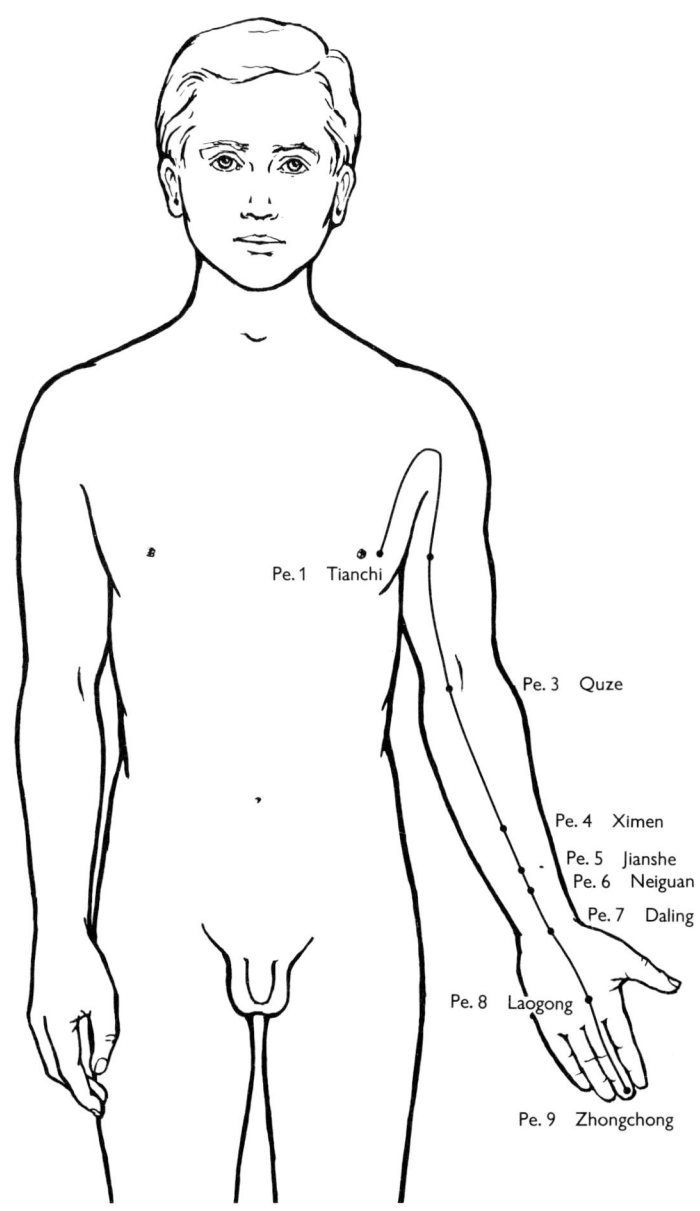

Pe. 1   Tianchi

Pe. 3   Quze

Pe. 4   Ximen

Pe. 5   Jianshe
Pe. 6   Neiguan

Pe. 7   Daling

Pe. 8   Laogong

Pe. 9   Zhongchong

Pe. 6 Neiguan   Innerer Paß   **Luo → SJ. 4**
                                    Schlüsselpunkt Yinwei

Lokalisation: Zwischen den Sehnen der Mm. palmaris longus und flexor carpi radialis, 2 Cun proximal der Handgelenkbeugefalte.
Indikationen: Pe. 6 Neiguan ist der wichtigste Fernpunkt für Erkrankungen im Epigastrium und der vorderen Thoraxwand.
Erkrankungen des Herzens, Erkrankungen im Thoraxbereich: Angina pectoris, Thoraxschmerzen.
Erkrankungen im Oberbauch: Ulcus ventriculi et duodeni, Gastritis, Übelkeit, Schluckauf, Erbrechen, Sodbrennen, Seekrankheit.
Psychische Störungen und psychiatrische Erkrankungen: Vegetative Dystonie, Schlafstörung, Erregungszustände, Epilepsie.
Art der Nadelung: Senkrecht, 1–2 cm tief.

Pe. 7 Daling   Große Gruft   **Yuan-Punkt** (von SJ. 5)
                                    Sedierungspunkt

Lokalisation: Auf der Handgelenkbeugefalte, zwischen den Sehnen der Mm. palmaris longus und flexor carpi radialis.
Indikationen: Psychische Störungen und psychiatrische Erkrankungen, Schizophrenie, Schlaflosigkeit, Epilepsie; weiterhin lokale Wirkung bei Erkrankungen des Handgelenks, Tendovaginitis, Polyneuropathie, Lähmungen.
Art der Nadelung: Senkrecht, 0,5–1 cm tief.

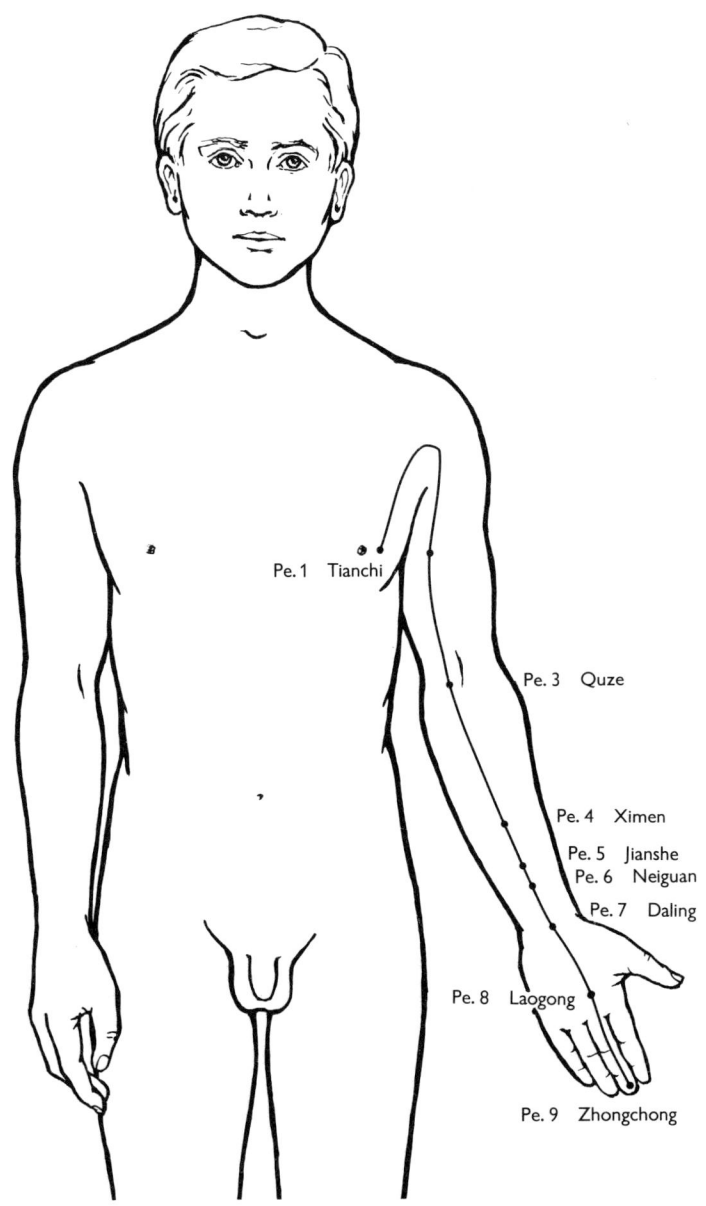

Pe. 1   Tianchi

Pe. 3   Quze

Pe. 4   Ximen
Pe. 5   Jianshe
Pe. 6   Neiguan
Pe. 7   Daling

Pe. 8   Laogong

Pe. 9   Zhongchong

4.4.10 Sanjiao-, Dreiteiliger Erwärmer-Meridian SJ.

Element: Feuer
Gewebe: Blut und Blutgefäße
Sinnesorgan: Zunge
Gekoppeltes Organ: Perikard

Maximalzeit: 21–23 Uhr
Alarmpunkt, Mu-Punkt: Ren 5 Shimen
Zustimmungspunkt, Shu-Punkt: Bl. 22 Sanjiaoshu

Der Meridian wird in der Übersetzung als **dreiteiliger Erwärmer** (3 E.) oder dreifacher Erhitzer bezeichnet.
Der Sanjiao-Meridian als Yang-Meridian bildet mit dem Gallenblasenmeridian die **Shao-Yang-Meridianachse.**
Verlauf: Der Sanjiao-Meridian beginnt am ulnaren Nagelwinkel des Ringfingers, verläuft über die Dorsalseite der Hand und des Armes über die Schulter, umkreist die Ohrmuschel und zieht zur Lateralseite der Augenbraue.

Wichtigste Punkte	Punktekategorien, Bedeutung
SJ.3 Zhongzhu	Shu-Punkt, Tonisierungspunkt, Fernpunkt für Ohrerkrankungen
SJ.5 Waiguan	Luo → Pe. 7, Fernpunkt für die parietale Kopfregion
SJ.6 Zhigou	Jing-Punkt, Obstipationsbehandlung
SJ.8 Sanyangluo	Verbindung der 3 Yang-Meridiane, Fernpunkt für den Thorax
SJ.14 Jianliao	Schultererkrankungen
SJ.17 Yifeng	Ohrerkrankungen
SJ.21 Ermen	Ohrerkrankungen

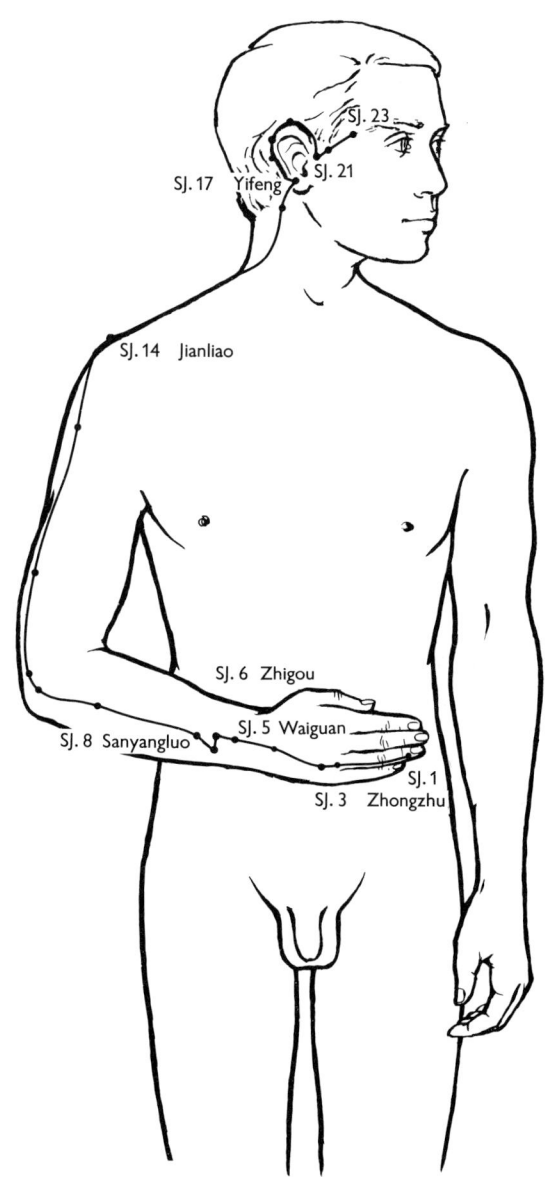

SJ. 23

SJ. 21

SJ. 17 Yifeng

SJ. 14 Jianliao

SJ. 6 Zhigou

SJ. 5 Waiguan

SJ. 8 Sanyangluo

SJ. 1

SJ. 3 Zhongzhu

Klinische Bedeutung: Antike Quellen beschreiben den Sanjiao als „brennende, erhitzte drei Höhlen". Da jedoch keine anatomischen Beschreibungen vorliegen, nimmt man an, daß die 3 Körperhöhlen gemeint sind. Der obere „Erwärmer" entspricht dem Thorax und kontrolliert die Atmung, der mittlere „Erwärmer" entspricht der Bauchhöhle und kontrolliert die Verdauungsfunktionen, während der untere „Erwärmer" dem kleinen Becken zugeordnet wird und somit die Urogenitalfunktion beeinflußt.

Punkte des Sanjiao-Meridians werden bei Schwerhörigkeit, Ohrensausen, Schwindel, bei gastrointestinalen Störungen wie Obstipation, bei Thorax-, Schulter- und Kopfschmerzen sowie bei Augenerkrankungen ausgewählt.

SJ. 3 Zhongzhu Mitten auf der kleinen Insel **Shu-Punkt, Tonisierungspunkt**

Lokalisation: Auf dem Handrücken zwischen dem 4. und 5. Os metacarpale, proximal vom Metakarpophalangealgelenk.
Indikationen: Schwerhörigkeit, Ohrensausen, Schwindel und weitere Ohrerkrankungen, Schmerzen, Lähmungen und Polyneuropathien der Hände.
Art der Nadelung: Senkrecht, 1–2 cm tief.

SJ. 5 Waiguan Äußerer Paß **Luo → Pe. 7**

Lokalisation: Auf der Mitte zwischen Ulna und Radius, 2 Cun proximal der Dorsalfalte des Handgelenks vom Gelenkspalt.
Indikationen: Temporale und parietale Kopfschmerzen, Tortikollis, Erkältung, Fieber, Lähmungen, Schmerzen, Polyneuropathie der Arme.
Art der Nadelung: Senkrecht, 1–2 cm tief.

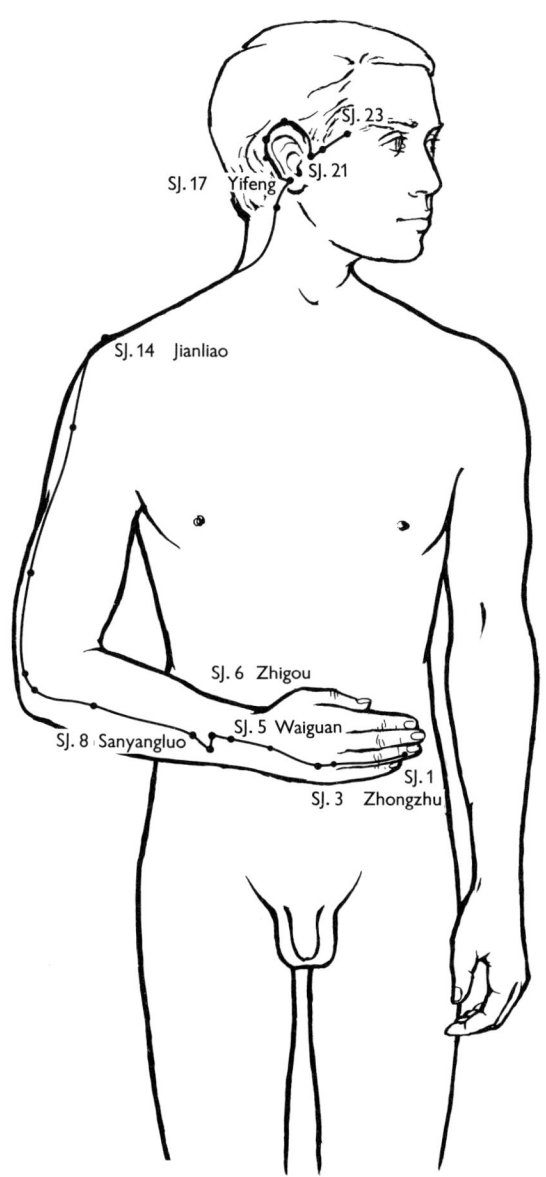

SJ. 23

SJ. 21

SJ. 17 Yifeng

Jianliao

SJ. 14

SJ. 6 Zhigou

SJ. 5 Waiguan

SJ. 8 Sanyangluo

SJ. 1

SJ. 3 Zhongzhu

SJ.6 Zhigou   Nebenrinne   **Jing-Punkt**

Lokalisation: Auf der Mitte zwischen Ulna und Radius, 3 Cun proximal der Dorsalfalte des Handgelenks.
Indikationen: Obstipation, irritables Kolon.
Art der Nadelung: Senkrecht, 1–2 cm tief.

SJ.8 Sanyangluo   Verbindung der 3 Yang

Lokalisation: Zwischen Ulna und Radius, 4 Cun proximal der Dorsalfalte des Handgelenks.
Indikationen: Erkrankungen und Schmerzen im Bereich der Thoraxwand. Interkostalneuralgie, Herpes zoster. Die 3 Yang-Meridiane des Armes vereinigen sich in diesem Punkt (San = drei, Yang, Luo = Gefäß).
Art der Nadelung: Senkrecht, 1–2 cm tief.

SJ.14 Jianliao   Schulterknochenspalt

Lokalisation: In der hinteren der beiden Gruben, die man bei Abduktion des Armes auf der Schulter tastet, dorsal der Bizepssehne.
Indikationen: Periarthritis humeroscapularis, Schulter-Arm-Syndrom, Lähmungen des Armes.
Art der Nadelung: Senkrecht, 1–2 cm tief.

SJ.17 Yifeng   Vorhang im Wind

Lokalisation: Hinter dem Ohrläppchen, vor dem Processus mastoideus, in der Grube, die unter dem Meatus acusticus tastbar ist.
Indikationen: Schwerhörigkeit, Ohrensausen, Otitis media, Parotitis, Fazialisparese.
Art der Nadelung: Senkrecht, 1–2 cm tief.

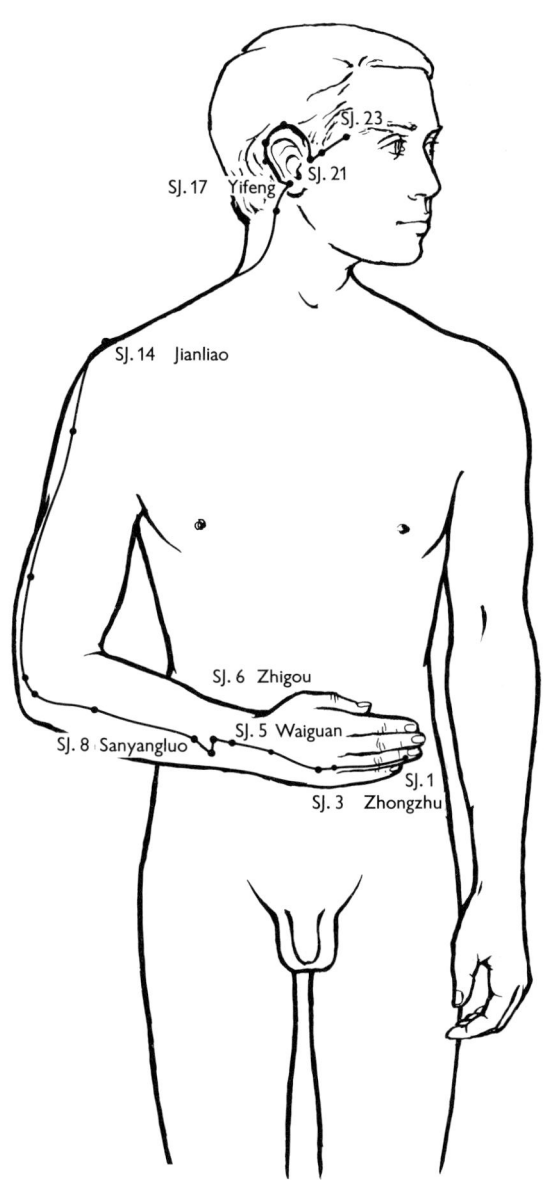

SJ. 23

SJ. 21

SJ. 17 Yifeng

SJ. 14 Jianliao

SJ. 6 Zhigou

SJ. 5 Waiguan

SJ. 8 Sanyangluo

SJ. 1

SJ. 3 Zhongzhu

S.J. 21 Ermen Ohrtor

Lokalisation: Bei geöffnetem Mund, in der Vertiefung vor dem Tragus, oberhalb des Processus condyloideus der Mandibula.

Indikationen: Schwerhörigkeit, Ohrensausen, Otitis media, Schwindel, Erkrankungen des Kiefergelenks.

Art der Nadelung: Senkrecht, 1 cm tief, bei leicht geöffnetem Mund; auch Nadelrichtung nach unten, tangential zur Haut, dann Erfassung der Punkte Dü. 19 Tinggong und Gb. 2 Tinghui.

S.J. 23 Sizhukong Frei von feinem Bambus

Lokalisation: Am lateralen Ende der Augenbraue.

Indikationen: Augenerkrankungen, frontale und temporale Kopfschmerzen, Migräne.

Art der Nadelung: Schräg nach dorsal, 1-2 cm tief.

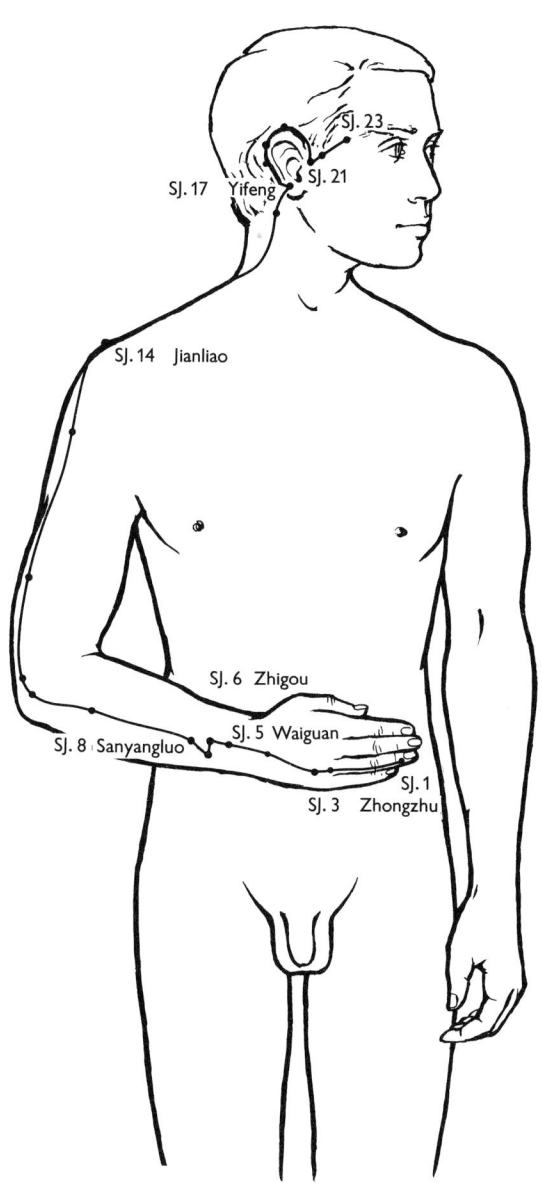

SJ. 23

SJ. 21

SJ. 17 Yifeng

SJ. 14 Jianliao

SJ. 6 Zhigou

SJ. 5 Waiguan

SJ. 8 Sanyangluo

SJ. 1

SJ. 3 Zhongzhu

4.4.11 Gallenblasenmeridian Gb.

Element: Holz
Gewebe: Sehnen und Muskeln
Sinnesorgan: Auge
Gekoppeltes Organ: Leber

Maximalzeit: 23–1 Uhr
Alarmpunkt, Mu-Punkt: Gb. 24 Riyue (7. ICR)
Zustimmungspunkt, Shu-Punkt: Bl. 19 Danshu (Th 10)

Der Gallenblasenmeridian als Yang-Meridian bildet mit dem Sanjiao-Meridian die **Shao-Yang-Meridianachse.**

Verlauf: Vom lateralen Augenwinkel zieht der Gallenblasenmeridian zum Ohr, umkreist es bis zum Hinterkopf, von hier läuft er zurück zur Stirn und dann parallel der Mittellinie zum Nacken, weiter
über die Schulter zur lateralen Thoraxwand, über die laterale Seite
des Abdomens zur lateralen Seite des Beines und Fußes und endet
am lateralen Nagelwinkel der 4. Zehe.

Klinische Bedeutung: Der Gallenblasenmeridian steht in einer engen
funktionellen Beziehung zur Leber, und zum Lebermeridian. Beide
Meridiane beeinflussen Stoffwechselfunktionen und sind in der
traditionellen Vorstellung für die Zirkulation der Lebensenergie verantwortlich. Punkte des Gallenblasenmeridians im Bereich des
Stammes und die wichtigen Fernpunkte sind bei Leber- und Gallenblasenerkrankungen, Kreuzschmerzen, Ischialgien, Lähmungen, Erkrankungen der Mamma indiziert. Punkte des Kopfes und im Nak-
kenbereich dienen der Behandlung von Migräne, Kopfschmerzen,
Augenerkrankungen, Ohrerkrankungen und HWS-Syndrom.

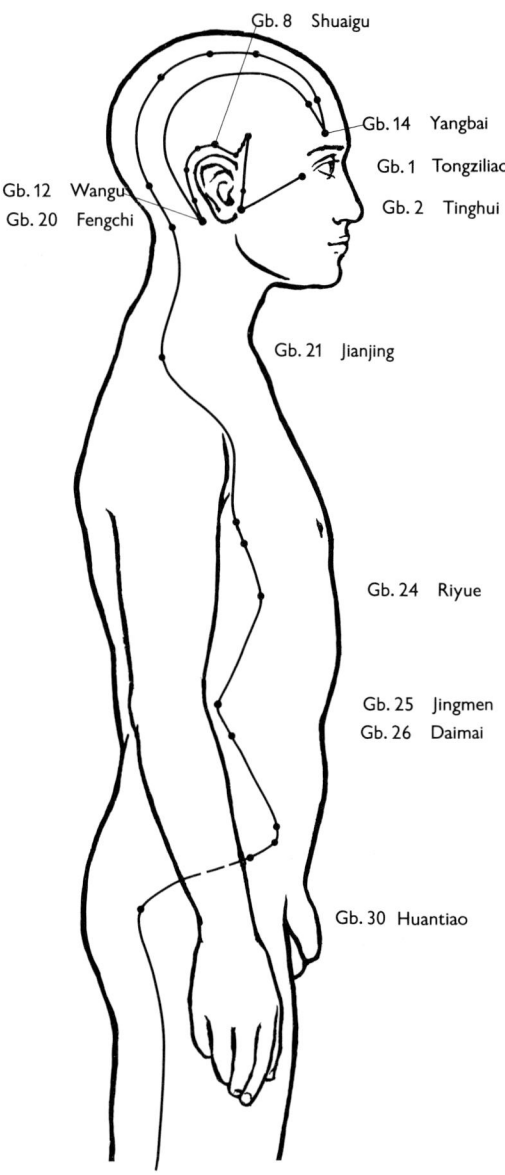

Gb. 8 Shuaigu

Gb. 14 Yangbai

Gb. 1 Tongziliao

Gb. 12 Wangu

Gb. 2 Tinghui

Gb. 20 Fengchi

Gb. 21 Jianjing

Gb. 24 Riyue

Gb. 25 Jingmen

Gb. 26 Daimai

Gb. 30 Huantiao

Wichtigste Punkte	Punktekategorien, Bedeutung
Gb.1 Tongziliao	Augenerkrankungen
Gb.2 Tinghui	Ohrerkrankungen
Gb.14 Yangbei	Frontale Kopfschmerzen, Migräne
Gb.20 Fengchi	HWS-Syndrom, okzipitale Kopfschmerzen
Gb.21 Jianjing	Zusätzlicher Alarmpunkt der Gallenblase
Gb.24 Riyue	Alarmpunkt, Mu-Gallenblase
Gb.25 Jingmen	Alarmpunkt, Mu-Niere
Gb.30 Huantiao	Ischialgie
Gb.34 Yanglingquan	He-Punkt, Meisterpunkt Muskel und Sehnen
Gb.36 Waiqiu	Xi-Cleft-Punkt
Gb.37 Guanming	Luo → Le.3, Fernpunkt für das Auge
Gb.39 Xuanzhong	Meisterpunkt für das Knochenmark, Fernpunkt für den Nacken
Gb.40 Qiuxu	Yuan-Punkt (von Le.5), Fernpunkt für die Mamma
Gb.41 Fuß-Linqi	Schlüsselpunkt Dai Mai, Fernpunkt für Ohrerkrankungen

Gb.1 Tongziliao Pupillenknochenspalt

Lokalisation: 0,5 Cun lateral des äußeren Augenwinkels.
Indikationen: Augenerkrankungen, frontale und okzipitale Kopf-schmerzen, Trigeminusneuralgie, Tics.
Art der Nadelung: Schräg, 1–2 cm nach lateral.

Gb.2 Tinghui Hören können

Lokalisation: Bei geöffnetem Mund in einer Mulde, hinter dem Kondylus der Mandibula.
Indikationen: Schwerhörigkeit, Ohrensausen, Schmerzen bei Otitis media.
Art der Nadelung: Senkrecht, 1–2 cm tief.

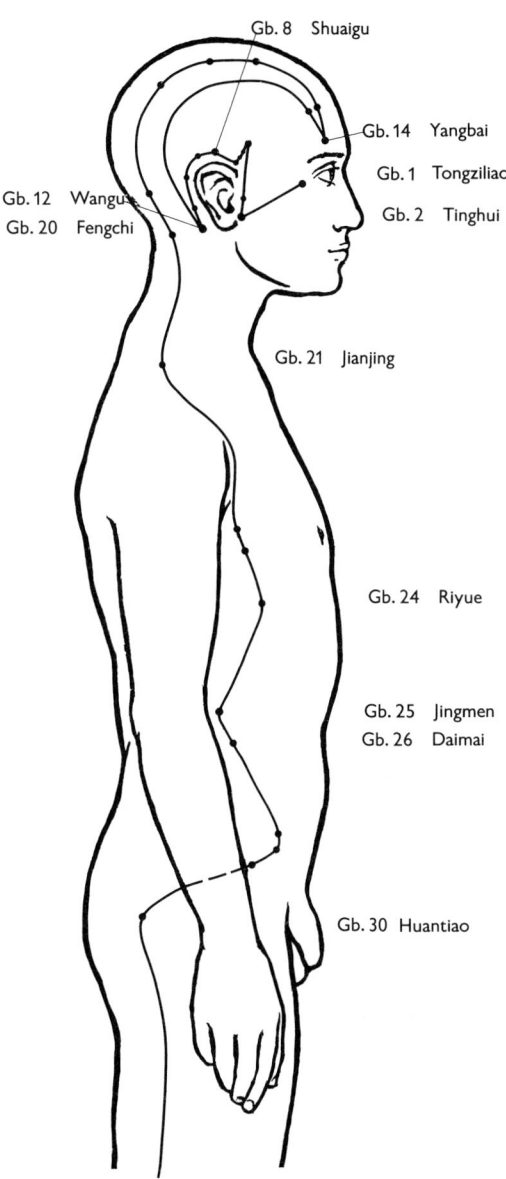

Gb. 8   Shuaigu

Gb. 14   Yangbai

Gb. 1   Tongziliao

Gb. 12   Wangu

Gb. 2   Tinghui

Gb. 20   Fengchi

Gb. 21   Jianjing

Gb. 24   Riyue

Gb. 25   Jingmen

Gb. 26   Daimai

Gb. 30   Huantiao

Gb. 8 Shuaigu Dem Tal folgen

Lokalisation: 1 Cun oberhalb des höchsten Punktes der Ohrmuschel, 2 Cun oberhalb des oberen Ansatzes des Ohres.
Indikationen: Parietale und temporale Kopfschmerzen, Migräne, Schwindel.
Art der Nadelung: Schräg, 1–2 cm nach ventral oder dorsal.

Gb. 14 Yangbai Weißer Yang

Lokalisation: Auf der Stirn 1 Cun oberhalb der Mitte der Augenbraue.
Indikationen: Frontale Kopfschmerzen, Sinusitis frontalis, Migräne, Trigeminusneuralgie, Augenerkrankungen, Nachtblindheit.
Art der Nadelung: Schräg, 0,5–1 cm.

Gb. 20 Fengchi Windteich

Lokalisation: Zwischen den Ursprüngen der Mm. sternocleidomastoideus und trapezius.
Indikationen: HWS-Syndrom, Tortikollis, Migräne, okzipitale Kopfschmerzen, Erkältungskrankheiten, Schwindel, Hypertonie.
Art der Nadelung: Senkrecht, 1 cm tief.

Gb. 21 Jianjing Schulterbrunnen   **Alarmpunkt**

Lokalisation: Auf der höchsten Stelle der Schulter zwischen dem Prominenz (Du 14 Dazhui) und dem Akromion.
Indikationen: Gallenblasen- und Lebererkrankungen, Schulter-Arm-Syndrom, Myogelosen der Schultermuskulatur.
Gb. 21 Jianjing ist ein zusätzlicher Alarmpunkt des Meridians und kann bei Schmerzhaftigkeit diagnostische Hinweise auf Leber- und Gallenblasenerkrankungen geben.
Art der Nadelung: Senkrecht, 1–2 cm tief. Gefährlicher Punkt.

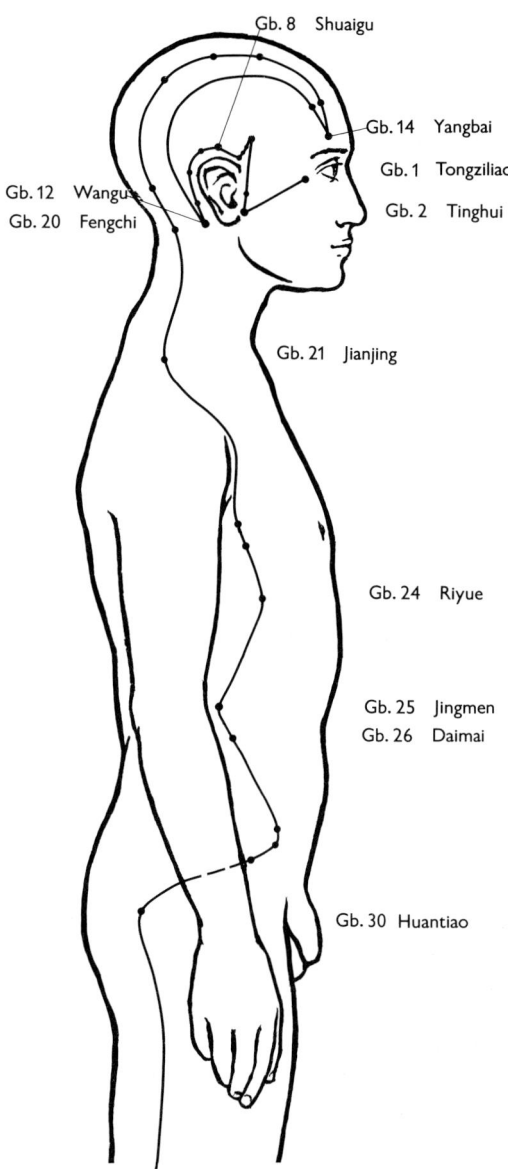

Gb. 8 Shuaigu

Gb. 14 Yangbai

Gb. 1 Tongziliao

Gb. 12 Wangu

Gb. 2 Tinghui

Gb. 20 Fengchi

Gb. 21 Jianjing

Gb. 24 Riyue

Gb. 25 Jingmen

Gb. 26 Daimai

Gb. 30 Huantiao

Gb.24 Riyue Sonne und Mond   **Mu-Gallenblase**

Lokalisation: Auf der Mamillarlinie im 7. ICR.
Indikationen: Lebererkrankungen, Hepatitis, Cholezystitis, Gastritis,
Schluckauf.
Art der Nadelung: Schräg, 1-2 cm. Gefährlicher Punkt.

Gb.25 Jingmen Tor der Hauptstadt   **Mu-Niere**

Lokalisation: Am Unterrand des freien Endes der 12. Rippe.
Indikationen: Erkrankungen der Leber und Gallenblase, Interkostalneuralgie. Bei Schwächestörung der Niere wird Moxibustion zusammen auch an Bl. 23 Shenshu angewendet.
Art der Nadelung: Senkrecht, 0,5-1 cm tief.

Gb.26 Daimai Gürtelgefäß

Lokalisation: Mitte zwischen den freien Enden der 11. und 12. Rippe,
auf der Höhe des Nabels.
Indikationen: Erkrankungen der Leber und Gallenblase, Lumbago,
Rückenschmerzen, Menstruationsstörungen, Zystitis, Endometritis,
irritables Kolon.
Art der Nadelung: Senkrecht, 2-3 cm tief.

Gb.30 Huantiao Im Kreis springen

Lokalisation: Auf der Linie vom Trochanter major zum unteren
Rand des Os sacrum, an der Grenze zwischen äußerem und mittle-
rem Drittel dieser Strecke.
Indikationen: Ischialgien, Lumboischialgie, Koxarthrose, Lähmun-
gen, Polyneuropathie der Beine.
Art der Nadelung: Senkrecht, 4-10 cm tief.

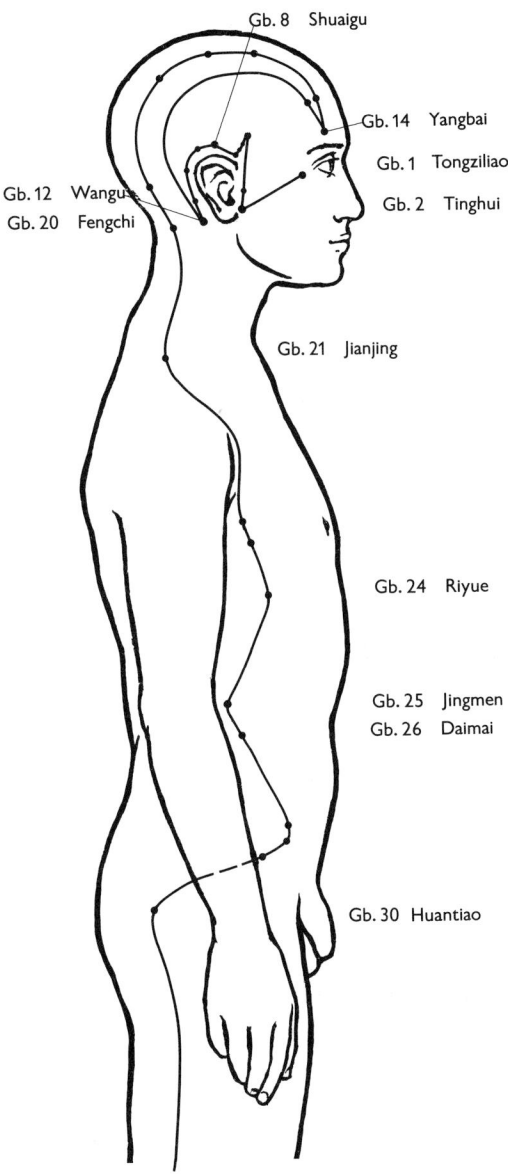

Gb. 8 Shuaigu

Gb. 14 Yangbai

Gb. 1 Tongziliao

Gb. 2 Tinghui

Gb. 12 Wangu

Gb. 20 Fengchi

Gb. 21 Jianjing

Gb. 24 Riyue

Gb. 25 Jingmen

Gb. 26 Daimai

Gb. 30 Huantiao

125

Gb. 34 Yanglingquan Yang-Grab-Quelle **He-Punkt**
Meisterpunkt – Sehnen, Muskeln

Lokalisation: Am Schnittpunkt der Linien gezogen von der unteren und von der vorderen Begrenzung des Fibulaköpfchens.
Indikationen: Erkrankungen von Muskeln und Sehnen, Meisterpunkt, rheumatoide Arthritis, Tendovaginitis, Myopathien, Leber- und Gallenblasenerkrankungen, psychische Störungen, Kniegelenkerkrankungen, rheumatoide Arthritis.
Art der Nadelung: Senkrecht, 2–3 cm tief. Auch schräg nach unten.

Gb. 37 Guangming Leuchten **Luo → Le. 3**

Lokalisation: Am Vorderrand der Fibula, 5 Cun proximal vom höchsten Punkt des Malleolus lateralis.
Indikationen: Augenerkrankungen, psychische Störungen, Migräne. Als Luo-Punkt bei Erkrankungen der beiden gekoppelten Organe Leber und Gallenblase.
Art der Nadelung: Senkrecht, 1–3 cm tief.

Gb. 39 Xuanzhong Aufhängung der Glocke **Meisterpunkt für Knochenmark**

Lokalisation: Zwischen dem Hinterrand der Fibula und der Sehne der Mm. peronaeus longus und brevis, 3 Cun proximal vom nächsten Punkt des Malleolus lateralis.
Indikationen: Wichtiger Fernpunkt für Tortikollis und HWS-Syndrom. Als Meisterpunkt bei Erkrankungen des Knochenmarks bei Bluterkrankungen.
Art der Nadelung: Senkrecht, 1–2 cm tief.

Gb. 41 Fuß-Linqi Am Fuß dem Weinen nahe **Schlüsselpunkt Dai Mai**

Lokalisation: Distal der Basis von Os metatarsale 4 und 5.
Indikationen: Wichtiger Fernpunkt für Ohrerkrankungen, Schwerhörigkeit, Mastitis, Störungen der Laktation und Dysmenorrhöen.
Art der Nadelung: Senkrecht, 1–2 cm tief.

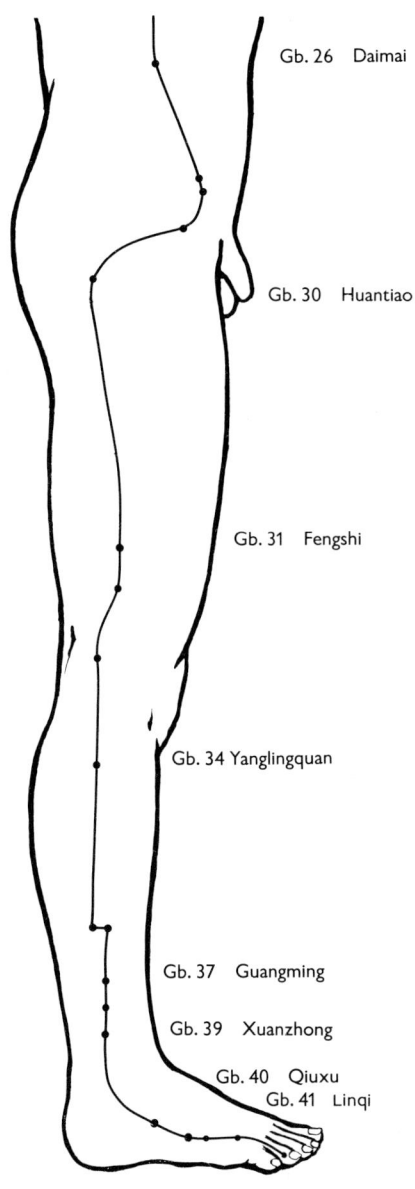

Gb. 26 Daimai

Gb. 30 Huantiao

Gb. 31 Fengshi

Gb. 34 Yanglingquan

Gb. 37 Guangming

Gb. 39 Xuanzhong

Gb. 40 Qiuxu
Gb. 41 Linqi

127

4.4.12 Lebermeridian Le.

Element: Holz
Gewebe: Sehnen und Muskeln
Sinnesorgan: Auge
Gekoppeltes Organ: Gallenblase

Maximalzeit: 1–3 Uhr
Alarmpunkt, Mu-Punkt: Le. 14 Qimen
Zustimmungspunkt, Shu-Punkt: Bl. 18 Ganshu

Der Lebermeridian als Yin-Meridian bildet mit dem Perikardmeridian die **Jue-Yin-Meridianachse.**

Verlauf: Der Lebermeridian zieht von der großen Zehe, an der Innenseite des Unter- und Oberschenkels zum äußeren Genitale, dann zum Abdomen und endet an der lateralen Thoraxwand im 6. ICR unter der Mamille.

Wichtigste Punkte	Punktekategorien, Bedeutung
Le. 3 Taichong	Yuan (von Gb. 37)
Le. 8 Ququan	He-Punkt, Tonisierungspunkt
Le. 13 Zhangmen	Mu-Punkt Milz-Pankreas
	Meisterpunkt Zang-Organe
Le. 14 Qimen	Mu-Punkt Leber

Klinische Bedeutung: Der Lebermeridian hat eine enge Beziehung zum Genitale. Auch zum Auge bestehen funktionelle Beziehungen. Die distalen Punkte des Meridians werden zur Behandlung von Erkrankungen des Auges und bei Kopfschmerzen angewendet. Punkte am Bein dienen als Fernpunkte der Behandlung von Störungen der Urogenitalfunktionen sowie Leber- und Stoffwechselerkrankungen. Punkte des Rumpfes sind bei Leber-, Gallenblasen- und Stoffwechselerkrankungen indiziert.

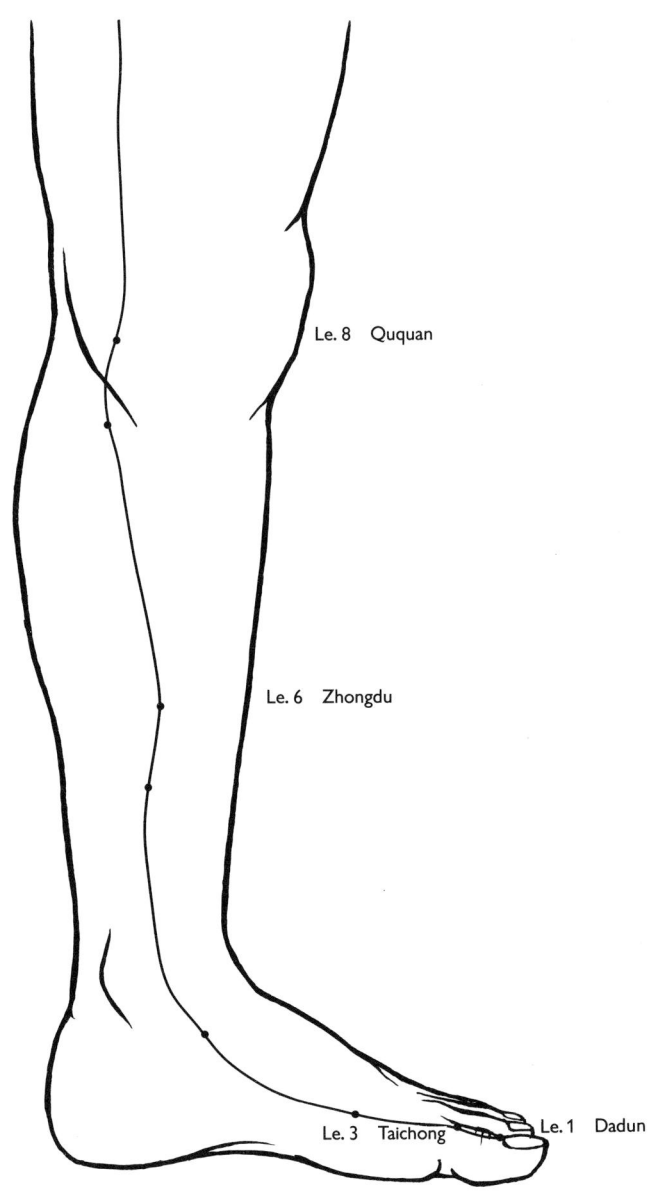

Le. 8   Ququan

Le. 6   Zhongdu

Le. 3   Taichong   Le. 1   Dadun

129

Le. 3 Taichong Großer Impuls **Yuan-Punkt** (von Gb. 37)

Lokalisation: Zwischen 1. und 2. Os metatarsale, 2 Cun proximal von der Interdigitalfalte.

Indikationen: Leber- und Gallenerkrankungen, Fernpunkt für Augenerkrankungen, Kopf- und Thoraxschmerzen, Epilepsie, Kommotio, Hypertonie. Urogenitale Störungen wie Dysmenorrhö, Enuresis, Uroneurosen, Miktionsstörungen. Endokrine Störungen und Stoffwechselerkrankungen wie Diabetes mellitus. Psychische Erregungszustände und Schlafstörungen (zusammen mit Di. 4 Hegu). Nach traditioneller Vorstellung harmonisiert Le. 3 die Leberenergie bei „Leber Yang"-Störungen.

Art der Nadelung: Senkrecht, 1–2 cm tief.

Le. 8 Ququan Gebogene Quelle **He-Punkt, Tonisierungspunkt**

Lokalisation: Am medialen Ende der Beugefalte des Kniegelenks, am Vorderrand der Sehnen der Mm. semimembranosus und semitendinosus.

Indikationen: Harnwegsinfekt, Impotenz, Dysmenorrhö. Erkrankungen im Bereich des Kniegelenks.

Art der Nadelung: Senkrecht, 2–3 cm tief.

Le. 13 Zhangmen Abschnittstor **Mu-Punkt Milz-Pankreas**
Meisterpunkt Zang-Organe

Lokalisation: Am freien Ende der 11. Rippe.

Indikationen: Erkrankungen der Leber und Gallenblase, Stoffwechselerkrankungen, Meisterpunkt für Zang-Organe (Lunge, Herz, Milz-Pankreas, Niere, Leber). Störungen der Verdauungsfunktionen wie Maldigestion, Diarrhö.

Art der Nadelung: Senkrecht, 1–2 cm tief.

Le. 14 Qimen Im Tor **Mu-Punkt Leber**

Lokalisation: Auf der Mamillarlinie im 6. ICR.

Indikationen: Lebererkrankungen, Schmerzen im Oberbauch und Thorax, Herzerkrankungen, Asthma bronchiale, Interkostalneuralgie, Mastitis, Laktationsstörungen.

Art der Nadelung: Schräg, 1–2 cm.

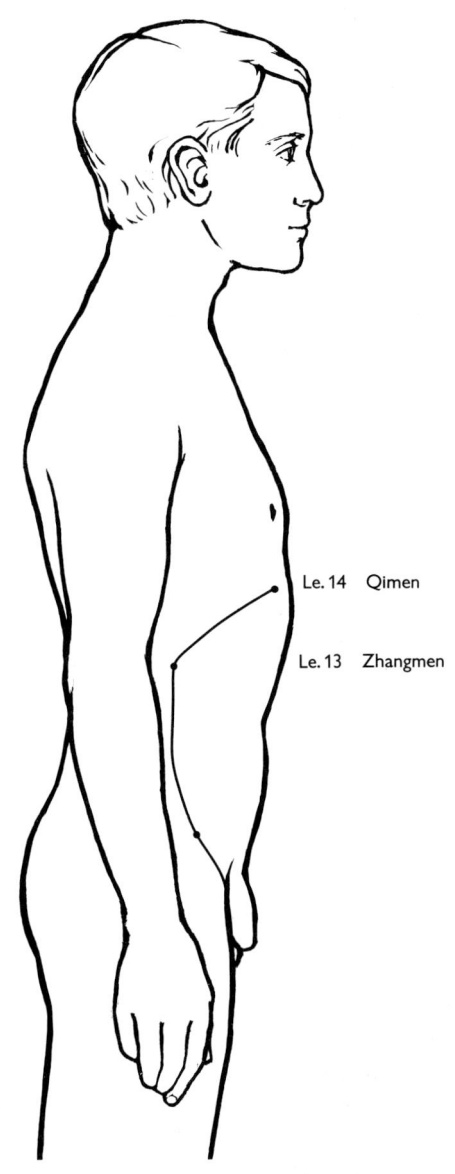

Le. 14   Qimen

Le. 13   Zhangmen

4.4.13 Lenkergefäß, Du Mai

Dem Du-Meridian ist kein Organ zugeordnet. Nach traditioneller Vorstellung wird er als „Lenker" aller 6 Yang-Meridiane betrachtet und hat eine wichtige übergeordnete Rolle. Der Du Mai hat einen ausgeprägten Einfluß auf die Funktionen des Zentralnervensystems, besonders auf psychische Funktionen.

Dieser Meridian wird auch Du (Wade Giles: Tou Mo), Lenkergefäß oder Gouverneurgefäß (engl. governing vessel, GV.) genannt. Du bedeutet regieren oder lenken. Mit dem Ren-Meridian und den 12 Hauptmeridianen zählt er zu den „14 Meridianen". Zusammen mit dem Ren-Meridian wird der Du-Meridian zu den 8 „Außerordentlichen Meridianen" gerechnet.

Verlauf: Der Du Mai beginnt am Os coccygis und zieht in der dorsalen Mittellinie über die Dornfortsätze zum Nacken, dann über die Mittellinie des Schädels zur Stirn und Nase, und endet unter der Oberlippe im Mund.

Klinische Bedeutung: Den 6 Yang-Meridianen übergeordnet hat der Du Mai eine wichtige koordinierende und harmonisierende Wirkung auf alle Körperregionen und Organe. Punkte des Du Mai im Lumbal- und Sakralbereich sind bei anorektalen und urogenitalen Erkrankungen sowie bei Lumboischialgien indiziert. Punkte in der Thorax- und Nackenregion werden zur Behandlung von BWS- sowie HWS-Syndrom, Interkostalneuralgie, Abwehrschwäche, Fieber und Infektionserkrankungen herangezogen. Punkte des kranialen Verlaufs sind wichtig in der Behandlung von psychischen, psychosomatischen und neurologischen Erkrankungen sowie bei Kopfschmerzen und Migräne. Der Punkt Du 20 Baihui, auf dem Schädeldach gelegen, ist der bedeutendste übergeordnete Punkt und spielt deshalb eine eminent wichtige Rolle.

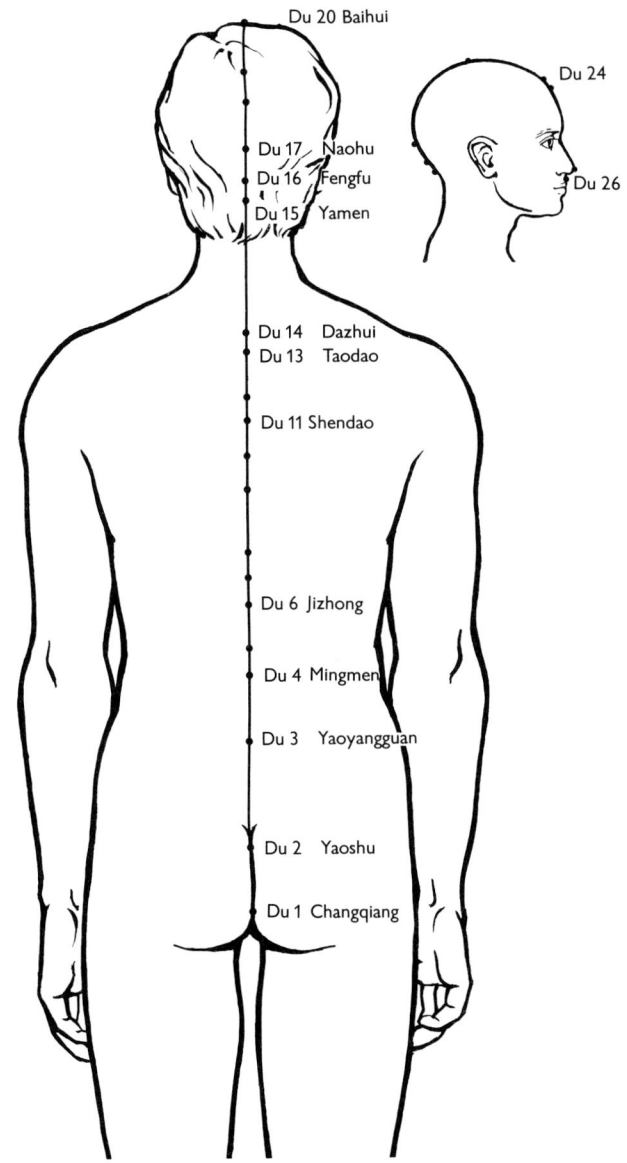

Du 20 Baihui

Du 24

Du 26

Du 17 Naohu
Du 16 Fengfu
Du 15 Yamen

Du 14 Dazhui
Du 13 Taodao

Du 11 Shendao

Du 6 Jizhong

Du 4 Mingmen

Du 3 Yaoyangguan

Du 2 Yaoshu

Du 1 Changqiang

133

Du 3 Yaoyangguan Yang-Paß der Lende **L 4/5**

Lokalisation: Auf der Mitte zwischen L 4 und L 5
Indikationen: Lumboischialgie, Urogenitalerkrankungen.
Art der Nadelung: Senkrecht, 1 cm tief.

Du 4 Mingmen Lebenspforte **L 2/3**

Lokalisation: Zwischen den Dornfortsätzen von L 2 und L 3.
Indikationen: Lumbalgie, Ischialgie, Urogenitalerkrankungen.
Moxibustion bei Schwächezuständen.
Art der Nadelung: Senkrecht, 1 cm tief.

Du 6 Jizhong Mitte der Wirbelsäule **Th 11/12**

Lokalisation: Unterhalb des Dornfortsatzes von Th 11.
Indikationen: Lumbalgie, Ischialgie, Epilepsie. Bei spastischen Paresen Elektrostimulation mit Du 2 oder Ex. 20. Analgesie zur Geburtserleichterung.
Art der Nadelung: Schräg, 1 cm.

Du 11 Shendao Weg des Geistes **Th 5/6**

Lokalisation: Unterhalb des Dornfortsatzes von Th 5.
Indikationen: Gedächtnisstörung, Angstzustände, Schlaflosigkeit, psychische Störungen.
Art der Nadelung: Schräg, 1 cm.

Du 13 Taodao Der zufriedene Weg **Th 1/2**

Lokalisation: Unterhalb des Dornfortsatzes von Th 1.
Indikationen: HWS-Syndrom, Nackenschmerzen, Fieber, Infektionskrankheiten.
Art der Nadelung: Schräg, 1–2 cm.

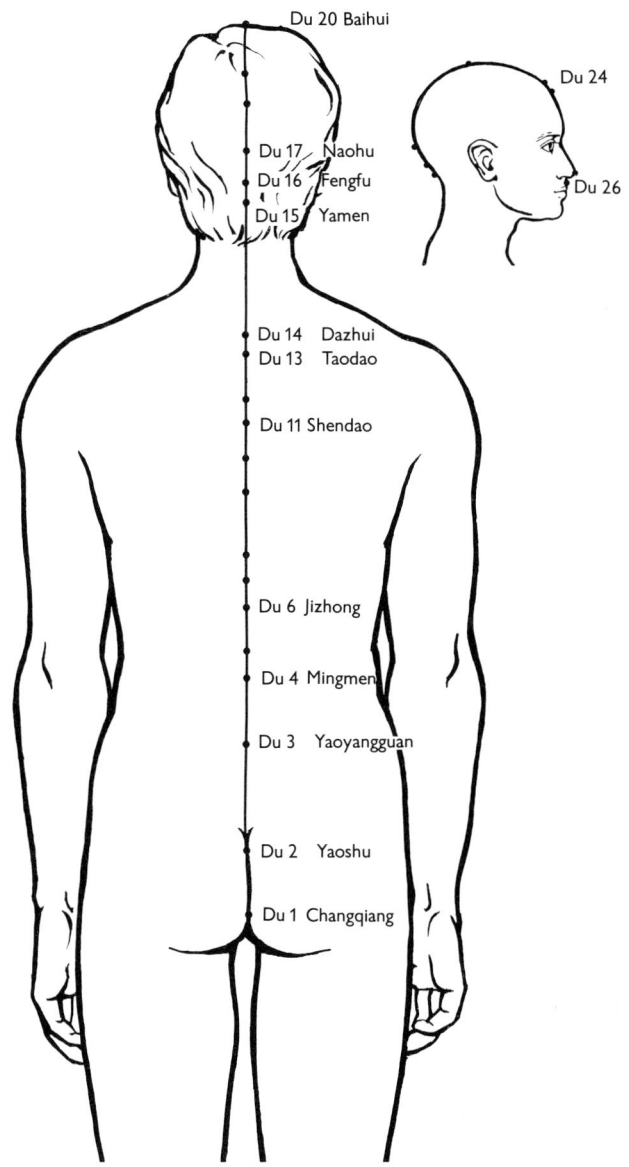

Du 20 Baihui

Du 24

Du 17 Naohu
Du 16 Fengfu
Du 15 Yamen

Du 26

Du 14 Dazhui
Du 13 Taodao

Du 11 Shendao

Du 6 Jizhong

Du 4 Mingmen

Du 3 Yaoyangguan

Du 2 Yaoshu

Du 1 Changqiang

Du 14 Dazhui Großer Wirbel   **C 7/Th 1**

Lokalisation: Unterhalb des Dornfortsatzes der Vertebra prominens.
Indikationen: Fieber, Infektionskrankheiten, Asthma bronchiale, Ekzeme, Immunstimulation. Okzipitale Kopfschmerzen, HWS-Syndrom, Tortikollis. Psychiatrische Erkrankungen wie Schizophrenie, Epilepsie. Du 14 Dazhui ist der Treffpunkt vieler Verbindungen zwischen den Meridianen der Nacken- und oberen Thoraxregion. Deshalb ist er ein wichtiger übergeordneter und koordinierender Punkt der Thorax- und Nackenregion.
Art der Nadelung: Senkrecht, 1–2 cm tief.

Du 16 Fengfu Amt im Wind

Lokalisation: Unterhalb der Protuberantia occipitalis.
Indikationen: Okzipitale Kopfschmerzen, Migräne, Erkältungskrankheiten, Apoplex, psychiatrische Erkrankungen.
Art der Nadelung: Senkrecht, 0,5–1 cm tief.

Du 20 Baihui Hundert Zusammenkünfte

Lokalisation: In der Verlängerung der Verbindungslinie vom tiefsten zum höchsten Punkt der Ohrmuschel auf der Medianlinie des Kopfes; 7 Cun oberhalb der Nackenhaarlinie, 5 Cun dorsal der Stirnhaargrenze.
Indikationen: Psychisch stark wirksamer Punkt, allgemeine sedierende und ausgleichende Wirkung.
Kopfschmerzen, Gedächtnisstörung, Apoplexie, Epilepsie, Schlafstörungen.
Dieser Punkt kann bei jeder Akupunkturbehandlung wegen seiner allgemeinen psychischen und koordinierenden Wirkungen gegeben werden.
Art der Nadelung: Schräg nach hinten, 0,5 cm. Nicht stimulieren.

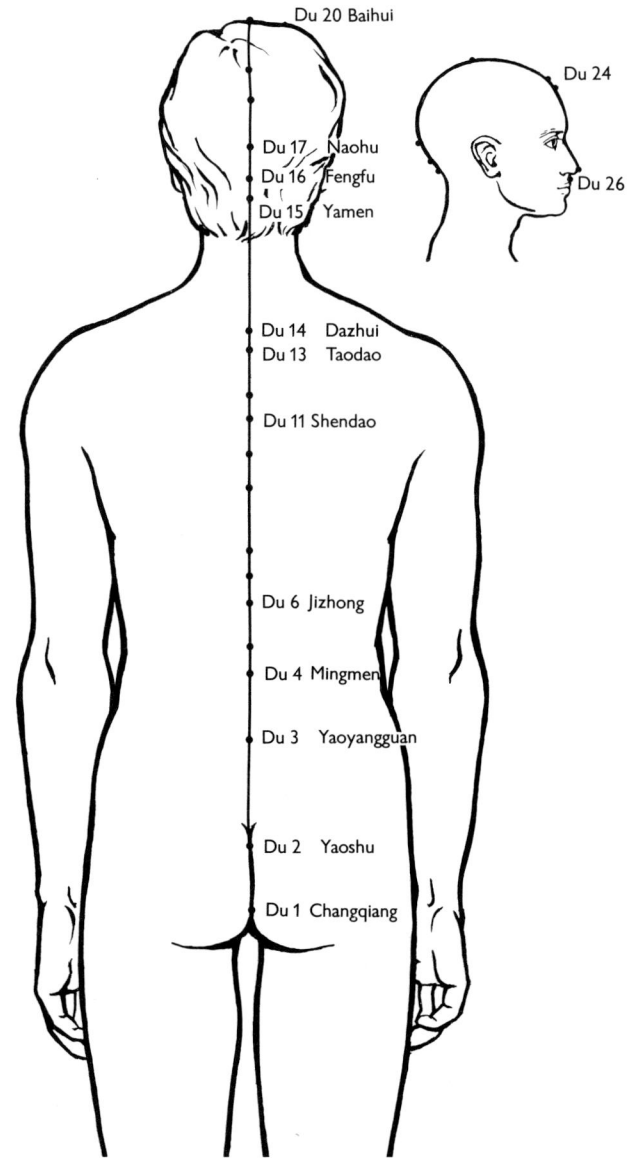

Du 20 Baihui

Du 24

Du 26

Du 17 Naohu
Du 16 Fengfu
Du 15 Yamen

Du 14 Dazhui
Du 13 Taodao

Du 11 Shendao

Du 6 Jizhong

Du 4 Mingmen

Du 3 Yaoyangguan

Du 2 Yaoshu

Du 1 Changqiang

Du 24 Shenting Hof des Geistes

Lokalisation: 0,5 Cun oberhalb der Stirnhaargrenze.
Indikationen: Frontale Kopfschmerzen, Schwindel, Schlafstörung, Rhinitis, Erkältungskrankheiten, Sinusitis frontalis, psychische Störungen.
Art der Nadelung: Schräg nach hinten, 0,5 cm.

Du 26 Renzhong Mitte der Oberlippe

Lokalisation: An der Grenze zwischen mittlerem und oberem Drittel der Entfernung zwischen Nase und Oberlippe, Schleimhautgrenze.
Indikationen: Dies ist der wichtigste Jing-Punkt, besonders wirksam bei akuten Notfällen wie Kollapszuständen, Schock, epileptischen Anfällen. Auch bei Trigeminusneuralgie, Zahnschmerzen.
Art der Nadelung: Schräg nach oben, 0,5 cm tief. Kräftig stimulieren. Wenn bei akuten Notfällen keine Akupunkturnadel zur Hand ist, sollte der Nagel des Zeigefingers oder eine Einmalkanüle verwendet werden.

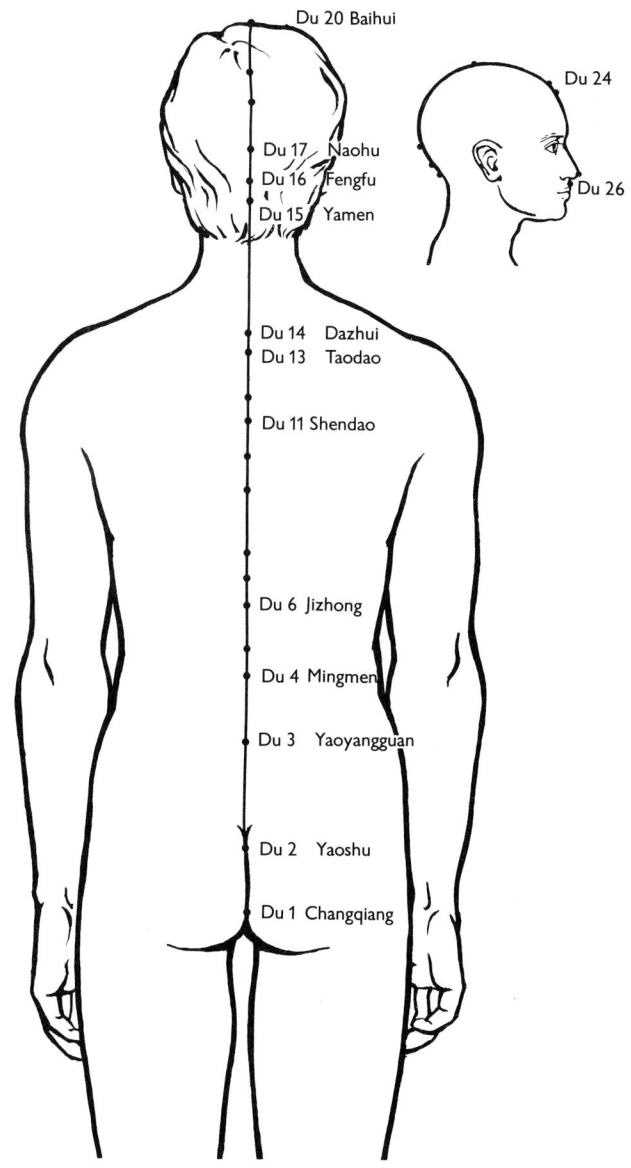

Du 20 Baihui

Du 24

Du 26

Du 17 Naohu
Du 16 Fengfu
Du 15 Yamen

Du 14 Dazhui
Du 13 Taodao

Du 11 Shendao

Du 6 Jizhong

Du 4 Mingmen

Du 3 Yaoyangguan

Du 2 Yaoshu

Du 1 Changqiang

4.4.14 Kontrollgefäß, Ren Mai

„Ren" bedeutet kontrollieren, oder Kontrolle. Der Ren-Meridian wird (Wade-Giles: Jenn Mo) in der deutschsprachigen Literatur als „Konzeptionsgefäß" bezeichnet (engl.: conceptional vessel, CV.). Eine bessere deutsche Bezeichnung wäre **Kontrollgefäß**. Der Ren-Meridian ist ebenso wie der Du Mai mit keinem inneren Organ direkt verbunden, hat jedoch eine Kontrollfunktion über die 6 Yin-Meridiane.

Verlauf: Der Ren-Meridian beginnt am Perineum und verläuft in der vorderen Mittellinie über Abdomen und Thorax und endet unter dem Mund.

Klinische Bedeutung: Als den 6 Yin-Organen übergeordneter Meridian haben die Punkte des Ren Mai eine koordinierende Wirkung auf Erkrankungen der Yin-Organe des Abdomens, nämlich Milz-Pankreas, Leber und Niere sowie des Thorax (Lunge und Herz). Deshalb werden die Punkte des Ren Mai bei urogenitalen, gastrointestinalen Erkrankungen und bei Herz- und Lungenerkrankungen häufig angewendet. Auf dem Ren Mai liegen viele Alarmpunkte. Auch Punkte mit stark tonisierender Wirkung sind auf dem Ren-Meridian zu finden, wie Ren 6 Qihai, Meer der Energie, und Ren 8 Shenjue, der Nabel (nur Moxibustion).

Ren 3 Zhongji In der Mitte zwischen den Polen   **Mu-Blase**

Lokalisation: In der Mittellinie 1 Cun oberhalb von Ren 2 Qugu oder Symphyse.
Indikationen: Urogenitale Erkrankungen, Enuresis, Menstruationsstörungen, Inkontinenz sowie Harnverhaltung, chronische Entzündungen im Beckenraum, Impotenz.
Art der Nadelung: Senkrecht, 2–3 cm tief.

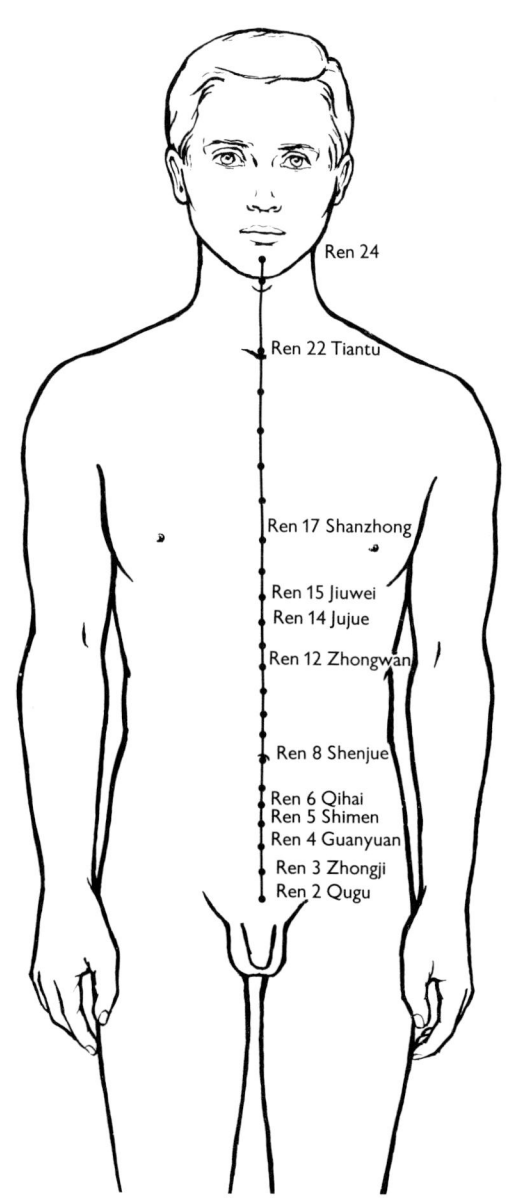

Ren 24

Ren 22 Tiantu

Ren 17 Shanzhong

Ren 15 Jiuwei
Ren 14 Jujue

Ren 12 Zhongwan

Ren 8 Shenjue

Ren 6 Qihai
Ren 5 Shimen
Ren 4 Guanyuan

Ren 3 Zhongji
Ren 2 Qugu

Ren 4 Guanyuan Umschlossene Ursprungsenergie **Mu-Dünndarm**

Lokalisation: In der Mittellinie 2 Cun oberhalb von Ren 2 Qugu, 3 Cun unterhalb des Nabels.
Indikationen: Urogenitale Erkrankungen, Entzündungen im Bekkenraum, Enuresis, Impotenz, Menstruationsstörungen, Diarrhö.
Art der Nadelung: Senkrecht, 2–3 cm tief.

Ren 6 Qihai Meer der Lebensenergie

Lokalisation: In der Mittellinie 1,5 Cun unterhalb des Nabels.
Indikationen: Erschöpfungszustände. Als wirkungsvoller Tonisierungspunkt wird er in Verbindung mit Ma. 36 Zusanli und MP. 6 Sanyinjiao zur Behandlung von chronischer Müdigkeit und Hypotonie verwendet – Moxibustion.
Art der Nadelung: Senkrecht, 2–3 cm tief.

Ren 8 Shenjue Bewußtloser Geist

Lokalisation: Nabel.
Indikationen: Dieser Punkt ist für Akupunktur verboten. Indikationen nur für Moxibustion sind Bauchschmerzen und Diarrhöe. Der Nabel ist weiterhin ein wichtiger allgemeiner tonisierender Punkt wie Ren 6 Qihai.

Ren 12 Zhongwan Mitten in der Magenhöhle **Meisterpunkt**
Fu-Organe, Mu-Magen

Lokalisation: In der Mittellinie auf der Mitte zwischen Xyphoidspitze und Nabel, 4 Cun oberhalb des Nabels.
Indikationen: Magenschmerzen, Magenulkus, Übelkeit, Erbrechen, Verdauungsstörungen, Dyspepsie, Flatulenz, Leberererkrankungen.
Art der Nadelung: Senkrecht, 2–3 cm tief.

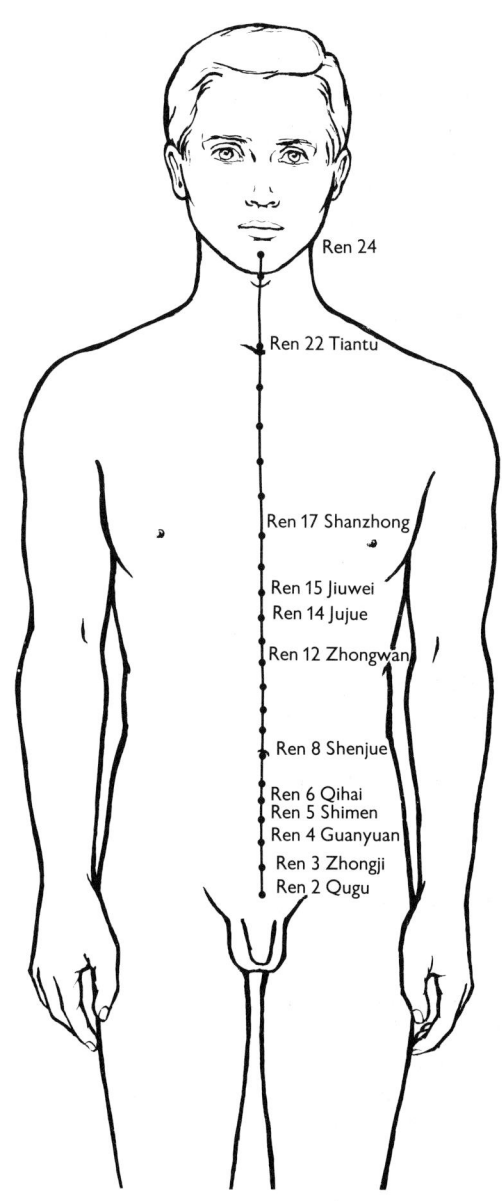

Ren 24

Ren 22 Tiantu

Ren 17 Shanzhong

Ren 15 Jiuwei
Ren 14 Jujue

Ren 12 Zhongwan

Ren 8 Shenjue

Ren 6 Qihai
Ren 5 Shimen
Ren 4 Guanyuan
Ren 3 Zhongji
Ren 2 Qugu

Ren 14 Juque Großer Palast **Mu-Herz**

Lokalisation: In der Mittellinie 6 Cun oberhalb des Nabels.
Indikationen: Magenerkrankungen, Herzerkrankungen wie Angina pectoris, psychische Störungen wie Schlafstörungen und Erregungszustände.
Art der Nadelung: Senkrecht, 2–3 cm tief.

Ren 17 Shanzong Brustkorbmitte **Mu-Perikard**
                           Meisterpunkt der Respirationsorgane

Lokalisation: In der Sternummitte zwischen den Brustwarzen, in Höhe des 4. ICR.
Indikationen: Herz- und Lungenerkrankungen, Bronchialasthma, Erkrankungen der Thoraxwand.
Art der Nadelung: Schräg nach unten gerichtet, 2–3 cm tief.

Ren 22 Tiantu Aus dem Himmel herausragen

Lokalisation: In der Suprasternalgrube.
Indikationen: Akuter Asthmaanfall, Dysphagie, Pharyngitis.
Art der Nadelung: In diesem Punkt wird die Nadel bei sitzender Position des Patienten zunächst 0,5 Cun nach hinten gestochen, dann wird der Patient aufgefordert, den Kopf ganz in den Nacken zu legen, und die Nadel wird parallel zur Sternumhinterseite 4–5 cm weiter nach kaudal geschoben. Dieser Punkt sollte jedoch nur bei sicherer Beherrschung der Technik angewendet werden. Falsche Nadelführung gefährdet die im Mediastinum gelegen großen Gefäße und andere lebenswichtige Organe.

Ren 23 Lianquan Die bescheidene Quelle

Lokalisation: In der Mitte zwischen dem Oberrand des Krikoidknorpels und dem Unterrand der Mandibula.
Indikationen: Aphasie, Mutimus, Dysphagie, Sprachstörungen infolge eines Schlaganfalls, Stottern, Pharyngitis, Laryngitis.
Art der Nadelung: Schräg in Richtung zur Zungenwurzel 2–3 cm.

144

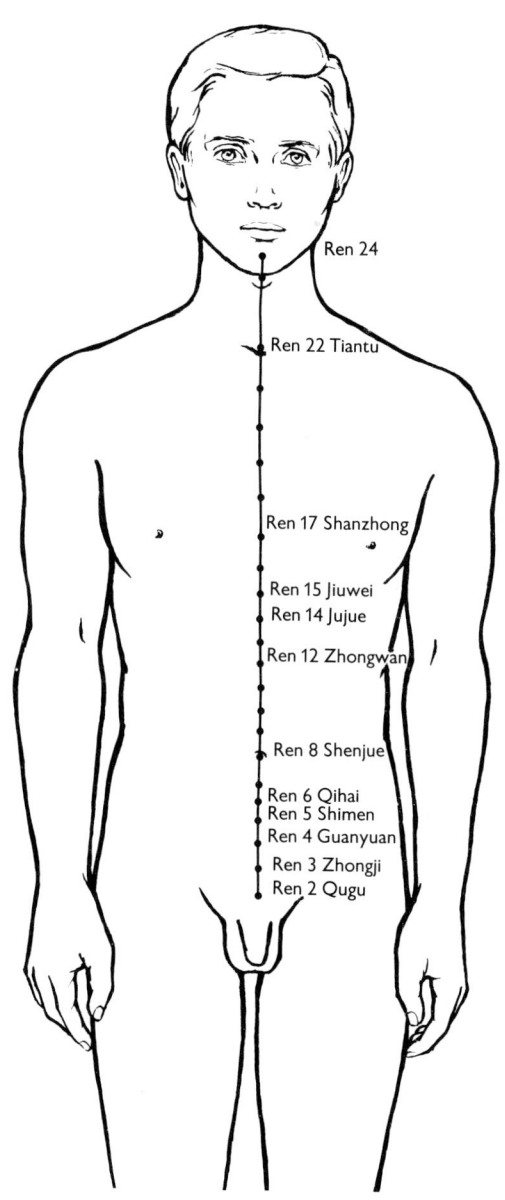

Ren 24

Ren 22 Tiantu

Ren 17 Shanzhong

Ren 15 Jiuwei
Ren 14 Jujue

Ren 12 Zhongwan

Ren 8 Shenjue

Ren 6 Qihai
Ren 5 Shimen
Ren 4 Guanyuan

Ren 3 Zhongji
Ren 2 Qugu

4.4.15 Extrapunkte Ex.

Neben den 361 klassischen Akupunkturpunkten, die auf den 14 Meridianen liegen, wurden nach Abschluß der Systematisierung der Punkte in China neue Punkte entdeckt. Diese Punkte werden auch Punkte außerhalb der Meridiane (P. a. M.) oder auch Neupunkte (NP) genannt. Hier wird die Terminologie und Numerierung der Academy of Traditional Chinese Medicine Peking verwendet, die diese Punkte als Extrapunkte bezeichnet. Jeder Punkt hat einen chinesischen Namen, der meist Aufschluß über die Lokalisation oder die Funktion der Punkte gibt, z. B. Extra 2 Taiyang = Schläfe, Extra 8 Anmian = Ruhiger Schlaf. In den meisten Publikationen ist die Numerierung dieser Extrapunkte nicht einheitlich, deshalb ist der chinesische Name der Extrapunkte besonders wichtig. Die Mehrzahl der Extrapunkte liegt außerhalb der Meridiane; es gibt jedoch einige im Verlauf der 14 Hauptmeridiane, z. B. Extra 35 Dannang distal von Gb. 34 Yanglingquan.

Im Rahmen der Standardisierung der Nomenklatur in Zusammenarbeit mit der WHO sind jetzt 31 Extrapunkte aufgelistet. Wegen der Vielzahl der Numerierungen in der Akupunkturliteratur hat die Standardisierungskommission auf eine Numerierung verzichtet und führt nur den chinesischen Namen auf, sowie die Region, in der die Punkte liegen. In dieser Einführung sind die Nummern weiterhin als Orientierung vorhanden, weil sie noch oft in Gebrauch sind.

Die Regionen, in der die Extrapunkte liegen, werden in der neuen WHO-Standardisierung wie folgt in englischer Sprache abgekürzt:

Extrapunkte des Kopfes und des Halses – Ex-HN (head and neck)
Extrapunkte der Brust und des Abdomens – Ex-CA (chest and abdomen)
Extrapunkte des Rückens – Ex-B (back of trunk)
Extrapunkte der oberen Extremität – Ex-UE (upper extremities)
Extrapunkte der unteren Extremität – Ex-LE (lower extremities)

Nur die wichtigsten Extrapunkte werden hier beschrieben.

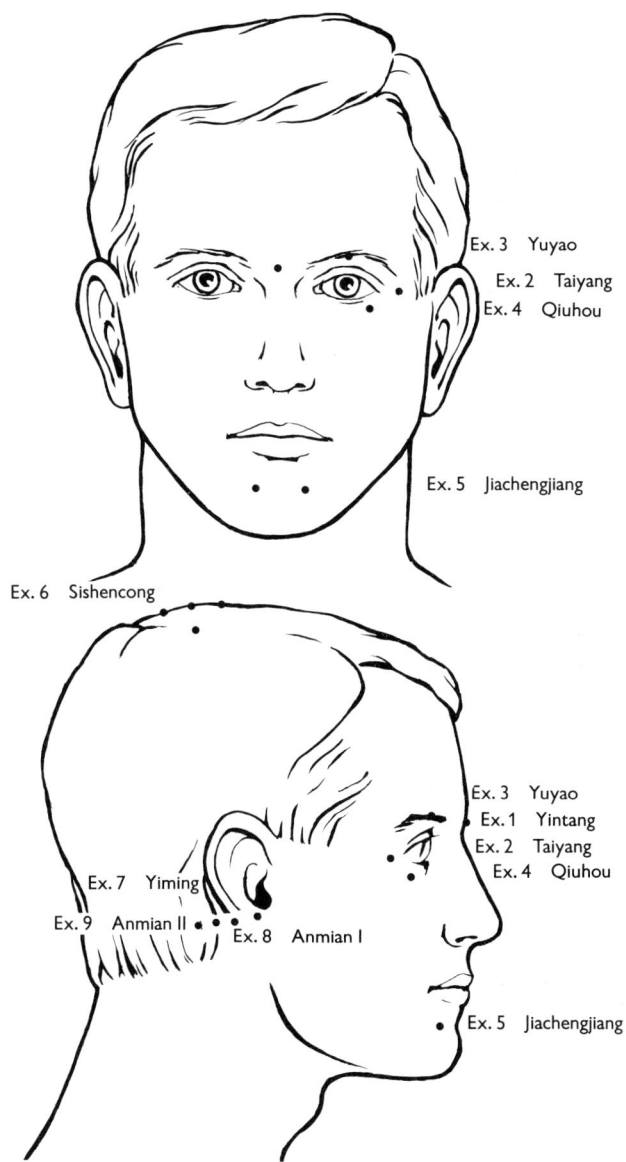

Ex. 3 Yuyao
Ex. 2 Taiyang
Ex. 4 Qiuhou

Ex. 5 Jiachengjiang

Ex. 6 Sishencong

Ex. 3 Yuyao
Ex. 1 Yintang
Ex. 2 Taiyang
Ex. 4 Qiuhou

Ex. 7 Yiming
Ex. 9 Anmian II
Ex. 8 Anmian I

Ex. 5 Jiachengjiang

Extrapunkte des Kopfes und des Nackens Ex-HN

Ex. 1 Yintang Stempelhalle Ex-HN

Lokalisation: Zwischen den Augenbrauen in der Mittellinie an der Nasenwurzel.
Indikationen: Rhinitis, frontale Kopfschmerzen, Sinusitis frontalis, Augenerkrankung.
Art der Nadelung: Schräg nach kaudal gerichtet, 0,5 cm.

Ex. 2 Taiyang Schläfe Ex-HN

Lokalisation: In der Verlängerung der Augenbraue und des Unterlides nach lateral, am Schnittpunkt der 2 Linien, am lateralen Orbitarand.
Indikationen: Kopfschmerzen, Migräne, Augenerkrankungen, Fazialisparese, Trigeminusneuralgie, Sinusitis frontalis, Zahnschmerzen.
Art der Nadelung: Senkrecht oder schräg, 1 cm tief.
Gefährlicher Punkt.

Ex. 3 Yuyao Fischrücken Ex-HN

Lokalisation: In der Mitte der Augenbraue senkrecht oberhalb der Pupille.
Indikationen: Sinusitis frontalis, Augenerkrankungen, Kopfschmerzen.
Art der Nadelung: Schräg nach medial bei Sinusitis frontalis, nach ventral bei Augenerkrankungen.

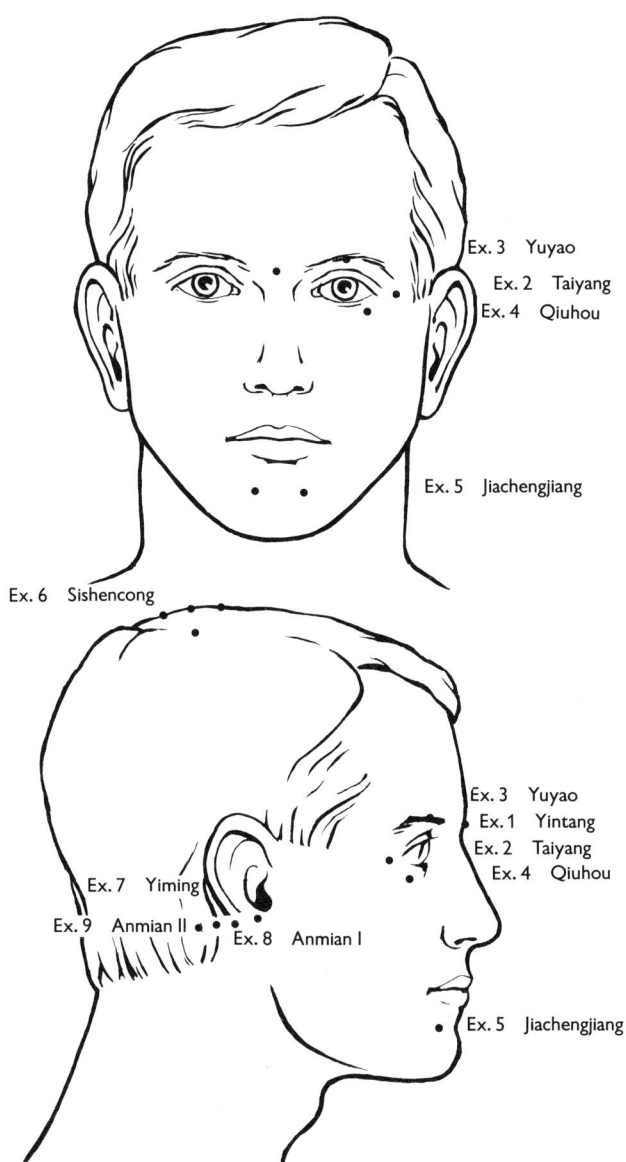

Ex. 3   Yuyao

Ex. 2   Taiyang

Ex. 4   Qiuhou

Ex. 5   Jiachengjiang

Ex. 6   Sishencong

Ex. 7   Yiming

Ex. 9   Anmian II

Ex. 8   Anmian I

Ex. 3   Yuyao

Ex. 1   Yintang

Ex. 2   Taiyang

Ex. 4   Qiuhou

Ex. 5   Jiachengjiang

Ex. 6 Sishencong Die vier geistigen Weisen **Ex-HN**

Lokalisation: Vier Punkte, die jeweils 1 Cun vor, hinter und lateral des Punktes Du 20 Baihui gelegen sind.
Indikationen: Kopfschmerzen, Verwirrtheitszustände, Apoplexie, Epilepsie, Erregungszustände, Schlafstörungen.
Art der Nadelung: Schräg in Richtung auf Baihui, 0,5 cm.
Diese 4 Punkte werden gewöhnlich zusammen mit dem Punkt Baihui gestochen.

Ex. 8 Anmian I Ruhiger Schlaf

Lokalisation: Zwischen SJ. 17 Yifeng und Ex. 7 Yiming, 0,5 Cun dorsal von SJ. 17.
Indikation: Schlaflosigkeit.
Art der Nadelung: Senkrecht, 1 cm tief.

Lokalisation: Zwischen SJ. 17 Yifeng und Ex. 7 Yiming, 0,5 Cun dorsal von SJ. 17.
Indikation: Schlaflosigkeit.
Art der Nadelung: Senkrecht, 1 cm tief.

Extrapunkte des Rückens Ex-B

Ex. 17 Dingchuan Beruhigt die Atemnot

Lokalisation: 0,5 Cun lateral von Du 14 Dazhui.
Indikation: Wichtiger Punkt bei Asthma bronchiale.
Art der Nadelung: Leicht nach medial gerichtet, 1 cm tief.

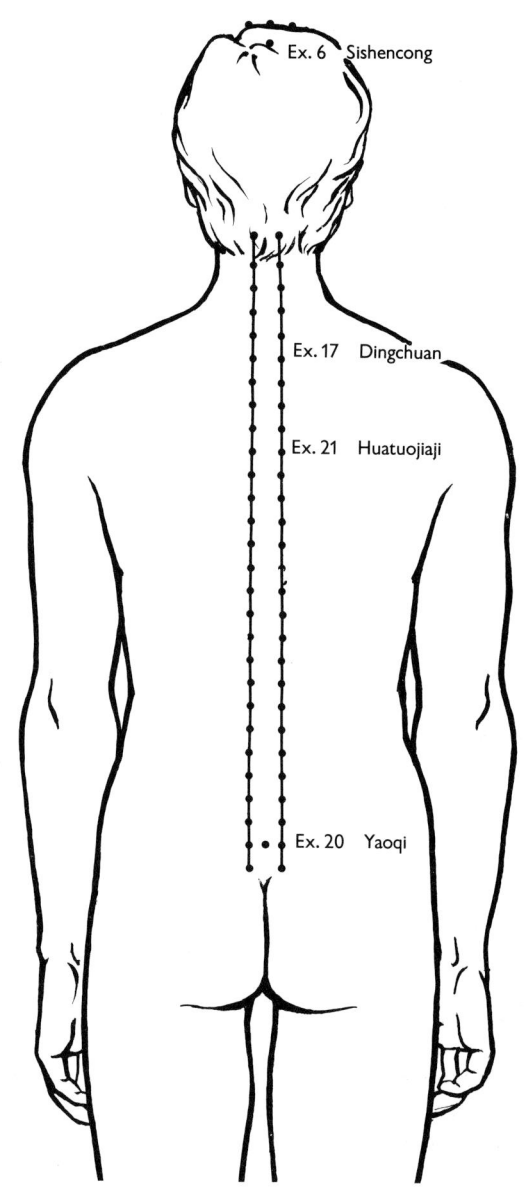

Ex. 6   Sishencong

Ex. 17   Dingchuan

Ex. 21   Huatuojiaji

Ex. 20   Yaoqi

151

Ex. 21 Huatuojiaji Huatuo-eingefaßte Wirbelsäule

Bezeichnung des Punktes nach dem chinesischen Chirurgen Hua
Tuo; Huatuo bedeutet Prächtiger Sohn.

Lokalisation: Es handelt sich um eine Gruppe von 28 Punktpaaren,
die 0,5 Cun lateral des Unterrandes des Processus spinosus zwischen
dem 1. Zervikal- und dem 4. Sakralwirbel liegen.
Indikationen: Schmerzen entlang der Wirbelsäule, segmentale
Schmerzausstrahlungen, Erkrankungen der inneren Organe entsprechend der segmentalen Innervation.
Art der Nadelung: 1 cm in Zervikal- und Thoraxbereich. Die Nadeln
werden leicht schräg nach medial gerichtet.

Extrapunkte der oberen Extremität Ex-UE

Ex. 28 Baxie Die acht Schrägen   **Ex-UE**

Lokalisation: Auf dem Handrücken in der Mitte der Schwimmhäute
(8 Punkte). Die Punkte werden am besten in Fauststellung der Hand
genadelt.
Indikationen: Erkrankungen von Schmerzen im Fingerbereich, rheumatoide Arthritis.
Art der Nadelung: Schräg nach proximal gerichtet, 1 cm tief.

Extrapunkte der unteren Extremität Ex-LE

Ex. 31 Heding Kranichgipfel   **Ex-LE**

Lokalisation: In der Mitte des Oberrandes der Patella.
Indikation: Erkrankung des Kniegelenks.
Art der Nadelung: Senkrecht, 0,5–2 cm tief.

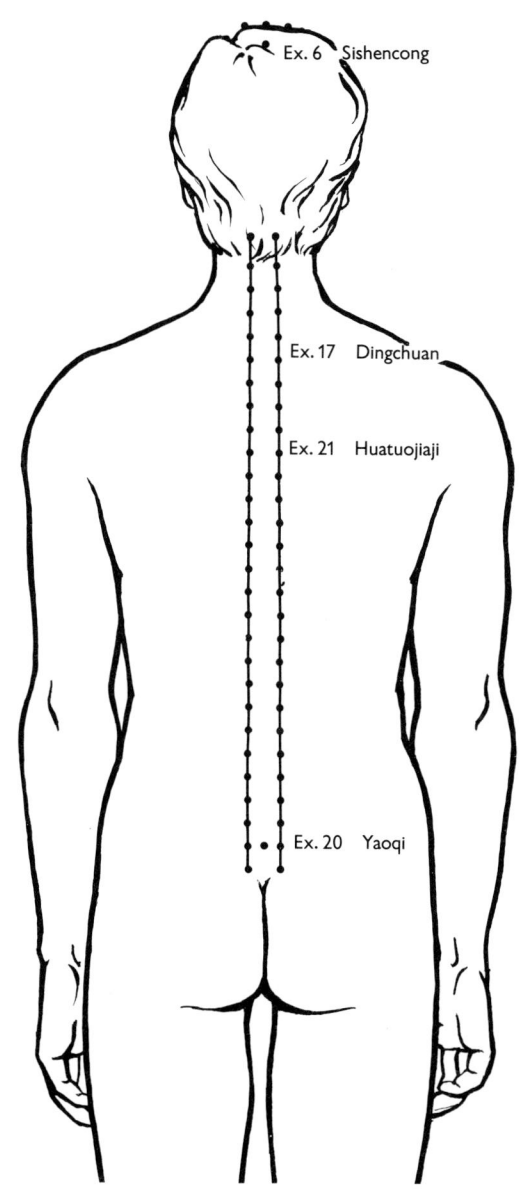

Ex. 6   Sishencong

Ex. 17   Dingchuan

Ex. 21   Huatuojiaji

Ex. 20   Yaoqi

Ex. 32 Xiyan Knieauge **Ex-LE**

Lokalisation: In Höhe des Unterrandes der Patella medial vom Lig. patellae.

Indikation: Erkrankung des Kniegelenks.

Art der Nadelung: Senkrecht oder schräg nach medial, 0,5–2 cm tief. Der Punkt Ma. 35 Dubi an der lateralen Seite des Patellaunterrandes wird auch als lateraler Xiyan bezeichnet. Diese Punkte werden zusammen mit Ex. 21 in der Behandlung von Kniegelenkerkrankungen verwendet.

Ex. 36 Bafeng Acht Winde **Ex-LE**

Lokalisation: Auf dem Fußrücken in der Mitte der Schwimmhäute, 8 Punkte.

Indikationen: Arthritis der Zehen, Schmerzen und Mißempfindung von Fuß und Zehen.

Art der Nadelung: Schräg nach proximal gerichtet, 1 cm tief. Die Punkte Le. 2 Xingjian, Ma. 44 Neiting und Gb. 43 Xiaxi fallen mit der Lokalisation der Bafeng-Punkte zusammen.

Die vollständige Liste der standardisierten Extrapunkte mit den chinesischen Namen ist hier aufgeführt:

Head and Neck

Ex-HN Sishencong
Ex-HN Taiyang
Ex-HN Jinjin
Ex-HN Juquan
Ex-HN Erjian
Ex-HN Yintang
Ex-HN Neiyingxiang
Ex-HN Yuye
Ex-HN Haiquan
Ex-HN Yuyao

Chest and Abdomen

Ex-CA Zigong

Back of Trunk

Ex-B Jiaji
Ex-B Pigen
Ex-B Yaoyan
Ex-B Shiqizhui
Ex-B Yaoqi

Upper Extremities

Ex-UE Zhoujian
Ex-UE Erbai
Ex-UE Zhongquan
Ex-UE Zhongkui
Ex-UE Dagukong
Ex-UE Xiaogukong
Ex-UE Baxie
Ex-UE Sifeng
Ex-UE Shixuan

Lower Extremities

Ex-LE Heding
Ex-LE Xiyan
Ex-LE Neihuaijian
Ex-LE Waihuaijian
Ex-LE Bafeng
Ex-LE Duyin

5 Methoden der chinesischen Medizin

5.1 Nadelungstechnik

Schon in prähistorischen Zeiten wurden zugespitzte Steine, chinesisch „Bian" zur Massage von besonderen Hautstellen verwendet. Später kamen „Nadeln" aus Knochen und Bambus hinzu. In der Han-Dynastie (202 v. u. Z. – 220 n. u. Z.) fanden Nadeln aus Gold und Eisen schon eine weite Verbreitung.

Heute verwendet man zur Akupunktur fast ausschließlich Nadeln aus Stahl. Gold- und Silbernadeln benutzt man nur noch für die Ohrakupunktur. Die am meisten verwendeten Nadeln für die klassische Akupunktur sind sog. „filiforme" Nadeln, bestehend aus einer Spitze, einem „Nadelstiel" und einem Nadelgriff. Die Längenangabe bezieht sich auf den Nadelstiel, also ohne den Nadelgriff. Bei den meisten Nadeln besteht der Nadelgriff aus einem dünnen Silberdraht, der um die Nadel gedreht ist. Dauernadeln für die Ohr- und Körperakupunktur sind im Gebrauch, jedoch ist die Gefahr der lokalen Infektion bei diesen Nadeln sehr hoch.

Die Dicke der üblichen Akupunkturnadeln variiert von 0,2–0,6 mm, sie wird meist in **Gauge** (26–34) angegeben:

Gauge	34	32	30	28	26
mm	0,22	0,26	0,32	0,38	0,45

Meist verwendet man 0,3–0,4 mm dicke Nadeln. Die Länge der Nadeln liegt zwischen 1 und 10 cm und wird in der Regel in Zoll (inch) angegeben. Am häufigsten sind 1,0, 1,5 oder 2,0 Zoll lange Nadeln im Gebrauch.

Während der Akupunktur kann der Patient liegen, sitzen oder in seltenen Fällen auch stehen. Vor der Akupunktur sollte man den Patienten in eine stabile Position lagern, damit er sich entspannen kann. Am zweckmäßigsten liegt der Patient auf dem Rücken. Oft muß man jedoch z.B. bei Lumbalgien den Patienten auf die Seite oder auf den Bauch lagern und sollte gerade dann auf eine entspannte Position achten. Bei liegender Position kommen Kollapszustände nach der Nadelung nicht vor, wie man sie im Sitzen bei 5–10% der Patienten beobachtet.

Die **Akupunkturnadeln** hält man zwischen Daumen einerseits, Zeigefinger und Mittelfinger andererseits. Der Zeigefinger kann auch wie der Mittelfinger zur Führung der Nadel benutzt werden. Bei der am häufigsten verwendeten Methode steht die Nadel senkrecht zu den Mittel- und Zeigefingern. Die Nadel kann auch parallel zum Zeigefinger geführt werden. Die Nadelspitze wird 0,5–1 cm freigelassen, dies besonders bei langen Nadeln, da sich diese leichter verbiegen können. Die Perforation der Nadel durch die Haut kann schnell oder langsam erfolgen. Bei der schnellen Einstichtechnik spürt der Patient meist nur einen geringen Schmerzreiz. Die langsamere Einstichmethode, bei der die Nadel häufig gleichzeitig mit dem Einstich gedreht wird, ist deutlich schmerzhafter. Deshalb wird von vielen chinesischen Ärzten die schnelle Methode bevorzugt. Bei der langsamen Methode preßt man den Nagel häufig neben den Akupunkturpunkt in die Haut, um die Nadel besser zu führen, und um so den Schmerzreiz zu reduzieren. Wenn sich jedoch das Gewebe beim Drehen um die Nadel „wickelt", kann die langsame Methode schmerzhaft sein. Dies ist jedoch am Widerstand beim Nadeldrehen leicht zu spüren.

Die **Einstichmethoden** können zunächst am besten an einem Korken geübt werden. Man kann auch einen kleinen Holzrahmen benutzen, auf dem einige Lagen Papier gespannt sind. Zur Übung der schnellen Einstichmethode empfiehlt es sich, dann die Anzahl der Papierlagen langsam zu steigern. Man sollte einige Punkte auf dem Papier oder dem Korken markieren, um die exakte Lokalisation der Einstichstellen mit der Nadel zu üben. Man kann auch eine Linie ziehen und dann entlang dieser Linie nadeln. Beim Nadeleinstich konzentriert man sich auf den zu stechenden Akupunkturpunkt und auf die Nadelspitze. Der Einstich erfolgt senkrecht oder schräg (30°–60°). Selten wird auch „tangential" (10°) genadelt. Die Stichrichtung und Stichtiefe wird bei der Beschreibung der Punkte angegeben, jedoch sind die Angaben nur Richtwerte und hängen von der individuellen Konstitution und Lokalisation ab. So ist die Einführungstiefe bei leptosomen Patienten geringer als bei Patienten mit athletischer Konstitution.

Die **Einstichtiefe** variiert je nach Akupunkturpunkt zwischen einigen Millimetern und 5 und mehr Zentimetern. Beim Einstechen kann man zunächst oberflächlich die Haut schnell perforieren und dann langsam die Nadel in die tiefe Gewebeschicht vorschieben, also in 2 Phasen, oder in einem schnell in die Tiefe akupunktieren. Nach dem Nadeleinstich verweilen die Akupunkturnadeln 10–25 min im Körper und müssen schmerzfrei liegen. Der Patient sollte sich in dieser Zeit nicht bewegen, da dies Schmerzen auslösen kann.

5.1.1 De-Qi-Gefühl

Typische Empfindungen beim Liegen der Nadeln oder deren manueller Stimulation, wie Taubheitsgefühl, Druck, Schweregefühl, Kribbeln, Hitzegefühl oder Kältegefühl, werden als „De Qi"-Sensation bezeichnet und sind charakteristisch für eine richtig durchgeführte Akupunktur. Auch ein Gefühl ähnlich einer Elektrisierung kann empfunden werden. Häufig zieht das Nadelgefühl entlang der Meridiane. Dieses Phänomen wurde in den letzten Jahren in China intensiv untersucht und wird **„Propagated sensation along the channel"** (PSC) genannt. Man spricht auch von **„Leitbahnphänomenen"**.

5.1.2 Tonisierende und sedierende Methoden der Nadelstimulation

Zu jeder Akupunktur gehört auch die manuelle Stimulation der Nadel. Nach traditioneller Vorstellung gibt es 3 Möglichkeiten:
1) Das **Drehen** der Nadel um die Längsachse um 90°–180°, aber nicht weiter, da sich sonst Gewebe um die Nadel wickelt.
2) Das **Heben** und **Senken** der Nadel.
3) Kombination der Rotation mit Heben und Senken.

Von der manuellen Stimulation der Nadeln mit deutlichem De Qi-Gefühl hängt die Wirksamkeit der Akupunkturbehandlung in einem entscheidenen Maße ab. Treten jedoch während der manuellen Stimulation neben der De Qi-Empfindung Schmerzen auf, muß die Manipulation der Nadeln unterbrochen werden.

Nach traditioneller Vorstellung können 3 Methoden der Nadelung angewendet werden:

1) **Tonisieren, Auffüllen,** chinesisch **Bu,** wird bei Erkrankungen vom Schwächetyp, **Xu-Erkrankungen,** angewendet. Das **Tonisieren,** wird durch vorsichtige, wenig schmerzhafte Nadelung mit dünnen Nadeln, Stichrichtung der Nadeln im Meridianverlauf und lange Verweildauer, fehlende oder allenfalls milde Stimulation erreicht. Auch das langsame Entfernen der Nadeln ist von Bedeutung. **Moxibustion,** d. h. das Anwärmen von Akupunkturpunkten, ist auch eine Methode des Tonisierens.

2) **Sedierung, Ableiten** oder Dispersion, chinesisch **Xie,** wird bei Erkrankungen vom Fülle-Yang-Typ, **Shi-Erkrankungen,** angewendet. Die Methode der Sedierung ist gekennzeichnet durch kräftige manuelle Stimulation, Stichrichtung gegen den Meridianverlauf, schnelles Drehen der Nadeln und kurze Verweildauer. Zum Sedieren kann man auch nach traditioneller Vorstellung die Akupunkturpunkte bluten lasssen.

Diese Differenzierung zwischen kräftiger Xie- und milder Bu-Stimulation ist klinisch von erheblicher Bedeutung.

3) Auch eine **ausgeglichene Nadelung** (even method) wird angewendet, v. a. wenn das Wesen der Erkrankung noch unklar ist. Diese Methode liegt in ihrer Anwendung zwischen Tonisieren und Sedieren.

Tabelle 5.1. Sedierende und tonisierende Nadelung

Sedieren, Ableiten, Xie	Tonisieren, Auffüllen, Bu
Reducing method	Reinforcing method
Starke Nadelstimulation	Schwache Nadelstimulation
Dicke Nadeln (0,3–0,4 mm)	Dünne Nadeln (0,1–0,3 mm)
Kurze Verweildauer (5–15 min)	Lange Verweildauer (15–30 min)
Richtung gegen den Meridian	Meridianrichtung
Gegenuhrzeigersinn	Uhrzeigersinn-Drehen
Langsamer Einstich	Schneller Einstich
Schnelles Ziehen	Langsames Ziehen
Nadelung mit kräftiger Nadelstimulation	Moxibustion

5.1.3 Sterilisation der Nadeln

Die Sterilisation der Nadeln erfolgt entweder durch Heißluftsterilisation bei 180°C oder durch Sterilisation in Autoklaven. Eine Desinfektion der Nadeln durch Kochen oder Einlegen in Alkohollösungen ist unzureichend und als Kunstfehler zu werten. Untersuchungen haben gezeigt, daß das Abwischen der Haut mit Alkohol oder Desinfektionslösungen die Keimzahl auf der Haut nicht signifikant reduziert. So ist das Abtupfen der Haut mit Alkohol wenig sinnvoll. Bei sachgerechter Sterilisation der Nadeln können Viruserkrankungen wie Hepatitis oder AIDS nicht übertragen werden.

5.1.4 Komplikationen der Akupunkturtherapie

Akupunktur ist eine sehr sichere und effektive Methode. Und doch gibt es auch hier Möglichkeiten für Komplikationen:

1) **Kollaps und Ohnmacht** während der Akupunktursitzung werden v.a. bei psychisch labilen und kreislaufschwachen Patienten bei Anwendung der Akupunktur in sitzender Haltung beobachtet. Sie tritt in ca.5% der Fälle bei sitzenden Patienten in den ersten Behandlungstagen auf. Zur Vermeidung dieser häufigsten Komplikation sollten die Patienten v.a. am Anfang liegend behandelt werden.

2) **Lokale Infektionen** bei unsachgemäßer Sterilisation oder durch unzureichendes Nadelmaterial und übermäßiger Traumatisierung der Haut. Jedoch sind solche Infektionen extrem selten, da offenbar die Abwehrkraft des Gewebes gegenüber einer glatten Nadel sehr hoch ist.
Der Ohrmuschelknorpel ist wegen seiner geringen Durchblutung und dem Fehlen von subkutanem Bindegewebe besonders infektionsgefährdet. Erst recht muß die Gefahr lokaler Infektion bei der Behandlung mit Ohrdauernadeln beachtet werden. In der Literatur wird immer wieder die Verbreitung der Hepatitis erwähnt, jedoch ist dies nur bei unzureichender Sterilisation der Nadeln möglich.

3) **Schmerzempfindung** während der Akupunktur ist zum großen Teil auf mangelhaftes Nadelmaterial (stumpf, verbogen) oder auf eine ungeschickte Nadelanwendung zurückzuführen. Schmerzen können auch durch Muskelbewegung des Patienten ausgelöst werden, deshalb sollte sich der Patient während der Behandlung nicht bewegen.

4) **Verletzung von Organen** (Rückenmark, Gallenblase, Augen) sind in der Literatur beschrieben. Jedoch treten solche Verletzungen äußerst selten nur bei unzureichender anatomischer Kenntnis oder grobfahrlässiger Anwendung auf und stellen schwere Kunstfehler dar. Besondere Beachtung verdient die Gefahr der Verletzung der Lunge bei der Nadelung von Thoraxpunkten, das Ergebnis ist ein Pneumothorax.

5.2 Moxibustion

Wie die Nadelakupunktur hat die Moxibustion eine jahrtausendealte Tradition. Das Huang Di Nei Jing empfiehlt Moxibustion bei Erkrankungen durch Kälte und Feuchtigkeit, so bei Erkrankungen vom Schwächetyp.

Die Hauptanwendungsgebiete der Moxibustion sind Erkrankungen von chronischem Charakter, z.B. chronische Bronchitis, chronisches Asthma bronchiale, chronische Diarrhö, Depressionen, Schwächezustände nach chronischen Erkrankungen sowie Erschöpfungsreaktionen. Die Punktauswahl für die Moxibustion ist bei diesen Erkrankungen von der individuellen Symptomatik sehr stark abhängig. Gerade bei Schwächezuständen nach chronischen Erkrankungen, bei Depressionen oder bei Erschöpfungszuständen ist die Moxibustion der tonisierenden Akupunkturpunkte empfehlenswert. Neue Untersuchungen in Japan konnten eine immunitätssteigernde Wirkung der Moxibustion nachweisen. Eigene Erfahrungen zeigen die besondere Wirksamkeit der Moxibustion bei chronischen Erschöpfungszuständen und Depressionen.

Tabelle 5.2. Hauptindikationen für die Moxibustion

Chronische Brochitis	Hypotonie
Asthma bronchiale	Erschöpfungssyndrom
Chronische Diarrhö	Kältegefühl im Körper
Depressionen	Chronische Erkrankungen
Irritables Kolon	

Moxibustion darf nicht angewandt werden bei Fieber, bei akuten infektiösen Erkrankungen, akuten Entzündungen, Hochdruck, bei Blutungen, während der Menstruation, übermäßiger Nervosität oder bei innerer Unruhe und Schlaflosigkeit, also bei Yang-Störungen.

Moxibustion wird im Gesicht, am Schädel und in der Nähe von Schleimhäuten nicht angewendet. Der Nabel, der für die Akupunktur verboten ist, ist ein wichtiger Tonisierungspunkt bei der Moxibustion.

Bei der Moxibustion werden Akupunkturpunkte durch Abbrennen von getrockneten Blättern der Artemisia vulgaris (Beifuß) angewärmt. Artemisia vulgaris ist eine Heilpflanze, die sowohl in Asien als auch in Europa beheimatet ist. Die Blätter der Pflanze werden getrocknet, gereinigt und daraus watteartiges Pulver hergestellt.

Es gibt verschiedene Formen der Moxibustionsanwendung:

5.2.1 Direkte Moxibustion

Bei der direkten Moxibustion wird ein Moxakegel direkt auf die Haut appliziert und an der Spitze angezündet. Das langsam glimmende Moxa erhitzt die Haut, so daß je nach dem Zeitpunkt der Entfernung Brandblasen entstehen. Diese Methode ist sehr schmerzhaft und hinterläßt meist Narben, so daß sie kaum mehr angewendet wird. Von der Anwendung der direkten Form der Moxibustion muß abgeraten werden.

5.2.2 Indirekte Moxibustion

Bei der indirekten Methode wird eine ca. 1–2 mm dicke Scheibe frischen Ingwers mit 1–2 cm Durchmesser als Isolator der Hitze zwischen Haut und Moxakegel gelegt. Zunächst schneidet man aus einer frischen Ingwerwurzel 1–2 mm dicke Scheiben und legt einen ca. 1 cm großen Moxakegel darauf. Der Moxakegel wird dann an der Spitze angezündet und auf die zu behandelnde Hautstelle gelegt. So kann langsam eine große Wärmemenge in die Tiefe des Gewebes dringen. Wenn der Patient ein Hitzegefühl am Akupunkturpunkt verspürt, wird die Ingwerscheibe mit dem Moxakegel zum nächsten Punkt geschoben. Man wechselt so, nach kurzer Behandlungszeit, von einem Punkt zum nächsten. Dabei sollte man jeden Punkt 6- bis 8 mal erhitzen. Bei richtiger Anwendung zeigt die Hautstelle eine 1–2 cm große Rötung als Ausdruck der lokalen Hitzereaktion. Diese Methode ist sehr wirkungsvoll, jedoch sollte man beim Verschieben der Ingwerscheibe mit dem Moxakegel sehr vorsichtig sein, damit die Haut nicht verbrennt.

Diese Methode kann auch vom Patienten oder dessen Helfer selbständig zu Hause angewendet werden. Der Arzt markiert vorher die ausgewählten Akupunkturpunkte mit einem wasserfesten Filzstift und zeigt dann dem Patienten die Methoden der indirekten Moxaanwendung. Dies kann auch anhand eines Videofilms erfolgen.

5.2.3 Moxibustion mit „Moxazigarren"

Bei dieser Methode werden in dünnem Papier gerollte Moxastangen, sog. Moxazigarren, verwendet. Man zündet die Moxazigarre an einem Ende an; sie glimmt ähnlich einer normalen Zigarre. Man nähert diese glimmende Moxazigarre den ausgewählten Akupunkturpunkten auf 0,5–1 cm, bis man ein deutliches Hitzegefühl verspürt; dann geht man etwas weiter weg (3–4 cm). Nach kurzer Zeit nähert man die Zigarre wieder der Haut, bis erneut ein Hitzegefühl zu spüren ist. Dies wiederholt man 6- bis 8 mal je Punkt. Jeder Punkt wird so für ca. 30–40 s kräftig angewärmt, bis die Haut eine deutliche Rötung zeigt. Man sollte jedoch sehr vorsichtig sein und die Haut keinesfalls verbrennen.

5.2.4 Infrarotmoxibustion

In den letzten Jahren wurden zahlreiche elektrische Geräte zur Wärmeapplikation an Akupunkturpunkten entwickelt. Die Bestrahlungszeit beträgt in der Regel 2–6 s je Akupunkturpunkt und wird, wie bei der klassischen Moxibustion 6- bis 8 mal wiederholt. Die Bestrahlungszeit wird individuell am Anfang der Behandlung ermittelt, und zwar steigert man langsam die Zeit um jeweils 1 s, bis die Schmerzschwelle erreicht ist. Man behandelt je nach Schwere der Erkrankung 2- bis 4 mal je Woche. Die Intensität der Wärmebestrahlung der Akupunkturpunkte ist bei der klassischen Moxibustion in der Regel größer als bei der Infrarotmoxibustion. Vorteile ergeben sich jedoch durch die Geruchsneutralität der Infrarotmoxibustion, weil einige Patienten den Geruch der brennenden Artemisia vulgaris bei der klassischen Moxibustion unangenehm empfinden.

5.3 Akupressur

Akupressur ist die gezielte Massage von Akupunkturpunkten. Bei leichten und mittelschweren Erkrankungen und Störungen wird so eine Heilwirkung erzielt. Seit der Antike wird die Akupressur zur Selbstbehandlung angewandt und nimmt heute in der Volksrepublik China einen wichtigen Platz in der medizinischen Versorgung der Bevölkerung ein. Die japanische Form der Akupressur heißt Schiatzu.

Das Hauptanwendungsgebiet der Akupressur ist die Behandlung von Schmerzzuständen, wie Kopfschmerzen, Gesichts- und Zahnschmerzen, Nacken- und Schulterschmerzen, Ischialgien und Lumbalgien. Viele vegetative und psychosomatische Störungen lassen sich ebenfalls positiv beeinflussen, wie z. B. Schlaflosigkeit, Nervosität, innere Unruhe, Übelkeit, Brechreiz, Seekrankheit, Verstopfung und Menstruationsstörungen.

Die Massage erfolgt mit der Fingerkuppe des Zeigefingers oder des Daumens oder bei einigen Punkten mit dem Nagel. Man massiert mit kreisender Bewegung oder in Längsrichtung zum Meridian, also auf und ab. Die Betonung der Massagerichtung entlang der Flußrichtung des Meridians ist besonders bei der Behandlung von ausstrahlenden Schmerzen von Bedeutung. Der Massagedruck ist je nach Lage der Akupunkturpunkte unterschiedlich: Punkte im Bereich von Muskeln werden kräftig massiert, während Punkte im Gesicht und über Nervenaustrittsstellen vorsichtiger behandelt werden. Bei geschwächten und sensiblen Patienten massiert man weniger intensiv als bei athletischen. Am Anfang der Behandlung ist der Massagedruck zunächst geringer und wird dann langsam gesteigert. Die Massage sollte jedoch nie schmerzhaft sein. Die Massagezeit beträgt bei den Nahpunkten im Bereich der Erkrankungen 30–60 s je Punkt, und bei den Fernpunkten an den Armen und Beinen 1–2 min.

Akupressur kann auch vom Patienten zusätzlich zu einer laufenden Akupunkturbehandlung angewendet werden. Wie bei jeder Form der Selbsthilfe ist eine vorausgehende Diagnostik unentbehrlich, um schwerwiegende oder bösartige Erkrankungen nicht zu verschleppen.

5.4 Elektrostimulation

Ende der 50er Jahre wurden in Zusammenhang mit der Entwicklung der Akupunkturanästhesie, die eine Stimulation von analgetisch wirksamen Punkten über längere Zeiträume notwendig machte, erste Versuche mit Stimulation durch schwache elektrische Ströme durchgeführt.

Inzwischen hat sich die Methode der Elektrostimulation für weitere Gebiete der Akupunktur als nützlich erwiesen, so daß sie in der täglichen Praxis routinemäßig angewendet wird bei:
- schlaffen und spastischen Paresen
  (auch Folgezuständen nach Poliomyelitis),
- starken chronischen Schmerzzuständen,
  z. B. Karzinomschmerzen, rheumatischen Schmerzzuständen,
- anderen schmerzhaften Erkrankungen, bei denen die manuelle Stimulation nicht ausreicht,
- Akupunkturanästhesie.

Bei bestimmten akuten Schmerzzuständen, wie Trigeminusneuralgie und anderen akuten neuralgieformen Schmerzen, z. B. in der Akutphase der Migräne, sollte die Elektrostimulation nur in Ausnahmefällen angewendet werden, da bei diesen Krankheitsbildern in vielen Fällen die Schmerzen verstärkt werden können. **Kontraindikationen** der Elektrostimulation sind: Schrittmacherpatienten, Patienten mit Herzrhythmusstörungen, Epilepsie, Schockzustände, Fieber, Schwangerschaft (Abortgefahr), mit Ausnahme der Anwendung zur schmerzarmen Geburt. Relative Kontraindikation besteht bei ängstlichen, nervösen und ruhelosen Patienten sowie bei Kleinkindern.

Nachdem man die zu stimulierenden Punkte genadelt hat, werden die Elektroden angelegt. Dabei ist darauf zu achten, daß der Stromstärkeregler auf Nullstellung steht. Dann wird die Stromstärke langsam erhöht, bis der Patient ein Pochen oder ein kräftiges Klopfen ohne Schmerzempfindung verspürt.

Die handelsüblichen Elektrostimulationsgeräte geben Spike- oder Rechteckimpulse mit Frequenzen von 2–200 Hz und verstellbarer Stromstärke ab. Spezielle Hochfrequenzstimulationsgeräte mit Frequenzen bis 2000 Hz werden in der Akupunkturanästhesie benutzt. Die Elektrostimulation wird bei der therapeutischen Akupunktur meist für 5–15 min angewendet.

Patienten, die mit Elektrostimulation behandelt werden, sollten ständig unter Beobachtung sein, damit bei Auftreten von seltenen, unerwünschten Begleiterscheinungen, wie Übelkeit oder Ohnmacht, ein rasches Eingreifen möglich ist.

Zur Elektrostimulation werden die wichtigen Fernpunkte z. B. Di. 4, Di. 11, SJ. 5, Ma. 36, Ma. 38, Ma. 44, Bl. 40, Bl. 60 und Gb. 34 bevorzugt. Nahpunkte kommen bei umschriebenen Schmerzen hinzu. Die Punkte Du 20 Baihui, Pe. 6 Neiguan sowie Punkte im Bereich des vorderen Halses werden in der therapeutischen Akupunktur nicht elektrostimuliert (Gefahr der Kreislaufkomplikation).

In der Akupunkturanästhesie hat es sich bewährt, die Punkte im Operationsbereich mit Frequenzen von 2000 Hz zu stimulieren und gleichzeitig Fernpunkte mit niedrigen Frequenzen von 5–15 Hz zu reizen.

5.5 Laserakupunktur

Ende der 60er Jahre bestrahlte Meester schlecht heilende Wunden flächig mit Laserlicht von geringer Intensität und stellte dabei fest, daß die Regeneration dadurch deutlich angeregt wurde. Wenige Jahre später begann man, auch Akupunkturpunkte mit schwachem punktförmigen Laserlicht zu stimulieren und fand dabei ähnliche therapeutische Wirkungen wie bei der klassischen Nadelakupunktur.

Die derzeit für die Akupunktur zur Verfügung stehenden 2 Lasertypen unterscheiden sich durch die abgestrahlte Wellenlänge von 632 nm im roten Lichtbereich bzw. 780-904 nm im Infrarotbereich. Die Leistung der Laserstrahlen variiert zwischen 1 und 10 mW, wobei 2 mW die am häufigsten verwendete Ausgangsleistung ist. Bei vielen Geräten kann der Laserstrahl pulsierend unterbrochen werden, wobei sich die Frequenz zwischen 1 und 5000 Hz modulieren läßt. Die Laser werden je nach Strahlungsdichte in Sicherheitsklassen unterteilt, wobei die handelsüblichen Akupunkturlaser der Klasse III a zugehören, für die das Tragen von Schutzbrillen nicht erforderlich ist. Für Laser dieser Strahlungsdichte ist in den letzten Jahren die Bezeichnung „Softlaser" eingeführt worden.

Wie bei der klassischen Nadeltherapie werden 10-20 Punkte nach den Prinzipien der Akupunktur ausgewählt und für jeweils 15-60 s bestrahlt, in Abhängigkeit von der Leistung des Lasers und den individuellen Gegebenheiten der Erkrankung. Bei flächiger Bestrahlung hat sich eine Applikationszeit von 2 min/cm^2 bei einer Ausgangsleistung von 2 mW als therapeutisch sinnvoll erwiesen.

5.5.1 Vorteile des Lasers

- Da die Laserbehandlung die Haut nicht verletzt, gibt es keine besonderen Vorsichtsregeln der Asepsis zu beachten. Bei Wundbestrahlung oder bei Behandlung von Schleimhäuten ist ein Gewebskontakt zu vermeiden.
- Die Laserbestrahlung ist schmerzfrei, deshalb eignet sie sich besonders gut zur Reizung von Punkten im Gesichtsbereich sowie zur Behandlung von Kindern und anderen besonders empfindlichen Patienten.
- Die Laserbestrahlung wirkt nicht gewebstraumatisierend, deshalb haben die „gefährlichen Punkte" der Akupunktur für sie keine Geltung.
- Besonders bei Hauterkrankungen ist es vorteilhaft, daß man auch Akupunkturpunkte in befallenen Hautarealen bestrahlen kann. Hauterkrankungen und schlecht heilende Wunden, z. B. das Ulcus cruris, sind besonders gute Indikationen für die Lasertherapie.

5.5.2 Nachteile der Lasertherapie

- Bei vielen Erkrankungen ist die Wirkung des Lasers weniger intensiv wie bei der klassischen Nadelakupunktur, schon wegen der geringen Eindringtiefe des Lasers. So eignet sich die Lasertherapie nicht zur Behandlung akuter Erkrankungen bzw. akuter Schmerzzustände. In der Anästhesie wird der Laser nicht eingesetzt.
- Um eine Bestrahlung der Retina zu vermeiden, sollte v. a. bei Punkten im Bereich der Orbita der Handgriff zunächst auf den zu behandelnden Punkt aufgesetzt, und erst dann der Laser eingeschaltet werden.

5.6 Qi Gong

Qi Gong ist ein Teilgebiet der traditionellen chinesischen Medizin und wird vorwiegend zur Erhaltung und Wiederherstellung der Gesundheit praktiziert. Qi Gong ist eine chinesische Form von Atemtherapie, die auch Konzentrations- und Meditationsübungen einschließt. Die seit der Antike praktizierten Methoden hatten viele Namen „Tu Na" (Einatmen und Ausatmen), „Lian Qi" (Übung der Lebensenergie) oder „Nei Gong" (Innere Selbstübung). Seit der Gründung der Volksrepublik China spricht man von Qi Gong. Diese Methode entwickelte sich in 5 Schulen, der rein medizinischen, der konfuzianischen, der buddhistischen, der taoistischen sowie der Schule der Kampfesübungen. Die medizinische Schule des Qi Gong betont die therapeutischen Aspekte der Atemtherapie, die der Stärkung der Körperkräfte bei Krankheiten dient. Die buddhistische und taoistische Schule stellt die Meditationsübungen in den Vordergrund. Schon im Huang Di Nei Jing wird die Bedeutung der richtigen Atmung und die Konzentration des Geistes nach innen betont. In den folgenden Dynastien gibt es in den bekannten medizinischen Büchern zahlreiche Abhandlungen über die Atem- und Meditationsübungen des Qi Gong. In den letzten Jahrzenten wurden in den verschiedenen Provinzen Chinas zahlreiche Institute für Qi Gong gegründet, die diese Methode wissenschaftlich erforschen.

Die richtige Körperhaltung mit entspannter Muskulatur ist der erste Schritt für die Atem- und Stilleübungen. Hier gibt es viele Möglichkeiten: sitzend mit gekreuzten Beinen und aufrechtem Oberkörper, liegend oder auch stehend mit den Armen kreisförmig, vor dem Körper halb geschlossen. In der letzten Haltung sieht man morgens zahlreiche Übende in den Straßen und Parks von Peking oder Shanghai. Es werden viele verschiedene Atemübungen praktiziert. Hier soll nur eine Methode der Atmung über den Du Mai und Ren Mai beschrieben werden. Man atmet ruhig und tief ein und stellt sich vor, der Atem würde zunächst entlang des Du Mai über den Kopf zum Rücken bis zum Becken herunterziehen. Bei der Ausatmung geht die Aufmerksamkeit mit dem Atem vorne entlang den Ren Mai zurück zum Kopf. Man kann auch umgekehrt über den Ren Mai einatmen und über den Du Mai ausatmen.

Die traditionelle Vorstellung geht davon aus, daß man durch die Atmung das Fließen der Lebensenergie Qi im Körper anregt und bei Blockaden des Qi diese auflöst. Auch kann man durch richtiges Atmen, Qi in erkrankte Organe lenken. Die Atemübungen stehen im engen Zusammenhang mit der Beruhigung der Gedankenaktivität. Diese Übungen führen zu einem Zustand der inneren Ruhe, die z. B. durch aktive Konzentration auf den Punkt Qihai oder Dan Tian, unter dem Bauchnabel, erreicht wird. Man kennt zahlreiche Meditations- und Konzentrationsübungen, deren Beschreibung jedoch den Rahmen dieses Akupunkturbuches sprengen würde.

Heute behandelt man in China mit Qi Gong zahlreiche Erkrankungen, so z. B. Asthma, chronische Bronchitis, Hypertonie, Angina pectoris, peptische Ulzera und Schlafstörungen. Häufig kombiniert man Qi Gong mit Akupunkturbehandlung bei diesen Erkrankungen. Chinesische Autoren geben Erfolgsraten von 70–95% an. Auch Veränderungen im EEG werden beschrieben, so eine Erhöhung und Synchronisierung der α-Aktivität, besonders in frontalen und parietalen Hirnteilen.

6 Akupunkturtherapie

Nach traditioneller chinesischer Vorstellung liegt das Wesen einer Erkrankung in der Störung der Lebensenergie Qi der Organe und Meridiane, in der Disharmonie von Yin und Yang. Das Ziel der Therapie ist folglich das Ausgleichen von Yin und Yang, also die Wiederherstellung der Harmonie im Fließen von Qi. Schon im Huang Di Nei Jing wird der Prophylaxe von Erkrankungen große Aufmerksamkeit gewidmet. Eine harmonische Lebensweise, die den Körper und dessen Abwehrkräfte stärkt, wurde empfohlen. Dazu gehörte eine gesunde Ernährung, regelmäßige Körper- und Atemübungen (z. B. Qi Gong und Tai Ji Quan) sowie psychische Ausgeglichenheit. Man erstrebte ein langes Leben in Harmonie mit der umgebenden Natur und Gesellschaft.

Wenn Krankheiten auftraten, wurden zunächst die Abwehrkräfte gestärkt und dann die Störungen in den entsprechenden Meridianen und Organen gezielt bekämpft, indem man die Blockaden von Qi auflöste, die Fülle- bzw. Leerezustände wieder harmonisierte. Dazu dienten neben den Methoden der Akupunktur und Moxibustion auch die Verabreichung von Heilkräutern.

In der chinesischen Medizin erfolgt die Regulation von Qi nicht nur in gestörten Teilen des Körpers, sondern bezieht den ganzen Menschen ein. In der traditionellen Vorstellung der chinesischen Medizin kannte man keine Trennung zwischen Psychischem und Somatischem und betrachtete den Menschen als Ganzheit. Heute gelten im Westen folgende allgemeine Voraussetzungen für eine erfolgreiche Akupunkturbehandlung:

- **Gründliche Diagnostik mit den Mitteln der westlichen Medizin.**
- Genaue **Analyse der Symptomatik nach chinesischen Gesichtspunkten** und ihre Einordnung in das System der **traditionellen Diagnosekategorien.**
- Die Untersuchung und **Zuordnung von Schmerzen zu Meridianen** und Organen.
- Kenntnis der Verläufe der 12 Hauptmeridiane sowie des Ren Mai und Du Mai, deren Beziehung untereinander und der Verteilungsmuster der spezifischen Punkte.
- Die **genaue Lokalisation der Punkte**, exakte Stichtechnik und eine adäquate Stichtiefe und Stimulation (sedierend oder tonisierend).

6.1 Prinzipien der Akupunkturtherapie und Regeln für die Auswahl von Punkten

Bei der Auswahl von Punkten orientiert man sich an empirischen Prinzipien und Regeln, die auf dem Wissensschatz der traditionellen chinesischen Medizin basieren. Die wichtigsten sind hier aufgeführt:

1) Jeder Akupunkturpunkt wirkt als **Nahpunkt** auf die Stelle, an der er liegt und auf seine unmittelbare Umgebung.
2) Schmerzende, verhärtete (z. B. Myogelosen) und druckempfindliche Punkte (Locus-dolendi-Punkte) auch ohne Beziehung zu einem Meridian, werden im chinesischen **Ah-Shi-Punkte** genannt und ebenfalls als lokale Akupunkturpunkte benutzt. Sie geben auch wesentliche diagnostische Hinweise. Von großem Wert ist die Zuordnung von Schmerzen und Schmerzausstrahlung zu den Meridianen, da man hieraus auf die Fernpunkte schließt.
3) Distal gelegene Akupunkturpunkte wirken nach dem Entsprechungssystem der fünf Wandlungsphasen auf Erkrankungen im Bereich des **zugehörigen Meridians**, des gekoppelten Meridians, auf Erkrankungen der zugehörigen Organe und der zugeordneten Gewebe und Sinnesorgane (Tabelle 6.1). Dieses Grundprinzip der Akupunktur bildet häufig die Basis für die Punktauswahl und ist von grundlegender Bedeutung.

Tabelle 6.1. Beziehung Organ, Gewebe, Sinnesorgan, Element

Zang-Organe	Fu-Organe	Gewebe	Sinnesorgane	Element
Lunge	Dickdarm	Haut, Körperhaar	Nase	Metall
Niere	Blase	Knochen, Gelenke	Ohr	Wasser
Leber	Gallenblase	Sehnen, Muskulatur	Auge	Holz
Herz	Dünndarm	Blut, Blutgefäße	Zunge	Feuer
Perikard	Sanjiao			
Milz-Pankreas	Magen	Bindegewebe, Fettgewebe, „Fleisch"	Mund	Erde

4) Akupunkturpunkte wirken auf Erkrankungen entlang der zugehörigen **Meridianachse**, so z. B. der Punkt Ma. 38 Tiaokou auf die Schulter entlang der Yang-Ming-Meridianachse (Magen-Dickdarm).

5) Punkte distal von Ellbogen und Knie werden **Fernpunkte** genannt und beeinflussen proximale Regionen. Die in Tabelle 6.2 aufgeführten 6 distalen Punkte sind von besonderer Bedeutung.

Tabelle 6.2. Sechs wichtige Fernpunkte

	Punkte	Lage	Proximale Region
Arm	Di. 4 Hegu	Zwischen Daumen und Zeigefinger	Gesicht, Hals, Nacken Sinnesorgane, Kopf
	Lu. 7 Lieque	1,5 Cun proximal vom Handgelenk auf der Radialiskante	Nacken, dorsaler Thorax, Lunge
	Pe. 6 Neiguan	An der Innenseite des Unterarmes, 2 Cun proximal vom Handgelenk	Epigastrium, Ventraler Thorax
Bein	Ma. 36 Zusanli	Neben der Schienbeinkante unter dem Knie	Abdominalorgane
	Bl. 40 Weizhong	In der Mitte der Kniekehle	Kreuzgegend, Urogenitalorgane
	MP. 6 Sanyinjiao	3 Cun oberhalb des Innenknöchels	Beckenorgane, Perineum

6) Einige Akupunkturpunkte haben ausgeprägte analgetische, sedierende, immunstimulierende, tonisierende oder homöostatische Wirkungen (Tabelle 6.3).

Tabelle 6.3. Spezifische Punkte

Punkte mit analgetischer Wirkung	Di. 4	Hegu
	Ma. 44	Neiting
	Ma. 43	Xiangu
Punkte mit sedierender Wirkung	Du 20	Baihui
	Ex. 6	Sishencong
	He. 7	Shenmen
	Bl. 62	Shenmai
Punkte mit tonisierender Wirkung	Ren 6	Qihai
	Ren 8	Shenque
	Ma. 36	Zusanli
	MP. 6	Sanyinjiao
Punkte mit immunstimulierender Wirkung	Di. 11	Quchi
	Du 14	Dazhui
	Du 13	Taodao
Punkte mit homöostatischer Wirkung	Di. 11	Quchi
	MP. 6	Sanyinjiao
	Ma. 36	Zusanli

7) Einige Akupunkturpunkte mit **spezifischen Wirkungen** werden symptomatisch eingesetzt und sind in der Tabelle 6.4 aufgeführt.

Tabelle 6.4. Symptomatische Punkte

Symptom	Punkte
Schluckauf	Ma. 36, Pe. 6, Bl. 17
Übelkeit	Pe. 6, Ma. 36
Schwitzen	He. 6, Ni. 7, Di. 4
Niesen	Di. 20, Ex. 1, Pe. 6
Ödeme	MP. 9, Ren 5, Ren 9
Schlaflosigkeit	Du 20, He. 7, Ex. 8, Ex. 9
Fieber	Du 14, Di. 11, Di. 4
Obstipation	SJ. 6, Ma. 25
Diarrhö	MP. 4, Ma. 36, Ren 6

8) Die **5 Antiken Punkte**, distal von Ellbogen und Knie entsprechen den fünf Wandlungsphasen und werden in der Therapie nach den Regeln der traditionellen chinesischen Medizin eingesetzt. Die Antiken Punkte Jing, Ying, Yuan, Jing und He wendet man auch einzeln an. Sie haben dann unterschiedliche Wirkungen und Einsatzgebiete. **Jing-Punkte** (Jing-Well, Wade Giles: Ting) sind die Endpunkte der Meridiane und liegen an den Nagelwinkeln der Finger und Zehen. Bei akuten Notfällen (z. B. Kreislaufkollaps, Schock, Übelkeit) werden sie ausgewählt. Der Punkt Du 26 Renzhong, unter der Nase gelegen, ist der wichtigste Jing-Punkt.

9) Am **Yuan- oder Quellpunkt** endet die Luo-Verbindung, die vom Luo-Punkt des gekoppelten Meridians entspringt. Am Yuan-Punkt ist die Konzentration der Energie des Organs im Verlauf des Meridians nach traditioneller Vorstellung am höchsten. Viele wichtige und häufig verwendete Akupunkturpunkte sind Yuan-Punkte, so z. B. Di. 4 Hegu und He. 7 Shenmen. Man wählt die Yuan-Punkte auch gemeinsam mit den entsprechenden Luo- oder Durchgangspunkten.

10) Die **He-Punkte** am Ellbogen bzw. Knie sind die am weitesten proximal gelegenen Antiken Punkte. Nach traditioneller Vorstellung fließt hier der „Qi-Fluß" aus der Peripherie in den See des Körpers. Der distale Meridianverlauf wird nach traditioneller Vorstellung von äußeren klimatischen Faktoren stark beeinflußt, während der proximale Meridianabschnitt mit den inneren Organen in enger Beziehung steht. Deshalb sind die He-Punkte bei der Behandlung von Erkrankungen, die von äußeren Faktoren verursacht werden, von ausschlaggebender Bedeutung. Viele wichtige Akupunkturpunkte sind He-Punkte, z. B. Di. 11 Quchi, Ma. 36 Zusanli, MP. 9 Yinlingquan, Bl. 40 Weizhong, Gb. 34 Yanglingquan oder Le. 8 Ququan.

11) Nach der traditionellen Mutter-Sohn-Regel lassen sich aus den 5 Antiken Punkten ein Tonisierungs- und ein Sedierungspunkt herleiten. Der **Tonisierungspunkt** entspricht dem „Mutterelement" nach der Zuordnung der fünf Wandlungsphasen zu den Antiken Punkten. Nach traditioneller Vorstellung tonisiert er die Energie des zugehörigen Meridians und Organs. Deshalb wer-

den die Tonisierungspunkte bei Schwächezuständen der Organe und Meridiane ausgewählt und auch mit Moxa behandelt.

12) Der **Sedierungspunkt** entspricht dem „Sohnelement" nach der Zuordnung der fünf Wandlungsphasen zu den Antiken Punkten. Man sediert hier bei Füllezuständen das Qi der Meridiane und Organe.

13) Der **Luo- oder Durchgangspunkt** ist der Ausgangspunkt für die Luo-Verbindung, die diesen Punkt mit dem Yuan-Punkt des gekoppelten Meridians verbindet, z. B. Lu. 7 Lieque (Luo) mit Di. 4 Hegu (Yuan). Vom Luo-Punkt entspringt auch eine tiefe Verbindung, die zum entsprechenden inneren Organ zieht. Der Luo-Punkt ist somit direkt mit dem zugehörigen inneren Organ verbunden. Häufig wählt man deshalb die Luo-Punkte zur Behandlung der inneren Organe aus, so z. B. Lu. 7 Lieque bei Lungen-, Ma. 40 Fenglong bei Magen-, He. 5 Tongli und Pe. 6 Neiguan bei Herz- und Kreislauferkrankungen.

14) Die **Xi-Punkte** (Xi-Cleft, Wade Giles: Trsi) wählt man bei akuten Erkrankungen und Störungen der zugehörigen inneren Organe (z. B. bei akuter Gastritis, akuter Bronchitis) aus. Nach traditioneller Vorstellung aktivieren die Xi-Punkte die Energie der Meridiane und somit auch der Organe. Deshalb werden die Xi-Punkte auch bei akuten Störungen der Meridiane, z. B. bei akuten Schmerzzuständen oder bei Neuralgien ausgewählt. Sie werden kräftig manuell stimuliert.

15) Die **8 Meisterpunkte**, engl. **Influential points** haben einen spezifischen Einfluß auf die ihnen zugeordneten Gewebe bzw. Organsysteme und Funktionsbereiche (Tabelle 6.5).

Tabelle 6.5. Meisterpunkte

Gewebe, Organe	Meisterpunkte
Zang-Organe, Speicherorgane	Le. 13 Zhangmen
Fu-Organe, Hohlorgane	Ren 12 Zhongwan
Atmungsorgane	Ren 17 Shanzhong
Blut	Bl. 17 Geshu
Knochen	Bl. 11 Dashu
Knochenmark	Gb. 39 Xuanzhong
Muskel, Sehnen	Gb. 34 Yanglingquan
Gefäßsystem	Lu. 9 Taiyuan

16) Die **Alarmpunkte, Mu-Punkte** (Wade Giles: Mo) sind bei akuten oder chronischen Erkrankungen der zugehörigen Organe druckschmerzhaft oder verändern ihre tastbare Konsistenz. Sie geben diagnostische Hinweise bei Störungen und Erkrankungen der zugeordneten Organe und werden dann auch therapeutisch angewandt. Die Mu-Punkte liegen an der Ventralseite des Rumpfes. Jedem inneren Yin- oder Yang-Organ ist ein Mu-Punkt zugeordnet (Tabelle 6.6).

Tabelle 6.6. Mu- oder Alarmpunkte

Organ	Mu-Punkte	
Lunge	Lu. 1	Zhongfu
Perikard	Ren 17	Shanzhong
Herz	Ren 14	Juque
Leber	Le. 14	Qimen
Gallenblase	Gb. 24	Riyue
Milz-Pankreas	Le. 13	Zhangmen
Magen	Ren 12	Zhongwan
Sanjiao	Ren 5	Shimen
Niere	Gb. 25	Jingmen
Dickdarm	Ma. 25	Tianshu
Dünndarm	Ren 4	Guanyuan
Blase	Ren 3	Zhongji

17) Die **Shu-, Zustimmungs- oder Transportpunkte** (Wade Giles: Yü, engl. Back-Shu) liegen segmental auf dem medialen Ast des Blasenmeridians. Ähnlich wie die frontal gelegenen Alarmpunkte werden sie bei Erkrankungen des zugehörigen Organs druckempfindlich oder auch schmerzhaft. Neben ihrer diagnostischen Bedeutung spielen die Shu-Punkte eine wichtige Rolle in der Behandlung von Organerkrankungen. Nach traditioneller Vorstellung transportieren die Shu-Punkte die Lebensenergie Qi zu den zugehörigen inneren Organen. Sie werden häufig mit den Mu-Punkten bei der Behandlung von Erkrankungen der inneren Organe, besonders bei chronischen Zuständen angewandt (Tabelle 6.7). Bei Schwächezuständen der Organe ist die Moxibustion der entsprechenden Shu- und Mu-Punkte von besonderer Bedeutung.

Tabelle 6.7. Shu-Punkte

Organ	Shu-Punkte		Lokalisation
Lunge	Bl. 13	Feishu	- Th 3
Perikard	Bl. 14	Jueyinshu	- Th 4
Herz	Bl. 15	Xinshu	- Th 5
Leber	Bl. 18	Ganshu	- Th 9
Gallenblase	Bl. 19	Danshu	- Th 10
Milz-Pankreas	Bl. 20	Pishu	- Th 11
Magen	Bl. 21	Weishu	- Th 12
Sanjiao	Bl. 22	Sanjiaoshu	- L 1
Niere	Bl. 23	Shenshu	- L 2
Dickdarm	Bl. 25	Dachangshu	- L 4
Dünndarm	Bl. 27	Xiaochangshu	- S 1
Blase	Bl. 28	Pangguangshu	- S 2

Im folgenden Abschnitt erfolgt eine Zusammenstellung der häufigsten Erkrankungen mit den Punktekombinationen, die sich in der täglichen Praxis bewährt haben. Die Weltgesundheitsorganisation hat 1979 eine Indikationsliste der wichtigsten Erkrankungen erstellt, bei denen Akupunkturtherapie erfolgversprechend ist (s. Anhang A). Bei der folgenden Systematik der Therapie dienen westliche Diagnosen als Grundlage. Das Studium der traditionellen Syndrome der chinesischen Medizin wird dem Fortgeschrittenen empfohlen.

Die im folgenden aufgeführten **Punktekombinationen sollten nicht wie ein Rezept kritiklos benutzt werden**, sondern dienen dem Anfänger als Orientierung. Eine Analyse der Punktekombinationen anhand der dargestellten Prinzipien der Akupunktur hat einen besonderen didaktischen Wert. Die Punktauswahl für eine bestimmte Erkrankung muß **anhand der individuellen Symptomatik** erfolgen.

Bei der Akupunkturtherapie ist ein ganzheitliches Konzept zu beachten. Die Kombination mit Diätberatung, physikalischer Therapie und psychotherapeutischer Beratung kann für die Heilung von ausschlaggebender Bedeutung sein. Eine medikamentöse Therapie sollte, wenn notwendig und indiziert, langsam reduziert werden.

Allgemeine Grundsätze bei der Akupunkturtherapie

Der Punkt **Du 20 Baihui** ist der „Gouverneur" des Du Mai, des Lenkergefäßes, ein Punkt, der eine zentrale Koordination aller Yang-

Punkte bewirkt. Daneben hat Du 20 Baihui eine psychisch sedierende und ausgleichende Wirkung. Deshalb kann dieser wichtige Punkt bei jeder Akupunkturbehandlung Anwendung finden.

Von den angegebenen Punkten wählt man nach individueller Symptomatik 10-15 Punkte aus, so hat man **maximal 20 Nadeln je Akupunkturbehandlung**. Die auszuwählenden Punkte können im gegebenen Rahmen individuell variiert werden.

In der Regel werden 2-3 Behandlungen in der Woche durchgeführt. Bei akuten Schmerzzuständen, wie Trigeminusneuralgie, schwerer Migräne oder Karzinomschmerzen, können auch tägliche Behandlungen angebracht sein. Nach 8-12 Behandlungssitzungen wird meist eine Behandlungspause von 7-10 Tagen eingelegt. Die Verweildauer der Nadeln liegt i. allg. bei 10-25 min; jedoch kann bei Trigeminusneuralgien oder Karzinomschmerzen auch eine Verweildauer bis zu 1 h nützlich sein.

In der Darstellung der Indikationen sind die Nahpunkte in der 1. Spalte, die Fernpunkte des Armes in der 2. Spalte aufgeführt, in der 3. Spalte stehen die Fernpunkte der Beine. Oben sind jeweils die wichtigen Punkte angegeben.

Um das Auffinden der Akupunkturindikationen zu erleichtern, werden sie hier alphabetisch aufgeführt:

Adipositas   6.6.8

Acne vulgaris   6.10.1

Akute Krankheitsbilder   6.12

Akute Schmerzzustände   6.12.3

Alkoholabhängigkeit   6.6.6

Analgesie während der Geburt   6.8.3

Angina pectoris   6.4.1

Asthma bronchiale   6.3.5

Atmungsorgane   6.3

Bronchitis, chronische   6.3.4

Cholangitis   6.5.6

Cholezystitis   6.5.6

Depression   6.6.1

Diarrhö   6.5.3

Drogenabhängigkeit   6.6.5

Dysmenorrhö   6.8.1

6.2 Erkrankungen des Bewegungsapparates

Die oft erstaunliche Wirksamkeit der Akupunkturtherapie bei chronischen Schmerzzuständen des Bewegungsapparates bestätigen sich in der täglichen Praxis und sind durch klinische Studien belegt.

Behandlungsprinzipien bei Erkrankungen des Bewegungsapparates

- Schmerzhafte und druckempfindliche Punkte, **Ah-Shi-Punkte**, werden systematisch gesucht und genadelt.
- Die Lokalisation von Schmerzen und **Schmerzausstrahlungen** wird den Meridianen zugeordnet und dann mit spezifischen Nah- und Fernpunkten des entsprechenden Meridians behandelt. So werden z. B. Schmerzen der Schulter im Verlauf des Dickdarmmeridians mit lokalen Punkten des Dickdarmmeridians sowie mit wichtigen Fernpunkten wie Di. 4 Hegu, Di. 11 Quchi behandelt.
- Bei Schmerzen im Bereich eines Meridians sind auch Punkte der zugehörigen **Meridianachse** auszuwählen, so z. B. bei Schmerzen entlang des Dickdarmmeridians, Punkte des Magenmeridians z. B. Ma. 38 Tiaokou, also der Yang-Ming-Meridianachse.
- Der **Meisterpunkt** für Muskeln und Sehnen **Gb. 34 Yanglingquan** ist bei allen Erkrankungen des Muskel- und Sehnenapparates indiziert.
- Bei degenerativen Erkrankungen von Gelenken, Knochen und Knorpel wird der Meisterpunkt Bl. 11 Dashu ausgewählt.

- **Analgetische Punkte,** wie **Di. 4 Hegu, Ma. 44 Neiting,** haben einen festen Platz in der Schmerzbehandlung.
- Bei akuten Schmerzen wird kräftig stimuliert, also sedierend behandelt.
- Bei degenerativen und chronischen Erkrankungen liegt nach traditioneller Vorstellung eine Schwächestörung vor. Hier wird mit tonisierender Nadeltechnik behandelt und auch **Moxibustion** angewendet.

6.2.1 HWS-Syndrom, Tortikollis, zervikale Spondylosis

Nach chinesischer Einteilung unterscheidet man nach der Schmerzlokalisation 2 Formen von HWS-Syndromen: Bei der ersten Form treten die Schmerzen nahe der Mittellinie auf und werden dem Blasen- und Dünndarmmeridian zugeordnet. Sie sind durch Bewegungseinschränkung bzw. Schmerzen bei der Bewegung des Kopfes nach vorne und nach hinten gekennzeichnet. Bei der Therapie wählt man neben den entsprechenden Nahpunkten auch Fernpunkte des Dünndarm- und Blasenmeridians aus. Bei Schmerzen im seitlichen Bereich des Nackens und Bewegungseinschränkung bzw. Schmerzhaftigkeit bei seitlicher Drehung des Kopfes behandelt man über den Sanjiao- und Gallenblasenmeridian.

Bei akutem HWS-Syndrom und bei Tortikollis wird nach sedierender Methode stimuliert, also mit kräftiger Manipulation der Nadeln. Bei chronischem Verlauf wird die Moxibustion zusätzlich angewandt.

HWS-Syndrom mediale Form Tai Yang
(Dünndarm- und Blasenmeridian)

Du 20	Baihui			
Bl. 10	Tianzhu	Dü. 3	Houxi	Bl. 60 Kunlun
Du 14	Dazhui	Dü. 6	Yanglao	
Bl. 11	Dashu	Lu. 7	Lieque	
Ex. 21	Huatuojiaji	Di. 4	Hegu	
Ah-Shi-Punkte				

Bei akutem Auftreten und starken Schmerzen mit ausgeprägter Bewegungseinschränkung wird durch intensive manuelle Stimulation von Dü. 3 Houxi und Dü. 6 Yanglao eine schnelle Besserung erzielt.

183

HWS-Syndrom laterale Form Shao Yang
(Sanjiao- und Gallenblasenmeridian)

Du 20 Baihui		
Gb. 20 Fengchi	SJ. 5 Waiguan	Gb. 39 Xuanzhong
Gb. 21 Jianjing	Di. 4 Hegu	Gb. 34 Yanglingquan
Du 14 Dazhui		
Ah-Shi-Punkte		

6.2.2 LWS-Syndrom, Lumbalgie, Lumboischialgie, Ischialgie

Bei Lumboischialgien lassen sich die Schmerzen entweder dem Blasenmeridian oder dem Gallenblasenmeridian zuordnen. Auch die Unterscheidung in akute Formen mit Yang-Charakter und in chronische Formen mit Schwächesymptomen ist für eine effektive Therapie unentbehrlich. Bei akutem Auftreten und starken Schmerzen ist die kräftige sedierende Stimulation der Akupunkturnadeln sehr wirksam. Bei chronischem Verlauf, dumpfem Schmerzcharakter mit Schwächesymptomen und Kälteempfindlichkeit ist neben der Nadelung die Moxibustion indiziert. Nach traditioneller Vorstellung liegt dann eine Nieren-Yang-Schwäche vor.

Von den angeführten Nahpunkten wählt man 3–4 aus, und zwar Punkte die im Bereich der stärksten Schmerzen liegen.

Schmerzen im Bereich des Blasenmeridians

Du 20 Baihui		
Du 4 Mingmen	Di. 4 Hegu	Bl. 40 Weizhong
Bl. 23 Shenshu	Handpunkt 1	Bl. 60 Kunlun
Bl. 25 Dachangshu		Bl. 58 Feiyang
Bl. 27 Xiaochangshu		Bl. 57 Chengshan
Bl. 54 Zhibian		
Bl. 36 Chengfu		
Ah-Shi-Punkte		

Schmerzen im Bereich des Gallenblasenmeridians

Du 20 Baihui		
Gb. 30 Huantiao	Di. 4 Hegu	Gb. 34 Yanglingquan
Du 4 Mingmen		Gb. 39 Xuanzhong

Punkte für die Moxibustion

Bl. 23	Shenshu	Ni. 7	Fuliu
Bl. 25	Dachangshu	Ni. 3	Taixi
Du 3	Yoyangguan	MP. 6	Sanyinjiao
Bl. 26 – Bl. 30			

6.2.3 Schulter-Arm-Syndrom, Periarthritis humeroscapularis

Lokale Punkte im Bereich des Schultergürtels wählt man nach der Lage der maximalen Schmerzhaftigkeit aus: Sind die Schmerzen im vorderen Teil der Schulter gelegen, nadelt man Punkte des Dickdarmmeridians (Di. 15, Di. 16) auf der Schulter zusammen mit Fernpunkten des Dickdarmmeridians (Di. 4, Di. 11) und dem wichtigen Fernpunkt der Yang-Ming-Meridianachse am Bein (Ma. 38). Werden die Schmerzen an der dorsalen Seite des Schultergelenks angegeben, behandelt man mit lokalen Punkten des Dünndarmmeridians (Dü. 9, Dü. 10, Dü. 11) in Verbindung mit Fernpunkten des Dünndarmmeridians (Dü. 6). Bei Schmerzen auf der Mitte der Schulter werden Nah- und Fernpunkte des Sanjiao-Meridians ausgewählt.
Bei schmerzhafter Bewegungseinschränkung im Schultergelenk ist Ma. 38 Tiaokou sehr wirksam.

Du 20	Baihui				
Di. 15	Jianyu	Di. 4	Hegu	Ma. 38	Tiaokou
SJ. 14	Jianliao	SJ. 5	Waiguan		
Dü. 9	Jianzhen	Dü. 6	Yanglao		
Du 14	Dazhui	Di. 11	Quchi		

6.2.4 Epikondylitis, Tennisellbogen

Bei der Behandlung der Epikondylitis steht die Auswahl von druckdolenten Punkten im Vordergrund. Dazu kommen dann die distalen Fernpunkte des entsprechenden Meridians. Kräftige Stimulation, v. a. der Fernpunkte, ist sehr wirksam. Während der Zeit der Behandlung sollte das Ellbogengelenk geschont werden.

Du 20	Baihui				
Di. 11	Quchi	Di. 4	Hegu	Gb. 34	Yanglingquan
Lu. 5	Chize	SJ. 5	Waiguan		
Pe. 3	Quze				
Ah-Shi-Punkte					

6.2.5 Koxarthrose, Koxarthritis

Bei Koxarthrosen, die nach chinesischer Vorstellung meist auf Leerestörungen beruhen, ist eine tonisierende Behandlung indiziert. Besonders wenn dumpfe und ziehende Schmerzen prädominieren, zeigt neben der Nadelung die Moxibustion gute Behandlungserfolge.

Du 20 Baihui		
Gb.30 Huantiao	Di.4 Hegu	Gb.34 Yanglingquan
Bl.54 Zhibian		Bl.40 Weizhong
Bl.32 Ciliao		Bl.60 Kunlun
Bl.36 Chengfu		Ma.44 Neiting
Ah-Shi-Punkte		

Punkte für die Moxibustion

Bl.23 Shenshu	Bl.40 Weizhong
Bl.54 Zhibian	Ni.3 Taixi
	Ni.7 Fuliu

6.2.6 Gonarthrose, Schmerzen des Kniegelenks

Schmerzen des Kniegelenks lassen sich durch Akupunktur besonders gut lindern. Neben den aufgeführten Punkten werden lokale druckdolente Punkte ausgewählt. Fernpunkte der zu den lokalen Punkten gehörenden Meridiane werden kräftig stimuliert.

Du 20 -		
Baihui		
Ex.31 Heding	Di.4 Hegu	Ma.44 Neiting
Ex.32 Xiyan	Bl.11 Dashu	Bl.60 Kunlun
Ma.35 Dubi		
Ma.36 Zusanli		
Gb.34 Yanglingquan		
Bl.40 Weizhong		
Ah-Shi-Punkte		

6.2.7 Rheumatoide Arthritis

Die chinesische Medizin beschreibt ein Syndrom, chinesisch „Bi" genannt, das in seiner Symptomatik weitgehend der rheumatoiden Arthritis entspricht. Die Ursache des *Bi-Syndroms* wird in einer Störung des Fließens von Qi gesehen. Pathogene Einflüsse wie Wind, Kälte und Feuchtigkeit bei Schwäche des Abwehr-Qi verursachen diese Störung. Man unterscheidet mehrere Formen des Bi-Syndroms:

1) Bi-Syndrom mit starken Schmerzen, die durch Wärme gelindert werden. Die Ursache ist pathogene **Kälte**.
2) Bi-Syndrom mit wandernden Schmerzen und Bewegungseinschränkung aufgrund von pathogenem **Windeinfluß**.
3) Bi-Syndrom mit dauerhaften Schmerzen und Schwere- sowie Trägheitsgefühl, die durch pathogene **Feuchtigkeit** bedingt sind.
4) Bi-Syndrom mit akuten entzündlichen Gelenkreaktionen (Schwellung, Rötung, Hitze) aufgrund einer Kombination von pathogener **Kälte, Feuchtigkeit und Wind**.

Die traditionelle Therapie eliminiert die pathogenen Kälte-, Feuchtigkeits- und Windeinflüsse und stärkt das Abwehr-Qi des Körpers. Da primär eine Schwäche vorhanden ist, beruht die Therapie auf einer Stärkung des Qi durch Moxibustion von tonisierenden Punkten. Durch die Nadelung der betroffenen Meridiane und Gelenke gelingt es, die pathogenen Einflüsse zu eliminieren. Die Moxibustion erfolgt täglich an den spezifischen und allgemeinen Tonisierungspunkten:

Ren 6	Qihai	Di. 11	Quchi	Ma. 36	Zusanli
Ren 8	Shenque	Di. 10	Shousanli	Ni. 7	Fuliu
Ren 12	Zhongwan			MP. 6	Sanjinjiao
Bl. 20	Pishu				
Bl. 23	Shenshu				
Du 4	Mingmen				
Du 14	Dazhui				

Daneben wird die Nadelbehandlung in Kombination mit der Moxibustion über längere Zeiträume durchgeführt. Für die Nadelung wählt man die Nah- und Fernpunkte der Meridiane aus, die in dem vorangegangenen Abschnitt beschrieben sind.

6.3 Erkrankungen der Atmungsorgane

Bei vielen Erkrankungen der Atmungsorgane ist Akupunktur wirksam. Gerade bei chronischen Verläufen wie bei chronischer Sinusitis, Bronchitis oder Asthma bronchiale ist die Akupunktur anderen Therapieformen überlegen.

Die chinesische Medizin betrachtet äußere klimatische Einflüsse wie Kälte, Wind und Trockenheit als ursächliche Faktoren bei geschwächter Abwehrkraft. Je nach Verlauf können Fülle- oder Leerestörungen auftreten, deren Differenzierung für die Auswahl der Punkte und deren Stimulation von Bedeutung ist.

Prinzipien der Behandlung

- **Lokale Punkte** im Bereich der Erkrankung z. B.:

  Nase: Di. 20 Yingxiang, Ex. 1 Yintang
  Nebenhöhlen: Di. 20 Yingxiang, Ma. 2 Sibai, Ma. 3 Juliao, Dü. 18 Quanliao
  Stirnhöhlen: Bl. 2 Zanzhu, Gb. 14 Yangbai, Ex. 3 Yuyao, Ex. 1 Yintang
  Tonsillen: Ren 23 Lianquan, Di. 18 Hals-Futu, Dü. 17 Tianrong

- **Wichtige Fernpunkte** für Atemwegserkrankungen:

  Lu. 7 Lieque der Luo-Punkt der Lunge mit starker Wirkung auf die Atmungsorgane.
  Di. 4 Hegu mit starker Wirkung auf den Kopf und den Hals; senkt auch Fieber und fördert das Schwitzen; als Durchgangspunkt des Dickdarms, Yuan-Punkt, stellt er über die Luo-Verbindung die Beziehung zum Lungenmeridian (Lu. 7) her.
  Lu. 6 Kongzui der Xi-Punkt der Lunge ist bei akutem Verlauf von Bronchitis oder Asthma indiziert.
  SJ. 5 Waiguan beseitigt wie Di. 4 Hitzesymptome und Windeinflüsse und hat eine starke Wirkung auf die parietale Kopfregion.
- Punkte im Bereich der Erkrankung mit besonderer Wirkung auf **Windstörungen** (Feng) wie Gb. 20 Fengchi, Du 16 Fengfu, Bl. 12 Fengmen bei Erkältungskrankheiten.

- Die **Shu- und Mu-Punkte** der Lunge, **Bl. 13 Feishu** und **Lu. 1 Zhongfu** werden bei Schwächestörungen der Lunge ausgewählt und tonisierend behandelt. Auch die Moxibustion dieser Punkte ist dann indiziert.

- **Ren 17 Shanzhong** der Meisterpunkt für das Respirationssystem ist besonders bei Bronchitis und Asthma auszuwählen.

- **Ex. 17 Dingquan** ist ein spezifischer Extrapunkt für die Asthmabehandlung.

- **Ren 22 Tiantu** ist besonders bei akutem *Asthmaanfall* wirkungsvoll.

- **Bl. 17 Geshu** hat eine beruhigende Wirkung auf das Diaphragma und ist bei Husten sowie Dyspnoe bei Asthma indiziert.

- Bei **Fieber** sind die Punkte **Du 14 Dazhui, Di. 11 Quchi** und **Di. 4 Hegu** wirksam.

- Bei zähem und festsitzendem **Schleim** fördert **Ma. 40 Fenglong** den Auswurf.

6.3.1 Grippaler Infekt

Nach traditioneller Vorstellung sind bei Grippe und Erkältungskrankheiten äußere pathogene Klimafaktoren wie Kälte und Wind, selten auch Hitze, krankheitsverursachend bei geschwächter Abwehrkraft.

Du 20 Baihui		
Gb. 20 Fengchi	Lu. 7 Lieque	MP. 10 Xuehai
Du 14 Dazhui	Di. 4 Hegu	
Du 16 Fengfu	Di. 11 Quchi	
	SJ. 5 Waiguan	

In der Therapie kommt es neben der Beseitigung der äußeren pathogenen Faktoren besonders auf die Stärkung der Abwehrkräfte der Lunge an.

Wenn die akuten Symptome gemildert sind, ist die *Moxibustion* der folgenden Punkte zu empfehlen:

Di. 11 Quchi
Ren 6 Qihai
Ma. 36 Zusanli
Ni. 7 Fuliu
Bl. 12 Fengmen

6.3.2 Sinusitis maxillaris

Gerade bei langdauernden Verläufen gelingt es mit Akupunktur, den chronischen Charakter der Erkrankung zu durchbrechen und die Rezidivrate zu senken.

Du 20	Baihui		
Di. 20	Yingxiang	Di. 4 Hegu	MP. 10 Xuehai
Ma. 2	Sibai	Di. 11 Quchi	
Ma. 3	Juliao		
Dü. 18	Quanliao		

6.3.3 Sinusitis frontalis

Bei Sinusitis frontalis schwellen nach wenigen Behandlungen die Schleimhäute ab, so löst sich auch der Sekretstau.

Du 20	Baihui		
Bl. 2	Zanzhu	Di. 4 Hegu	Bl. 60 Kunlun
Ex. 3	Yuyao	Di. 11 Quchi	
Ex. 1	Yintang		
Gb. 14	Yangbai		

6.3.4 Chronische Bronchitis

Nach traditioneller Vorstellung liegt eine Schwächestörung der Lunge vor, häufig begleitet von Nieren- und Milz-Pankreas-Schwäche. Die Therapie soll die Stärkung der Organsysteme und einen ausgleichenden Einfluß auf die Lungenfunktion bewirken.

Du 20 Baihui		
Lu. 1 Zhongfu	Lu. 9 Taiyuan	Ma. 40 Fenglong
Bl. 13 Feishu	Lu. 7 Lieque	Ma. 36 Zusanli
Du 14 Dazhui		
Ren 17 Shanzhong		

Moxibustion ist gerade beim Vorherrschen der Schwächesymptome durch langen Verlauf der Bronchitis besonders sinnvoll.

Bl. 13	Feishu
Bl. 20	Pishu
Bl. 23	Shenshu
Du 4	Mingmen
Ren 6	Qihai
Lu. 9	Taiyuan
Di. 11	Quchi

Bei akuter Bronchitis liegt nach traditioneller Vorstellung ein äußerer Wind- bzw. Kälteeinfluß vor, und dadurch eine Füllestörung der Lunge. Man behandelt in ähnlicher Weise wie bei grippalen Infekten.

6.3.5 Asthma bronchiale

Asthma bronchiale ist eine Hauptindikation der Akupunktur. Akute Formen zeigen oft dauerhafte Heilerfolge. Bei chronischem Verlauf über Jahrzehnte und bestehenden Lungenveränderungen gelingt es trotzdem, die Spastik deutlich zu reduzieren. Bei Asthmapatienten, die Kortikosteroide einnehmen, werden diese parallel mit der Aku-

191

punkturtherapie in den ersten Behandlungswochen langsam abgesetzt. Die Heilerfolge sind in der Literatur mit 60–70% angegeben.

Nach traditioneller Vorstellung unterscheidet man Asthma vom Fülle- oder vom Leeretyp. Asthma als Füllestörung beruht auf äußerem Wind- und Kälteeinfluß oder ist vom Hitzetyp und dann durch Ansammlung von Sputum gekennzeichnet. Bei Asthma mit Leerestörung der Lunge ist oft auch die Niere in Leere. Die Unterscheidung vom Fülle- bzw. Leeretyp nach den traditionellen diagnostischen Kategorien ist für die Therapie von großer Bedeutung.

Asthma vom Fülletyp

Du 20	Baihui				
Ren 17	Shanzhong	Lu. 7	Lieque	Ma. 40	Fenglong
Bl. 13	Feishu	Di. 4	Hegu	(bei Sekretstau)	
Lu. 1	Zhongfu	Lu. 5	Chize		
Ex. 17	Dingquan		(bei Hitzestörung)		
		Lu. 6	Kongzui		
			(bei akuter Atemnot)		

Ren 22 Tiantu (bei akuter Atemnot)
Du 14 Dazhui (bei akutem Infekt)

Asthma vom Leeretyp

Du 20	Baihui		
Ren 17	Shanzhong	Lu. 9	Taiyuan
Bl. 13	Feishu	Lu. 7	Lieque
Ex. 17	Dingquan		

Bei Asthma vom Leeretyp ist neben der Nadelung die Moxibustion sehr wichtig für den Heilerfolg:

Bl. 13	Feishu	Lu. 9	Taiyuan	Ma. 36	Zusanli
Bl. 23	Shenshu	Di. 11	Quchi		
Du 4	Mingmen				
Ren 6	Qihai				
Bl. 20	Pishu				

6.4 Kardiovaskuläre Erkrankungen

Bei einer Reihe von kardiovaskulären Erkrankungen ist Akupunktur oft sehr wirkungsvoll. Eine exakte Diagnostik muß vor jeder Akupunkturtherapie erfolgen. Andere mögliche therapeutische Maßnahmen sollten neben der Akupunktur weitergeführt werden. Akupunktur eignet sich besonders zur Behandlung von psychosomatischen Herzerkrankungen. Auch bei Hypo- und Hypertonie oder bei Erschöpfungszuständen infolge chronischer Herzerkrankungen ist Akupunktur wirksam.

6.4.1 Koronare Herzerkrankungen mit Angina pectoris

Nach traditioneller Vorstellung liegt hier meist eine Füllestörung des Herzens vor. Auch eine Stagnation von Qi und Blut ist je nach Schwere der Störung möglich. Da Akupunktur eine psychisch-sedierende sowie ausgleichende Wirkung hat, gelingt es oft die Erkrankung dauerhaft zu bessern. Bei koronarer Herzerkrankung wird die Akupunktur gleichzeitig mit der medikamentösen Therapie durchgeführt.

Du 20 Baihui
Bl. 15 Xinshu   Pe. 6 Neiguan
Ren 14 Juque   He. 7 Shenmen
Ren 17 Shanzhong   Pe. 4 Ximen (bei akuten Zuständen)

6.4.2 Herzneurosen

Bei Herzneurosen tritt der psychogene Charakter der Erkrankung in den Vordergrund mit typischen Symptomen wie Angst, innerer Unruhe, Nervosität, Herzstichen, Herzrasen, Druckgefühl im Brustkorb, Ziehen an der Innenseite des linken Armes. Nach traditioneller Vorstellung liegt eine Füllestörung des Herzens vor.

Du 20 Baihui	
Ex. 6 Sishencong	He. 7 Shenmen
Ren 14 Juque	He. 5 Tongli
Pe. 1 Tianchi	Pe. 6 Neiguan

6.4.3 Erschöpfungszustände bei Herzerkrankungen

Schwächesymptome wie Müdigkeit, Abgeschlagenheit, Belastungs-
dyspnoe, verschiedenste Herzsensationen, depressive, ängstliche
Stimmungslage stehen im Mittelpunkt der Erkrankung. Nach traditioneller Vorstellung liegt eine Störung des Herzens vor, gemeinsam
mit einer Schwäche des Qi anderer Organe. Die Moxibustion wichtiger Shu- und Mu-Punkte sowie allgemeiner Tonisierungspunkte bes-
sert die Schwäche der Organe. Daneben gelingt es, durch die Nadelung wichtiger Punkte des Herz- und Perikardmeridians psychisch
ausgleichend und beruhigend zu wirken.

Moxibustion der Punkte

Bl. 15 Xinshu	Ren 14 Juque
Bl. 20 Pishu	Ren 12 Zhongwan
Bl. 21 Weishu	Gb. 25 Jingmen
Bl. 23 Shenshu	
Ren 6 Qihai	
Ma. 36 Zusanli	

Akupunktur der Punkte

Du 20 Baihui	
Ren 17 Shanzhong	He. 7 Shenmen
Ren 14 Juque	Pe. 6 Neiguan

6.4.4 Hypertonie

Nach traditioneller Vorstellung liegt eine Füllestörung der Leber vor.
Le. 3 Taichong der Yuan-, Quellpunkt der Leber ist beim Ausgleich
dieser Störung besonders wirkungsvoll. Kräftige Stimulation der

Punkte (Sedierung) verstärkt die Wirkung dieser Therapie. Die Gabe von Antihypertonika wird während der Akupunkturbehandlung den Blutdruckwerten entsprechend reduziert.

Du 20	Baihui				
Bl. 15	Xinshu	Di. 11	Quchi	Le. 3	Taichong
Gb. 20	Fengchi	He. 7	Shenmen	Ma. 36	Zusanli
				Le. 2	Xingjian

6.4.5 Hypotonie

Bei der Hypotonie liegt eine typische Schwächestörung vor. Im Mittelpunkt der Therapie steht die Moxibustion wichtiger Tonisierungspunkte.

Bl. 23	Shenshu	Di. 11	Quchi	Ma. 36	Zusanli
Ren 6	Qihai	Di. 10	Shousanli	Ni. 7	Fuliu
Du 12	Shenzhu				
Du 11	Shendao				

6.4.6 Periphere Durchblutungsstörungen

Nach traditioneller Vorstellung liegt hier eine Stagnation von Qi und Blut vor. Die Akupunkturtherapie versucht das gestörte Fließen von Qi und Blut wiederherzustellen. Wichtige homöostatische Punkte wie Di. 11 Quchi, Ma. 36 Zusanli sind gemeinsam mit dem Meisterpunkt für die Blutgefäße Lu. 9 Taiyuan und den Extrapunkten 28 und 36, Baxie und Bafeng wirkungsvoll. Man stimuliert die Punkte kräftig manuell.

Du 20	Baihui				
Bl. 15	Xinshu	Lu. 9	Taiyuan	Gb. 34	Yanglingquan
Bl. 17	Geshu	Di. 11	Quchi	Ma. 36	Zusanli
		He. 3	Shaohai	Ex. 36	Bafeng
		Ex. 28	Baxie		
		Di. 4	Hegu		

6.5 Gastroenterologische Erkrankungen

Bei funktionellen und psychosomatischen gastroenterologischen Erkrankungen sind die Behandlungserfolge oft erstaunlich gut. Auch hier kann man nach den traditionellen diagnostischen Kategorien Fülle- und Leerestörungen unterscheiden. Gerade diese Differenzierung ist für die differenzierte Therapie von besonderer Bedeutung. Bei Füllestörungen, z. B. Gastritis oder Ulzera, behandelt man mit kräftiger Nadelstimulation, d. h. sedierend, während bei Leerestörungen Moxibustion vorrangig ist.

Bei der Behandlung von Erkrankungen der Verdauungsorgane sind folgende Punkte besonders wirkungsvoll:

1) **Ma. 36 Zusanli** ist der wichtigste Fernpunkt für gastrointestinale Erkrankungen.

2) **Pe. 6 Neiguan** wirkt spezifisch auf den oberen Verdauungstrakt und ist besonders wirkungsvoll bei Übelkeit, Schluckauf und Erbrechen.

3) Alarmpunkte werden häufig eingesetzt:
   Ren 12 Zhongwan Magen und Meisterpunkt der Fu-Organe
   Ma. 25 Tianshu Dickdarm
   Ren 4 Guanyuan Dünndarm
   Le. 6 Zhongdu Leber
   Ex. 35 Dannang Gallenblase

4) Die Shu-Punkte sind besonders bei chronischen Erkrankungen nützlich
   Bl. 21 Weishu   Magen
   Bl. 20 Pishu   Milz-Pankreas
   Bl. 22 Sanjiaoshu Sanjiao
   Bl. 18 Ganshu   Leber
   Bl. 19 Danshu   Gallenblase

6.5.1 Gastritis, Gastroenteritis

Bei akuter Gastritis überwiegen nach traditionellen Kriterien die Füllesymptome wie Sodbrennen, Völlegefühl und akuter Schmerz im Epigastrium. Bei Gastroenteritis kommen oft fulminante intestinale Symptome hinzu. Durch sedierende Akupunkturbehandlung gelingt eine schnelle Harmonisierung des Magens und der Verdauungsorgane. Bei chronischer Gastritis liegt häufig eine Leerestörung vor mit Symptomen wie Appetitlosigkeit, allgemeiner Müdigkeit und Leeregefühl in der Magengegend. Hier ist neben der tonisierenden Nadelung auch die Moxibustion indiziert.

Du 20 Baihui		
Ren 12 Zhongwan	Pe.6 Neiguan	Ma.36 Zusanli
Ma.21 Liangmen		Ma.34 Liangqiu
Ma.25 Tianshu		
Bl.21 Weishu		
Le.13 Zhangmen		

Moxibustion bei chronischen Leerestörungen des Verdauungstraktes.

Shu-Punkte	**Mu-Punkte**	
Bl.21 Weishu	Ren 12 Zhongwan	Ma.36 Zusanli
Bl.20 Pishu	Le.13 Zhangmen	

6.5.2 Ulcus ventriculi et duodeni

Ähnlich wie bei der Gastritis erfolgt auch hier die Differenzierung nach den traditionellen Kriterien in Fülle- und Leeresymptome und dann die Behandlung mit sedierender oder tonisierender Methode.
Bei akuten und krampfartigen Beschwerden im Hypochondrium kann auch eine Störung der Leber vorliegen. Man behandelt dann mit den Punkten Le.14 Qimen und Le.3 Taichong, um das Leber-Qi zu harmonisieren.

Die akuten Ulkusschmerzen lassen sich in der Regel nach wenigen Stunden beseitigen. Man behandelt bei akuten Schmerzen täglich, dann ca. 1 Monat lang 2 mal wöchentlich, bis das Geschwür abgeheilt ist.

Du 20 Baihui		
Ma. 21 Liangmen	Pe. 6 Neiguan	Ma. 36 Zusanli
Ma. 25 Tianshu		MP. 4 Gongsun
Ren 12 Zhongwan		Ma. 44 Neiting
Bl. 21 Weishu		Le. 3 Taichong
Bl. 20 Pishu		
MP. 15 Daheng		
Le. 14 Qimen		
Ren 6 Qihai		

6.5.3 Diarrhö

Die Behandlung von Durchfallerkrankungen hat in China eine lange Tradition. Schon früh hatte man erkannt, daß die Nahrung eine der wichtigsten Ursachen ist. Auch bei der Diarrhö kann entweder eine Fülle- oder Leerestörung vorliegen. Bei akuter Gastroenteritis (6.5.1) ist die Diarrhö vom Fülletyp mit Völlegefühl, akuten z. T. krampfartigen Schmerzen. Kräftige Nadelstimulation, also sedierende Behandlung bringt eine schnelle Besserung.

Bei chronischen Durchfallerkrankungen liegt eine Leerestörung von Milz-Pankreas und selten auch der Niere vor. Hier ist die Moxibustion sowie tonisierende Nadelbehandlung indiziert.

Du 20 Baihui		
Ma. 25 Tianshu	Pe. 6 Neiguan	MP. 4 Gongsun
Bl. 25 Dachangshu	Di. 11 Quchi	Ma. 37 Shangjuxu
Ma. 29 Guilai	Di. 4 Hegu	Ma. 36 Zusanli
Ren 6 Qihai		MP. 6 Sanyinjiao
Ren 4 Guanyuan		Ma. 39 Xiajuxu

Moxibustion bei Diarrhö mit Leeresymptomen

Ma. 25 Tianshu	Di. 11 Quchi	MP. 4 Gongsun
Bl. 20 Pishu		MP. 6 Sanyinjiao

Le. 13 Zhangmen   Ma. 36 Zusanli
Ren 6 Qihai
Ren 4 Guanyuan
Bl. 23 Shenshu (bei Niere-Yang-Schwäche)
Du 4 Mingmen

6.5.4 Irritables Kolon, Reizdarm

Das Beschwerdebild ist abwechslungsreich und durch eine vielfältige Kombination von Stuhlbeschwerden (Obstipation und/oder
Diarrhö), Abdominalschmerz, manchmal Schleimabgänge im Stuhl,
Unverträglichkeit bestimmter Nahrungsmittel und vegetativen Beschwerden gekennzeichnet. Außergewöhnliche psychische Belastungen spielen eine große Rolle in der Ätiologie dieser psychosomatischen Erkrankung.

Ähnlich wie bei anderen Erkrankungen der Verdauungsorgane erfolgt auch hier eine Differenzierung der Symptomatik nach den traditionellen diagnostischen Kategorien: Füllestörungen liegen bei
akuten krampfartigen Schmerzen, akuter Diarrhö oder bei akuter
spastischer Obstipation vor.

Leerestörungen sind gekennzeichnet durch chronische Obstipation, chronische Diarrhö mit Schwächesymptomen wie Appetitman-
gel, Müdigkeit, depressiver Stimmungslage, Angstzuständen oder
dumpfen Schmerzen. Hier steht die Moxibustion im Mittelpunkt der
Therapie, während bei Füllestörungen die Nadelung mit kräftiger
Stimulation erfolgen sollte.

Da sich die Störung hauptsächlich im Dickdarm abspielt, sind
Ma. 37 Shangjuxu, der untere He-Punkt des Dickdarms, Ma. 25
Tianshu, der Mu-Punkt des Dickdarms, von großer Bedeutung.

Du 20 Baihui
Ma. 25 Tianshu   Di. 4 Hegu   Ma. 37 Shangjuxu
Ma. 29 Guilai   Di. 11 Quchi   Ma. 36 Zusanli
MP. 15 Daheng   MP. 4 Gongsun
Bl. 25 Dachangshu
Bl. 20 Pishu
Le. 13 Zhangmen

Bei Schwächestörungen erfolgt die Moxibustion an den Mu- und Shu-Punkten von Dickdarm und Milz-Pankreas.

6.5.5 Obstipation

Ähnlich wie bei dem irritablen Kolon erfolgt hier die Punktauswahl anhand der individuellen Fülle- oder Leeresymptomatik. SJ.6 Zhigou ist ein besonders wirksamer Punkt bei chronischen Obstipationen.

Du 20 Baihui		
Ma.25 Tianshu	SJ.6 Zhigou	Ma.37 Shangjuxu
MP.15 Daheng	Di.11 Quchi	Ma.36 Zusanli
Ma.29 Guilai		MP.4 Gongsun
Bl.25 Dachangshu		

Bei chronischen Schwächestörungen ist auch hier die Moxibustion unentbehrlich.

6.5.6 Cholangitis, Cholezystitis, Gallenwegdyskinesie, Gallenkolik

Besonders bei chronischen und funktionellen Gallenwegerkrankungen ist Akupunktur indiziert. Da meist eine Füllestörung der Leber und Gallenblase vorliegt, behandelt man mit wichtigen Punkten dieser Meridiane.

Du 20 Baihui		
Gb.24 Riyue	Di.4 Hegu	Gb.34 Yanglingquan
Le.14 Qimen	Pe.6 Neiguan	Gb.37 Guangming
Bl.19 Danshu		MP.6 Sanyinjiao
Bl.18 Ganshu		Le.3 Taichong
Ma.21 Liangmen		Ex.35 Dannang
Gb.21 Jianjing		Ma.36 Zusanli
		Le.6 Zhongdu

6.6 Psychische Störungen und psychiatrische Erkrankungen

Akupunktur hat eine psychisch ausgleichende, sedierende oder tonisierende Wirkung. In der Volksrepublik China wird in zunehmendem Maße Akupunktur bei psychiatrischen Erkrankungen angewandt. Zusammen mit psychotherapeutischem Vorgehen ist die Akupunktur mit ihren vielfältigen psychosomatischen Wirkungen geeignet, die Psychopharmakatherapie weitgehend zu ersetzen. Akupunkturpunkte des Du Mai, des Herz-, Perikard- und Gallenblasenmeridians haben psychische Wirkungen. Bei vielen psychischen Störungen sind andere Organsysteme betroffen. Man behandelt diese Organe mit den entsprechenden Meridianpunkten und fügt die wichtigen spezifischen Punkte für psychische Störungen hinzu.

Am häufigsten werden die folgenden Punkte ausgewählt:

Du 20	**Baihui**	der übergeordnete Punkt des Du Mai.
Ex. 6	**Sishencong**	mit ausgeprägter psychischer Wirkung in engem Zusammenhang mit Du 20 Baihui.
He. 7	**Shenmen**	der Yuan- sowie der Sedierungspunkt des Herzmeridians.
Pe. 6	**Neiguan**	der Luo-, Durchgangspunkt des Perikardmeridians.
Bl. 62	**Shenmai**	mit psychisch ausgleichender Wirkung.
Bl. 15	**Xinshu**	der Shu-, Transportpunkt des Herzens.

Eine große Gruppe von psychosomatischen Störungen wie Erregungszustände, Erschöpfungszustände, Schlafstörungen, sexuelle Störungen, Suchterkrankungen, Adipositas oder psychogene Kopfschmerzen sprechen auf Akupunkturbehandlung gut an; zahlreiche klinische Untersuchungen bestätigen die Wirkung.

6.6.1 Depression

Die chinesische Medizin beschreibt depressive Erkrankungen als Störungen des Qi der Niere, und zwar als Schwäche (Xie) des Nieren-Yang. Der chinesische Begriff der Niere ist hauptsächlich funktionell zu sehen und beinhaltet die Funktion des gesamten Urogenitalsystems. Die Funktion des Willens ist das psychische Korrelat. Die Kräfte des „Ichs" werden von der Nierenenergie (Nieren-Qi) bestimmt. Schwacher Nieren-Yang bedeutet Ich-Schwäche.

Die Symptomatik der Nieren-Yang-Schwäche ist gekennzeichnet durch Blässe, übermäßiges Frieren, kalte Füße und Hände, Müdigkeit, verminderte Aktivität, Energiemangel sowie bedrückte Stimmung und Antriebsmangel.

Die Therapie der Wahl ist die Moxibustion. Die auszuwählende Punktekombination für die Moxibustion richtet sich nach der individuellen Symptomatik. Folgende Punkte haben sich als besonders empfehlenswert herauskristallisiert:

Bl. 23	Shenshu	Shu-, Transport- bzw. Zustimmungspunkt der Niere
Gb. 25	Jingmen	Mu-, Alarmpunkt der Niere
Ren 6	Qihai	„Meer der Energie", wichtiger allgemeiner Tonisierungspunkt
Ren 4	Guanyuan	„Umschlossene Ursprungsenergie", wichtiger Tonisierungspunkt
Ren 8	Shenque	Nabel, wichtiger Tonisierungspunkt zur Moxibustion
Ni. 7	Fuliu	Tonisierungspunkt des Nierenmeridians
Ni. 8	Jiaoxin	verstärkt die Wirkung von Ni. 7 Fuliu
MP. 6	Sanyinjiao	„Kreuzung der 3 Yin-Meridiane", Milz-Pankreas, Niere und Leber, wichtiger allgemeiner Tonisierungspunkt

Bei agitierten Patienten mit innerer Unruhe, Rastlosigkeit und Nervosität sediert man den Herzmeridian mit Akupunktur. Weitere ausgleichende Punkte des Du Mai und des Perikardmeridians kommen hinzu.

Akupunktur der folgenden Punkte

Du 20 Baihui
Ex. 6 Sishencong   He. 7 Shenmen   Bl. 62 Shenmai
                       He. 5 Tongli
                       Pe. 6 Neiguan

6.6.2 Erschöpfungszustände, Rekonvaleszenz nach chronischen Erkrankungen

Hier überwiegen typische somatische Schwächesymptome wie Energiemangel, Müdigkeit, verminderte Aktivität, Schwindel, Kälteempfindlichkeit. Je nach Grunderkrankung sollten die geschwächten Organe ermittelt werden. Wie bei Depressionen ist häufig eine Nieren-Yang-Schwäche zu finden. Andere Organe z. B. Milz-Pankreas oder Lunge sind ebenfalls häufig in Leere. Die Therapie basiert auf Moxibustion, die mit Akupunktur kombiniert werden kann.

Moxibustion

Bl. 23 Shenshu	Di. 11 Quchi	Ni. 7 Fuliu
Bl. 22 Sanjiaoshu	SJ. 3 Zhongzhu	MP. 6 Sanyinjiao
Gb. 25 Jingmen	Lu. 9 Taiyuan	Ma. 36 Zusanli
Ren 6 Qihai		
Du 4 Mingmen		

Akupunktur

Du 20 Baihui		
Du 14 Dazhui	He. 7 Shenmen	Ma. 36 Zusanli
Bl. 15 Xinshu	Pe. 6 Neiguan	MP. 6 Sanyinjiao
Ren 6 Qihai		

6.6.3 Erregungszustände

Erregungszustände mit Symptomen einer „vegetativen Dystonie" interpretiert man nach traditionellen chinesischen Kriterien als Füllestörung des Herzens, selten auch der Leber. Akupunktur kann hier oft schon nach einer Sitzung zu einer deutlichen Beruhigung führen. Mit wenigen Behandlungen gelingt es oft, die Patienten dauerhaft zu harmonisieren ohne begleitende Nebenwirkungen.

Du 20	Baihui				
Ex. 6	Sishencong	He. 7	Shenmen	Le. 3	Taichong
Bl. 15	Xinshu	Pe. 6	Neiguan	Bl. 62	Shenmai
		He. 5	Tongli		

6.6.4 Schlafstörungen

Nach traditionellen Kriterien der Diagnostik findet man meist einen Füllezustand des Herzens. Auch Schwächezustände, z. B. der Niere, können für die Schlafstörung verantwortlich sein. Die Hauptpunkte für Schlafstörung werden ergänzt durch 2 spezifische Extrapunkte Ex. 8 Anmian I und Ex. 9 Anmian II. Anmian bedeutet im Chinesischen „guter Schlaf".

Die verabreichten Schlafmittel können nach wenigen Akupunktursitzungen abgesetzt werden.

Du 20	Baihui				
Ex. 6	Sishencong	He. 7	Shenmen	Bl. 62	Shenmai
Ex. 8	Anmian I	Pe. 6	Neiguan	MP. 6	Sanyinjiao
Ex. 9	Anmian II				
Ex. 1	Yintang				

Moxibustion bei Schwächestörungen

Bl. 23	Shenshu	Di. 11	Quchi	MP. 6	Sanyinjiao
Bl. 22	Sanjiaoshu			Ni. 7	Fuliu
Ren 6	Qihai			Ni. 8	Jiaoxin

6.6.5 Suchterkrankungen, Drogenabhängigkeit

In den 60er Jahren begann man in Hong Kong opiatabhängige Patienten mit Akupunktur zu behandeln. Erstaunlicherweise zeigte sich, daß bei diesen Patienten kaum Entzugssymptome auftraten. Die erhöhte Ausschüttung von Endorphinen bei Heroinabhängigen, die mit Akupunktur behandelt werden, konnte 1979 nachgewiesen werden. Neben der Beseitigung der Entzugssymptome hat Akupunktur bei Drogenabhängigkeit eine psychisch ausgleichende und stabilisierende Wirkung. Der Erfolg der Therapie ist jedoch entscheidend vom therapeutischen Rahmen und den sozialen Bedingungen abhängig.

In der Therapie kombiniert man Punkte der Körperakupunktur mit spezifischen Punkten für Suchterkrankungen aus der Ohrakupunktur. Hier sind besonders die Punkte Ohr-Shenmen, Ohr-Lunge und Ohr-Herz von großer Wirksamkeit. Bei Schwächestörungen ist die Moxibustion zusätzlich indiziert.

Du 20 Baihui		
Du 14 Dazhui	He. 7 Shenmen	Ma. 36 Zusanli
Ohrpunkt 55 Shenmen	Pe. 6 Neiguan	Gb. 34 Yanglingquan
Ohrpunkt 101 Lunge	Di. 4 Hegu	Le. 3 Taichong
Ohrpunkt 100 Herz	SJ. 5 Waiguan	

6.6.6 Alkoholabhängigkeit

Auch bei Alkoholabhängigkeit zeigt Akupunktur wegen ihrer psychisch stabilisierenden Wirkung gute Erfolge. Die Störungen spielen sich meist in den Organsystemen Magen-Milz-Pankreas, Leber-Gallenblase ab. Über Punkte des Herzmeridians erzielt man eine psychische Beruhigung und über die spezifischen Punkte der Ohrmuschel eine Beseitigung der Entzugssymptome.

Du 20 Baihui
Ren 12 Zhongwan   He. 7 Shenmen   Ma. 36 Zusanli
Le. 13 Zhangmen   Pe. 6 Neiguan   Gb. 34 Yanglingquan
Le. 14 Qimen   Le. 3   Taichong
Ohrpunkt 55 Shenmen
Ohrpunkt 84 Mund
Ohrpunkt 87 Magen
Ohrpunkt 98 Leber

6.6.7 Zigarettenabhängigkeit

Bei der Entwöhnung von Zigaretten ist die Akupunkturtherapie sehr
wirksam. Sie beseitigt die häufigen Entzugssymptome wie innere
Unruhe, Nervosität, Eßlust, Verlangen nach Zigaretten, aber auch
Schwitzen, Herzklopfen und weitere vegetative Beschwerden. Wie
bei allen Suchterkrankungen ist auch hier die Motivation des Patienten von entscheidender Bedeutung für den Therapieerfolg. Nachdem der Patient das Zigarettenrauchen vollständig eingestellt hat,
behandelt man 2- bis 3 mal in der Woche, insgesamt 4- bis 5 mal. In
dieser Zeit tritt häufig eine erstaunliche psychische Stabilisierung
ein.

Du 20   Baihui
Ex. 6   Sishencong   He. 7 Shenmen
Du 14   Dazhui   Pe. 6 Neiguan
Ohrpunkt 55 Shenmen
Ohrpunkt 101 Lunge, evtl. auch Ohrpunkt 87 Magen und Ohrpunkt
91 Dickdarm bei übermäßiger Eßlust oder auftretender Obstipation.

6.6.8 Adipositas, Gewichtsabnahme

Akupunktur reguliert den Appetit und hat so bei übermäßiger Eßlust eine appetitzügelnde Wirkung. Nach traditionellen Kriterien
findet man bei adipösen Patienten immer Schwächestörungen einzelner Organsysteme, am häufigsten des Magen-Milz-Pankreas Sy-

stems oder auch der Nieren. Der übermäßige Hunger ist Ausdruck einer Schwäche des Milz-Pankreas oder des Magens. Deshalb ist Moxibustion zur Gewichtsabnahme zu empfehlen. Am wirkungsvollsten ist diese Therapie, wenn sie mit einer Fastenkur von 1–2 Wochen begonnen wird. Nach dem Ende der Fastentage kann der Patient seine Ernährungsgewohnheiten leichter umstellen. Eine individuelle Ernährungsberatung ist für den langfristigen Erfolg der Therapie ausschlaggebend. Man behandelt 2- bis 3 mal in der Woche mit Akupunktur, für insgesamt 6- bis 8 mal.

Du 20   Baihui
Ren 12 Zhongwan   He. 7 Shenmen   Ma. 36 Zusanli
Ohrpunkt 55 Shenmen   Pe. 6 Neiguan   Le. 3   Taichong
Ohrpunkt 87 Magen
Ohrpunkt 84 Mund

Moxibustion bei Schwächesymptomen

Shu-Punkte		**Mu-Punkte**		**Zusätzliche Punkte**	
Bl. 20	Pishu	Le. 13	Zhangmen	Di. 11	Quchi
Bl. 21	Weishu	Ren 12	Zhongwan	Ma. 36	Zusanli
Bl. 23	Shenshu	Gb. 25	Jingmen	Ni. 7	Fuliu
				MP. 6	Sanyinjiao

6.7 Neurologische Erkrankungen

Akupunktur zeigt eine gute Wirksamkeit v.a. bei Migräne, chronischen Kopfschmerzen, Trigeminusneuralgie. Hier ist die Akupunktur anderen therapeutischen Maßnahmen oft überlegen. Viele Patienten mit Migräne und Trigeminusneuralgien sind nach jahrzehntelangem Krankheitsverlauf durch Akupunkturtherapie für Jahre schmerzfrei. Auch bei vielen Lähmungen lassen sich mit der Akupunkturtherapie Verbesserungen der Bewegungsfunktion erreichen. Bei den Epilepsien hat Akupunktur eine erstaunliche antikonvulsive Wirkung.

6.7.1 Kopfschmerzen und Migräne

Nach traditioneller Vorstellung sind chronische Kopfschmerzen und Migräne auf eine Blockade des Qi in den Yang-Meridianen des Kopfes zurückzuführen. Die Blockaden und somit die Schmerzen beruhen meist auf einer inneren Störung der Organe und Meridiane, nur selten auf äußeren Einflüssen durch Wetterfaktoren. Je nach Schmerzcharakter können sowohl Fülle- seltener auch Leerestörungen vorliegen. Daneben ist die Lokalisation der Zephalgien für die individuell ausgelegte Akupunkturtherapie von großer Bedeutung. Nach dem traditionellen Konzept der chinesischen Medizin lassen sich nach der Schmerzlokalisation und Ausstrahlung 4 Hauptgruppen anhand der betroffenen Meridiane herauskristallisieren:

- Schmerzen im Verlauf des **Gallenblasenmeridians** mit Schmerzmaxima im Bereich der Punkte Gb. 14 Yangbai oder Gb. 20 Fengchi. Nach der Meridianachse Sanjiao-Gallenblase spricht man auch von **Shao-Yang-Kopfschmerzen**. Mit 40–50% ist der Shao-Yang-Kopfschmerz die häufigste Form. Man behandelt mit Fernpunkten des Sanjiao- sowie des Gallenblasenmeridians.

Zephalgie vom Shao-Yang-Typ

Du 20 Baihui		
Gb. 14 Yangbai	SJ. 5 Waiguan	Gb. 41 Linqi
Gb. 20 Fengchi	Di. 4 Hegu	

- **Schmerzen im Bereich der Schläfe** mit Schmerzmaxima im Bereich von Ma. 8 Touwei werden dem **Magenmeridian** zugeordnet. Man spricht von **Yang-Ming-Kopfschmerzen** und behandelt mit Fernpunkten des Dickdarm- und Magenmeridians.

Zephalgie vom Yang-Ming-Typ

Du 20 Baihui		
Ma. 8 Touwei	Di. 4 Hegu	Ma. 44 Neiting
Gb. 4 Hanyan	Di. 11 Quchi	Ma. 36 Zusanli

- **Schmerzen im Verlauf des Blasenmeridians** mit Schmerzmaxima im Bereich von Bl. 2 Zanzhu oder Bl. 10 Tianzhu nennt man **Tai-Yang-Kopfschmerzen**. Man behandelt mit Fernpunkten des Dünndarm- und Blasenmeridians.

Zephalgie vom Tai-Yang-Typ

Du 20 Baihui

| Bl. 2 | Zanzhu | Dü. 3 Houxi | Bl. 60 | Kunlun |
| Bl. 10 | Tianzhu | Di. 4 Hegu | Bl. 67 | Zhiyin |

- **Schmerzen im Bereich des Punktes Du 20 Baihui** werden dem **Lebermeridian** zugeordnet. Nach traditioneller Vorstellung zieht eine innere Verbindung vom Lebermeridian zum Punkt Du 20 Baihui am Vertex. Man behandelt mit Fernpunkten des Lebermeridians.

Zephalgie bei Leberstörung

Du 20 Baihui

Ex. 6	Sishencong	Di. 4 Hegu	Le. 3	Taichong
			Le. 2	Xingjian
			Gb. 34	Yanglingquan

Auch die **Unterteilung nach der Kopfregion** in frontale, temporale, parietale und okzipitale Kopfschmerzen wird von vielen Autoren angeführt. Dann wählt man die Punkte wie folgt aus:

Frontale Kopfschmerzen

Du 20 Baihui

Du 23	Shangxing	Di. 4 Hegu	Ma. 44	Neiting
Ma. 8	Touwei		Gb. 34	Yanglingquan
Gb. 14	Yangbai			
Ex. 1	Yintang			
Ex. 2	Taiyang			
Ah-Shi-Punkte				

Temporale Kopfschmerzen

Du 20	Baihui			
Ex. 6	Sishencong	SJ. 5	Waiguan	Ma. 44 Neiting
Ma. 8	Touwei	Di. 4	Hegu	Gb. 41 Fuß-Linqi
Gb. 8	Shuaigu			Gb. 34 Yanglingquan
SJ. 23	Sizhukong			
Ah-Shi-Punkte				

Partietale Kopfschmerzen

Du 20	Baihui		
Ex. 6	Sishencong	Di. 4	Hegu
Ma. 8	Touwei	SJ. 3	Zhongzhu
Gb. 8	Shuaigu	SJ. 5	Waiguan
Ah-Shi-Punkte			

Okzipitale Kopfschmerzen

Du 20	Baihui			
Ex. 6	Sishencong	Lu. 7	Lieque	Bl. 60 Kunlun
Gb. 20	Fengchi	Di. 4	Hegu	
Bl. 10	Tianzhu			
Ah-Shi-Punkte				

6.7.2 Trigeminusneuralgie

Nach traditioneller Vorstellung beruht die Trigeminusneuralgie auf einer Blockade von Qi durch Wind, Kälte oder Hitze, bei tiefergreifenden inneren Störungen der Leber- und Magenenergie. Diese Organe können entweder im Füllezustand sein, mit Hitzesymptomen und akuten brennenden Schmerzen oder in Leere mit dumpfen bohrenden Schmerzen. Wenn die Schmerzen anfallartig, periodisch oder wandernd auftreten, spricht man von inneren Windstörungen. Die Wetterfaktoren Hitze, Wind usw. dienen hier auch der Beschreibung der Schmerzqualitäten. Bei der Behandlung der Trigeminusneuralgie nadelt man im Gesicht eine große Anzahl von Punkten (10–12), die immer wieder manuell stimuliert werden. Auf sedierende oder selten tonisierende Stimulation ist hier zu achten. Die Fernpunkte, besonders Di.4 Hegu, werden meist manuell kräftig stimuliert. In schweren Fällen wird am Anfang täglich behandelt und die Nadeln 30–60 min belassen. Bei starken akuten Schmerzen darf nur die kontralaterale Gesichtshälfte genadelt werden, da sonst die Schmerzen zunehmen können. Erst nach Abklingen der akuten Schmerzen, meist nach 3–4 Sitzungen, wird auf die kranke Seite übergegangen, zunächst mit wenig Nadeln, die Anzahl der Nadeln wird dann langsam gesteigert. Auch die Reizstärke bei der manuellen Nadelstimulation wird langsam erhöht. In der Mehrzahl der Fälle findet eine erste Schmerzlinderung nach 4–6 Sitzungen statt. Bis dahin verabreichte medikamentöse Therapie kann von diesem Zeitpunkt an langsam reduziert werden. Um jedoch zu einer deutlichen Schmerzreduktion zu kommen, muß man in der Regel 15- bis 20mal weiterbehandeln. Je nach Lokalisation der Schmerzen, werden die Punkte wie folgt ausgewählt:

Schmerzen im Gebiet der N. ophthalmicus V 1

Du 20	Baihui				
Gb.14	Yangbai	Di.4	Hegu	Ma.44	Neiting
Ex.2	Taiyang	SJ.5	Waiguan	Le.3	Taichong
Bl.2	Zanzhu			Ma.36	Zusanli

Schmerzen im Gebiet des N. maxillaris V 2

Du 20	Baihui				
Ma.2	Sibai	Di.4	Hegu	Ma.44	Neiting
Ma.3	Juliao	SJ.5	Waiguan	Le.3	Taichong
Dü.18	Quanliao			Ma.36	Zusanli
Du 26	Renzhong				
Ma.7	Xiaguan				
Di.20	Yingxiang				

Schmerzen im Gebiet des N. mandibularis V 3

Du 20	Baihui				
Ma.4	Dicang	Di.4	Hegu	Ma.44	Neiting
Ma.6	Jiache	SJ.5	Waiguan	Le.3	Taichong
Ma.7	Xiaguan			Ma.36	Zusanli
Ren 24	Chengjiang				
Ex.5	Jiachengjiang				

6.7.3 Hemiparesen

Die Behandlung von Hemiparesen nimmt in den Akupunkturkliniken Chinas einen großen Raum ein. Hemiparesen nach zerebralem Insult zeigen eine bessere Prognose als posttraumatische. Eigene Erfahrungen in der Behandlung von spastischen Paresen zeigen eine deutliche Reduktion der Spastik bei 30% der Patienten. Auch bei länger bestehenden Paresen sind häufig erstaunliche Besserungen der Motorik zu erzielen.

Nach traditioneller Vorstellung liegt bei Paresen eine ausgeprägte Schwächestörung vor, mit massiver Blockade von Qi und Blut. Betroffen sind in erster Linie der Dickdarm- und Magenmeridian, also die Yang-Ming-Meridianachse. Man behandelt folglich vorwiegend mit Punkten des Dickdarm- und Magenmeridians, und zwar wird tief in die Muskulatur genadelt. Die Elektrostimulation verstärkt die Akupunkturwirkung und wirkt einer fortschreitenden Muskelatrophie entgegen. Auch die Moxibustion ist bei ausgeprägten Kälte- und Schwächesymptomen nützlich und tonisiert zusätzlich den geschwächten Patienten.

Bei der Paresebehandlung wird die Akupunktur für 2-3 Behandlungszyklen von jeweils 10-12 Sitzungen durchgeführt. Zeigt sich nach 10-15 Sitzungen kein Behandlungserfolg, sollte mit Schädelakupunktur weiterbehandelt werden.

Hemiparese der Arme

Du 20	Baihui	
Ex. 6	Sishencong	Gb. 34 Yanglinquan
Di. 15	Jianyu	
Di. 11	Quchi	
Di. 10	Shousanli	
Di. 4	Hegu	
Ex. 28	Baxie	
SJ. 14	Jianliao	
SJ. 5	Waiguan	
SJ. 3	Zhongzhu	

Hemiparesen der Beine

Du 20	Baihui	
Ex. 6	Sishencong	Gb. 30 Huantiao

Ma. 31 Biguan
Ma. 32 Femur-Futu
Ma. 36 Zusanli
Ma. 37 Shangjuxu
Ma. 40 Fenglong
Ma. 41 Jiexi
Ma. 44 Neiting
Ex. 36 Bafeng

Gb. 34 Yanglingquan
Gb. 37 Guangming
Gb. 40 Qiuxu

Moxibustion bei Hemiparesen

Ren 6 Qihai	Di. 10 Shousanli	Ma. 36 Zusanli
Ren 4 Guanyuan	Di. 11 Quchi	MP. 6 Sanyinjiao
Bl. 23 Shenshu	SJ. 5 Waiguan	Ma. 41 Jiexi
Bl. 25 Dachangshu		

6.7.4 Fazialisparese

Bei der Akupunkturbehandlung der Fazialisparese werden Remissionen in vielen Fällen beobachtet. Man behandelt meist die erkrankte Seite einseitig, die Fernpunkte beidseitig.

Du 20 Baihui		
Ex. 6 Sishencong	Di. 4 Hegu	Gb. 34 Yanglingquan
Gb. 14 Yangbai	Di. 11 Quchi	Ma. 36 Zusanli
Ex. 2 Taiyang		Ma. 44 Neiting
Ma. 2 Sibai		
Ma. 3 Juliao		
Ma. 4 Dicang		
Ma. 5 Daying		
Ma. 7 Xiaguan		
Dü. 18 Quanliao		
Ex. 5 Jiachenjiang		

6.8 Gynäkologische Erkrankungen

Nach traditioneller Vorstellung gehören die Genitalorgane zum chinesischen Nierensystem. Der Lebermeridian spielt ebenfalls eine wichtige Rolle, weil er durch das Genitale zieht. Der Ren Mai wird auch Konzeptionsgefäß genannt, wegen der engen Beziehung zu den Genitalorganen. Folglich behandelt man Erkrankungen der Genitalorgane mit Punkten des Nieren-, Lebermeridians sowie des Ren Mai und Du Mai. Für den Therapieerfolg ist die Differenzierung in Fülle- oder Leerestörungen von großer Bedeutung und die entsprechende Nadeltherapie oder Moxibustion.

6.8.1 Dysmenorrhö

Nach traditioneller Vorstellung liegt hier entweder eine Füllestörung mit krampfartigen Schmerzen, die auf Druck oder Wärme zunehmen und in die Beine oder in den Rücken einstrahlen, oder eine Leerestörung vor. Bei der Leerestörung treten während oder nach der Menstruation dumpfe Schmerzen auf, die durch Wärme oder Druck gemildert werden. Bei Füllestörung wird die Blockade von Qi und Blut mit kräftiger Stimulation, also sedierend, behandelt. Bei der Leerestörung wird neben der Nadelung Moxibustion an den Mu- und Shu-Punkten der Niere angewandt.

Du 20 Baihui		
Ren 3 Zhongji	Di. 4 Hegu	MP. 6 Sanyinjiao
Ren 6 Qihai		MP. 10 Xuehai
Ren 4 Guanyuan		Le. 3 Taichong
		Ma. 36 Zusanli

Moxibustion bei Schwächestörung

Bl. 23 Shenshu	Gb. 25 Jingmen	MP. 6 Sanyinjiao
Bl. 20 Pishu	Le. 13 Zhangmen	Ni. 7 Fuliu
Ren 4 Guanyuan		Ma. 36 Zusanli
Ren 6 Qihai		

6.8.2 Schmerzen bei Tumoren im Beckenraum

Da Akupunktur gute analgetische Wirkungen zeigt, ist sie bei Tumorschmerzen im Beckenraum indiziert. Bei starken Schmerzen ist die Elektrostimulation mit wechselnden Impulsmustern sehr wirksam.

Du 20   Baihui
Ren 4   Guanyuan   Di. 4   Hegu   MP. 6   Sanyinjiao
Du 3   Yaoyangguan   Di. 11 Quchi   Ma. 44 Neiting
Bl. 23 Shenshu
Bl. 25 Dachangshu

Bei reduziertem Allgemeinzustand wird mit Moxibustion tonisiert
Bl. 23 Shenshu   MP. 6   Sanyinjiao
Gb. 25 Jingmen
Bl. 26 – Bl. 30   Ma. 36 Zusanli
Ren 6   Qihai   Bl. 40 Weizhong

6.8.3 Analgesie während der Geburt

Mit Hilfe der Akupunktur lassen sich die Schmerzen während der Geburt deutlich verringern. Auch eine signifikante Verkürzung der Entbindungszeit ist zu verzeichnen. Neben der analgetischen Wirkung kommt es durch die psychisch entspannende Wirkung der Akupunktur zu einer besseren Mitarbeit der Mutter.

Zur Akupunktur während der Geburt werden Nahpunkte im Bereich des Unterbauches oder des Rückens mit wichtigen Fernpunkten kombiniert. Die Nadeln an den Fernpunkten MP. 6 Sanyinjiao und Neima an der Innenseite des Beines werden einseitig gesetzt, um den Geburtshelfer nicht zu behindern. Di. 4 Hegu an der Hand wird wiederholt manuell stimuliert. An den Fernpunkten am Bein, und bei starken Schmerzen in der Kreuzgegend, wendet man Elektrostimulation auch an diesen Punkten an. Die Elektrostimulation verstärkt die analgetische Wirkung der Akupunktur.

In der Regel wählt man 2 Nahpunkte und jeweils 2 Fernpunkte an den Armen und Beinen aus. Bei starken Schmerzen kann man die Reizstärke erhöhen und noch einige Nadeln dazunehmen.

Du 20 Baihui
Ma. 29 Guilai   Di. 4 Hegu   MP. 6   Sanyinjiao
Ren 4 Guanyuan   He. 7 Shenmen   Extra-Neima
Du 2 Yaoshu   Le. 3   Taichong
Du 6 Jizhong   Ma. 36 Zusanli
Gb. 21 Jianjing   Bl. 67 Zhiyin

6.9 Urologische Erkrankungen

Vor allem bei chronischen Entzündungen mit Reizzuständen, sowie bei funktionellen Störungen im Urogenitalbereich zeigt die Akupunkturtherapie gute Wirksamkeit.

Nach chinesischer Vorstellung umfaßt das traditionelle Nierensystem neben der Nierenfunktion auch die Funktionen der Urogenitalorgane. Bei urologischen Erkrankungen liegt oft eine Schwäche des Nierensystems vor mit verminderter Aktivität, Müdigkeit, Energiemangel, kalten Füßen, Kältegefühl in der Lendengegend, Abwehrschwäche, Abnahme der Libido. Auch rezidivierende Infekte im Urogenitalbereich treten oft auf.

Der Nieren- und Blasenmeridian steht im Mittelpunkt bei der Behandlung urologischer Erkrankungen. Daneben werden auch Punkte des Ren Mai, des Milz-Pankreas-Meridians und des Du Mai ausgewählt.

Wichtige Punkte zur Behandlung von urologischen Erkrankungen:

- **MP. 6 Sanyinjiao**, der Treffpunkt der 3 Yin-Meridiane Milz-Pankreas, Niere und Leber ist der wichtigste Fernpunkt für das Urogenitalsystem.

- **Le. 3 Taichong**, der Yuan-Punkt, ist ein weiterer Fernpunkt, weil der Lebermeridian durch das Genitale zieht.

- **Bl. 23 Shenshu** ist der Shu-, Transportpunkt der Niere. Bei Nierenstörungen kann man über diesen Punkt das Organ direkt beeinflussen.

- **Ren 3 Zhongji** ist der Mu-, Alarmpunkt der Blase und als Nahpunkt von großer Bedeutung bei der Behandlung der Harnblase.

- **Ren 6 Qihai** ist ein wichtiger allgemeiner Tonisierungspunkt mit besonderer Wirkung auch auf das Urogenitalsystem. Bei Schwächestörungen ist die Moxibustion sehr wirkungsvoll.

6.9.1 Pyelonephritis, Harnweginfekte, chronische Glomerulonephritis

Die traditionelle Einordnung der Symptome dieser Erkrankungen ergibt meist eine Nieren-Yang-Schwäche. Die entzündungsbedingten Symptome wie Brennen, akuter Schmerz und Fieber sind Ausdruck einer Fülle- bzw. Hitzestörung der Blase. Die Therapie richtet sich auf die Stärkung der Niere, in erster Linie mit Moxibustion. Häufig wird die Nadelbehandlung zur Linderung der akuten Füllesymptome des Blasenmeridians zusätzlich angewendet. Bei Harnweginfekten ist Akupunktur mit der indizierten Chemotherapie zu kombinieren. Akupunktur und Moxibustion beseitigen durch ihre abwehrsteigernde Wirkung die Rezidivneigung bei Harnwegentzündungen.

Moxibustion

Bl. 23	Shenshu	Di. 11 Quchi	Ni. 7 Fuliu
Gb. 25	Jingmen		Ni. 8 Jiaoxin
Du 4	Mingmen		MP. 6 Sanyinjiao
Bl. 28	Pangguangshu		Le. 8 Ququan
Bl. 25	Dachangshu		
Ren 4	Guanyuan		
Ren 6	Qihai		

Akupunktur der Punkte

Du 20	Baihui
Ren 3	Zhongji
Bl. 23	Shenshu
Du 3	Yaoyanggguan

Di. 4	Hegu
Di. 11	Quchi

Ni. 3	Taixi
Le. 3	Taichong
MP. 6	Sanyinjiao

Auch bei Oligurie liegt nach traditioneller Vorstellung eine ausgeprägte Schwächestörung des Nierensystems vor. Mit Akupunktur und Moxibustion kann hier ein Therapieversuch unternommen werden.

6.9.2 Prostatitis, Uroneurosen

Bei diesen chronischen Reizzuständen liegt nach traditioneller Vorstellung eine Hitze- und Feuchtigkeitsstörung des Nieren- und Blasensystems vor. Gerade bei sonst therapieresistenten, oft psychosomatischen Störungen sind mit Akupunktur gute Therapieerfolge zu erzielen.

Du 20	Baihui
Ren 3	Zhongji
Ren 4	Guanyuan
Bl. 23	Shenshu
Bl. 28	Pangguangshu

Di. 4 Hegu

MP. 6	Sanyinjiao
Ni. 5	Shuiquan
Bl. 63	Jinmen

Bei Schwächesymptomen ist die zusätzliche Moxibustion der folgenden Punkte indiziert:

Bl. 23	Shenshu
Du 4	Mingmen
Ren 6	Qihai
Ren 4	Guanyuan

Le. 8	Ququan
MP. 6	Sanyinjiao
Ni. 7	Fuliu
Ma. 36	Zusanli

218

6.9.3 Enuresis

Nach traditioneller Vorstellung liegt bei der Enuresis eine Schwächestörung des Qi der Niere vor. Diese kann viele Ursachen haben, darunter häufig psychogene, z. B. Angst. Die Therapie richtet sich auf die Stärkung des Nieren-Qi durch Moxibustion. Daneben ist auch Akupunktur mit tonisierender Technik bei älteren Kindern oder Jugendlichen indiziert. Bei Kleinkindern wird neben der Moxibustion Lasertherapie versucht.

Moxibustion der Punkte

Bl. 23	Shenshu	Ni. 3	Taixi
Bl. 28	Pangguangshu	Le. 3	Taichong
Ren 3	Zhongji	MP. 6	Sanyinjiao
Ren 4	Guanyuan	Ma. 36	Zusanli
Ren 6	Qihai	Bl. 40	Weizhong
Bl. 32	Ciliao	Bl. 67	Zhiyin

Akupunktur

Du 20	Baihui		
He. 7	Shenmen		
Ren 3	Zhongji	MP. 6	Sanyinjiao
Ren 4	Guanyuan	Ni. 3	Taixi
Bl. 23	Shenshu	Ma. 36	Zusanli

6.10 Hauterkrankungen

Bei vielen Hauterkrankungen wie Akne, Herpes zoster, Psoriasis und Ekzemen ist die Akupunkturtherapie wirkungsvoll. Nach traditioneller Vorstellung ist die Haut der Lunge und dem Dickdarm zugeordnet und wird folglich vorwiegend mit Punkten dieser Meridiane behandelt.

Prinzipien der Behandlung

- **Lokale Punkte** werden zusammen mit spezifischen Punkten kombiniert:
- **Punkte in der Umgebung der Erkrankung:** Das erkrankte Hautareal wird nicht genadelt, besonders nicht im ulzerierten Gebiet.
- **Punkte des Lungenmeridians**, da die Haut der Lunge zugeordnet ist.
- Der Punkt **MP. 10 Xuehai** aufgrund seiner antiallergischen Eigenschaften.
- Die Punkte **Du 14 Dazhui** und **MP. 6 Sanyinjiao** wegen ihrer infektabwehrenden und immunstimulierenden Wirkungen.
- Der Punkt **Di. 11 Quchi** als homöostatischer Punkt.
- Der Punkt **Lu. 9 Taiyuan** als **Meisterpunkt des Gefäßsystems** wird bei Durchblutungsstörungen genadelt.

Neben der Nadelbehandlung spielt die **Lasertherapie** bei Hauterkrankungen eine wichtige Rolle. Mit dem Laserstrahl werden einerseits die Hautläsionen wie bei Herpes simplex oder bei schlecht heilenden Wunden flächenförmig bestrahlt. Daneben behandelt man Akupunkturpunkte in der Umgebung sowie spezifische Fernpunkte. Die Bestrahlungszeit bei flächenförmiger Anwendung beträgt $2\,min/cm^2$ bei einer Laserleistung von 2 mW. Die Akupunkturpunkte werden jeweils für 15–30 s bestrahlt.

6.10.1 Acne vulgaris

Bei der Aknebehandlung werden wichtige Akupunkturpunkte im Bereich der Akne, z. B. im Gesicht und am Rücken, ausgewählt. Zusätzlich behandelt man die spezifischen Fernpunkte der Meridiane, die durch das befallene Gebiet ziehen. Daneben ist die flächenhafte Laserbestrahlung der Akne wirkungsvoll.

Akne im Gesicht

Du 20 Baihui		
Ma. 3 Juliao	Di. 4 Hegu	Ma. 36 Zusanli
Ma. 5 Daying	Di. 11 Quchi	MP. 10 Xuehai
Ma. 6 Jiache	Lu. 7 Lieque	MP. 6 Sanyinjiao
Ma. 7 Xiaguan	Pe. 4 Ximen	

Weitere lokale Punkte

Akne am Rücken

Du 20 Baihui		
Du 14 Dazhui	Di. 11 Quchi	Bl. 40 Weizhong
Du 12 Shenzhu	Lu. 7 Lieque	Bl. 60 Kunlun
Bl. 13 Feishu		MP. 10 Xuehai

Weitere lokale Punkte

6.10.2 Ulcus cruris, schlecht heilende Wunden

Hier ist die flächenförmige Bestrahlung der Hautläsionen von erstaunlicher Wirksamkeit. Innerhalb von wenigen Tagen bildet sich ein neues Granulationsgewebe und die jahrelang bestehenden Läsionen heilen ab. Neben der Laserbestrahlung ist auch Akupunktur wirksam.

Nahpunkte: Punkte proximal und distal des Ulkus. Punkte des Meridians, der das betroffene Gebiet durchzieht. Punkte der kontralateralen Körperhälfte, die der Ulkuslokalisation entsprechen.

Allgemeine Punkte

Lu. 9 Taiyuan
Lu. 7 Lieque
Du 14 Dazhui
Di. 11 Quchi
MP. 6 Sanyinjiao

6.10.3 Ekzeme, endogenes Ekzem

Nach traditioneller Vorstellung liegt hier eine Yin-Schwäche der Lunge vor. Bei der Behandlung von Ekzemen sind die Punkte des Lungen- und Dickdarmmeridians wirkungsvoll. Die Umstellung der Ernährungsgewohnheiten ist von großer Bedeutung für den Heilerfolg.

Du 20 Baihui		
Du 14 Dazhui	Di. 11 Quchi	MP. 10 Xuehai
Punkte der be-	He. 7 Shenmen	MP. 6 Sanyinjiao
troffenen Region	Di. 4 Hegu	Ma. 36 Zusanli

6.10.4 Psoriasis

Bei der Psoriasis sind Heilerfolge erst nach ausdauernder Therapie zu erzielen. Oft sind 2–4 Behandlungszyklen von 10–12 Sitzungen erforderlich. Die Laserbestrahlung der befallenen Hautareale zeigt hier gute Wirksamkeit.

Du 20 Baihui		
Punkte der be-	Di. 11 Quchi	MP. 10 Xuehai
troffenen Region	Lu. 5 Chize	MP. 6 Sanyinjiao
	Lu. 7 Lieque	Ma. 36 Zusanli

6.10.5 Herpes zoster, Zosterneuralgien

Akupunkturtherapie eignet sich hier zur Analgesie im Akutstadium. Auch bei chronischer und über Jahre bestehender Zosterneuralgie läßt sich eine deutliche Linderung der Schmerzen erzielen.
Im akuten Stadium werden die lokalen Nadeln oberhalb und unterhalb des befallenen Segments gesetzt. Die flächenförmige Laserbestrahlung ist hier indiziert. Die Fernpunkte werden kräftig manuell stimuliert.

Du 20	Baihui				
Du 14	Dazhui	SJ. 8	Sanyangluo	Bl. 60	Kunlun
Blasenmeridian-		Di. 4	Hegu	Ma. 44	Neiting
punkte der		Di. 11	Quchi		
betroffenen Region					

6.10.6 Herpes simplex

Die Laserbestrahlung der Hautläsionen sollte – wenn möglich – beim ersten Erscheinen der Bläschen erfolgen. Die Bestrahlungszeit beträgt 2 min/cm^2 bei einer Laserleistung von 2 mW. Auch Fernpunkte für das Gesicht wie Di. 4 Hegu und Di. 11 Quchi sind zusätzlich wirksam. Bei Herpes im Genitalbereich werden zusätzlich zur lokalen Bestrahlung die Fernpunkte MP. 6 Sanyinjiao und MP. 10 Xuehai genadelt. Man behandelt täglich, insgesamt 3–4 Tage, danach sind die Läsionen meist abgeheilt. Die Rezidivneigung wird durch die Laserbestrahlung gesenkt.

6.11 Erkrankungen der Sinnesorgane

Schwerhörigkeit, Tinnitus, Vertigo, sowie Konjunktivitis und Visusschwäche sind die Hauptindikationen bei Erkrankungen der Sinnesorgane. Klinische Untersuchungen aus China zeigen eine gute Wirksamkeit der Akupunkturtherapie bei Erkrankungen der Sinnesorgane, wobei der Wirkungsmechanismus bisher unbekannt ist. Nach traditioneller Vorstellung gehört das Ohr zu dem Funktionskreis der Niere und Blase, während das Auge dem Funktionskreis Leber und Gallenblase zugerechnet wird. Daneben bestehen enge Verbindungen zwischen dem Ohr und dem Sanjiao-Meridian, der das Ohr umkreist und dessen Fernpunkte starke Wirkungen bei Ohrerkrankungen zeigen.

6.11.1 Schwerhörigkeit

Bei angeborener Schwerhörigkeit, Hörsturz und Altersschwerhörigkeit sind Therapieversuche mit Akupunktur zu empfehlen. Nach traditionellen Kriterien sind oft Schwächesymptome der Niere und des Sanjiao vorherrrschend. Deshalb ist neben der Akupunkturbehandlung auch die Moxibustion indiziert.

Du 20	Baihui				
SJ. 21	Ermen	SJ. 3	Zhongzhu	Gb. 41	Zulinqi
Dü. 19	Tinggong	SJ. 5	Waiguan		
Gb. 2	Tinghui	Di. 4	Hegu		
SJ. 17	Yifeng	Dü. 6	Yanglao		
Gb. 20	Fengchi	Dü. 3	Houxi		
Du 15	Yamen				

Moxibustion

Bl. 23	Shenshu	SJ. 3	Zhongzhu	Ni. 3	Taixi
Bl. 22	Sanjiaoshu			Ni. 7	Fuliu

6.11.2 Tinnitus

Bei verschiedenen Formen von Ohrgeräuschen zeigt die Akupunkturtherapie oft gute Wirksamkeit.

Nach traditioneller Vorstellung liegt entweder eine Füllestörung der Leber oder Gallenblase mit begleitendem Schweregefühl im Kopf und Kopfschmerzen vor oder eine Schwächestörung des Nierensystems mit typischen Kältesymptomen. Bei einer Füllestörung behandelt man sedierend mit kräftiger Nadelstimulation, während bei der Nierenschwäche Moxibustion wirksam ist.

Du 20	Baihui				
SJ. 21	Ermen	SJ. 3	Zhongzhu	Le. 3	Taichong
SJ. 17	Yifeng			Le. 2	Xingjian
Gb. 2	Tinghui			Gb. 41	Zulinqi

Moxibustion

Bl. 23	Shenshu		Ni. 3	Taixi
Du 4	Mingmen		Ni. 7	Fuliu
			MP. 6	Sanyinjiao

6.11.3 Ménière-Krankheit, Schwindel, Reisekrankheit, Labyrinthitis

Auch bei verschiedenen Formen von Schwindel ist die Akupunktur wirksam. Nach traditioneller Vorstellung liegt hier eine Disharmonie zwischen Yin und Yang vor, häufig auch eine Schwächestörung des Sanjiao oder des Nierensystems.

Du 20	Baihui				
SJ. 21	Ermen	SJ. 3	Zhongzhu	Gb. 41	Linqi
Dü. 19	Tinggong	SJ. 5	Waiguan	Le. 3	Taichong
Gb. 2	Tinghui	Di. 4	Hegu		
		Dü. 6	Yanglao		

6.11.4 Chronische Konjunktivitis

Bei chronischer Konjunktivitis und bei anderen Reizzuständen des Auges, z. B. Kontaktlinsenunverträglichkeit, lassen sich gute Therapieerfolge mit Akupunktur erzielen.

Bei der Nadelung der Punkte im Bereich der Orbita ist besondere Vorsicht geboten, um das Auge nicht zu verletzten. Fernpunkte des Leber- und Gallenblasenmeridians besonders Gb. 37 Guangming, der Luo-Punkt, und Le. 3 Taichong, der Yuan-Punkt, spielen eine große Rolle. Daneben ist Di. 4 Hegu bei Erkrankungen der Augen sehr wirksam.

Du 20	Baihui				
Ex. 2	Taiyang	Di. 4	Hegu	Le. 3	Taichong
Bl. 1	Jingming	Di. 11	Quchi	Gb. 37	Guangming
SJ. 23	Sizhukong			MP. 6	Sanyinjiao
Ma. 1	Chengqi				
Gb. 1	Tongziliao				
Gb. 20	Fengchi				

6.11.5 Visusschwäche

Visusschwäche kann durch viele Augenerkrankungen hervorgerufen worden sein. Nach Ausschöpfung der ophthalmologischen Standardtherapien ist ein Versuch mit Akupunktur zu empfehlen, da zuweilen deutliche Verbesserungen der Sehfähigkeit erreicht werden.

Du 20	Baihui				
Ma. 1	Chengqi	Di. 4	Hegu	Gb. 37	Guangming
Ex. 4	Qiuhou	Dü. 6	Yanglao	MP. 6	Sanyinjiao
Bl. 2	Zanzhu	Di. 5	Yangxi	Le. 3	Taichong
Gb. 14	Yangbai	Di. 11	Quchi	Ma. 36	Zusanli
Gb. 20	Fengchi				
Ex. 2	Taiyang				
Bl. 18	Ganshu				

6.12 Akute Krankheitsbilder und Notfälle

Bei vielen akuten Krankheitsbildern wie Ohnmacht, Kreislaufkollaps, Grand mal, und bei akuten Schmerzen läßt sich die Akupunktur neben der üblichen Notfalltherapie oft sehr gewinnbringend einsetzen; so z. B. kann man einen Patienten mit akutem Krampfanfall nadeln bis die Medikamentenspritze aufgezogen ist. Bei Kreislaufkollaps erzielt man oft innerhalb von wenigen Sekunden eine Kreislaufstabilisierung. Man nadelt in der Regel nur wenige Jing-Punkte, deren Anwendung nur Sekunden in Anspruch nimmt. Bei Notfällen, wenn keine Akupunkturnadel zur Hand ist, kann ausnahmsweise mit dünnen Einmalkanülen akupunktiert werden. Auch in diagnostischer Hinsicht ist hier Akupunktur nützlich. Wenn ein komatöser Patient auf die Nadelung keine Reaktionen zeigt, handelt es sich um ein schwerwiegendes und lebensgefährliches Koma.

Prinzipien der Behandlung

- Einsatz von **Jing-Punkten.**
- Wichtige **spezifische Fernpunkte** zur schnellen Befreiung von Schmerzen und anderen Symptomen.
- Lokale, spontan oder auf Druck schmerzhafte **Ah-Shi-Punkte.**
- **Xi-Cleft-Punkte** der betroffenen Organe.
- **Du 20 Baihui** mit sedierender Wirkung.

6.12.1 Ohnmacht, Kreislaufkollaps

Du 26 Renzhong

Kräftige manuelle Stimulation der Nadeln. Beim Fehlen von Akupunkturnadeln kann auch Akupressur mit dem Daumennagel versucht werden.

6.12.2 Großer epileptischer Anfall

Bei bestehendem Krampfanfall wird der Punkt **Du 26 Renzhong** genadelt und kräftig stimuliert. Man erzielt häufig eine sofortige Unterbrechung der Krämpfe.

6.12.3 Akute Schmerzzustände

Bei akuten Schmerzzuständen, z. B. bei Nieren- oder Gallenkolik, Herzinfarkt oder akuten Abdominalschmerzen kann durch die Nadelung wichtiger analgetischer Punkte eine schnelle Schmerzreduktion erzielt werden. Diese erleichtert dann das weitere diagnostische und therapeutische Vorgehen.
Die wichtigen Punkte bei akuten Schmerzzuständen sind:
Di. 4 Hegu
Ma. 44 Neiting.
Diese Punkte werden kräftig manuell stimuliert. Du 20 Baihui kann zur psychischen Stabilisierung beitragen. Bei Übelkeit und Brechreiz ist Pe. 6 Neiguan und Ma. 36 Zusanli nützlich.

Anhang A
WHO-Indikationsliste für Akupunktur

Respirationstrakt

Akute Sinusitis

Akute Rhinitis

Allgemeine Erkältungs-
krankheiten

Akute Tonsillitis

**Bronchopulmonale
Erkrankungen**

Akute Bronchitis

Asthma bronchiale

Augenerkrankungen

Akute Konjunktivitis

Zentrale Retinitis

Myopie (bei Kindern)

Katarakt

Erkrankungen der Mundhöhle

Zahnschmerzen

Schmerzen nach Zahn-
extraktion

Gingivitis

Akute und chronische
Pharyngitis

Gastrointestinale Erkrankungen

Ösophagus- und Kardiospasmen

Singultus

Gastroptose

Akute und chronische Gastritis

Hyperazidität des Magens

Chronisches Ulcus duodeni

Akute und chronische Kolitis

Akute bakterielle Dysenterie

Obstipation

Diarrhö

Paralytischer Ileus

**Neurologische und orthopädische
Erkrankungen**

Kopfschmerzen

Migräne

Trigeminusneuralgie

Fazialisparese

Lähmungen nach Schlaganfall

Periphere Neuropathien

Poliomyelitislähmung

Morbus Ménière

Neurogene Blasendysfunktion

Enuresis nocturna

Interkostalneuralgie

Schulter-Arm-Syndrom

Periarthritis humeroscapularis

Tennisellbogen

Ischialgie, Lumbalgie

Rheumatoide Arthritis

Anhang B
Vergleich der Nomenklaturen

Akupunkturbegriffe

Deutsch	Englisch (offizielle chinesische Nomenklatur)
Meridiane	Channels (Jing)
Lungenmeridian, **Lu.**	Lung channel, **Lu.**
Dickdarmmeridian, **Di.**	Large intestine channel, **L.I.**
Magenmeridian, **Ma.**	Stomach channel, **St.**
Milz-Pankreas-Meridian, **MP.**	Spleen channel, **Sp.**
Herzmeridian, **He.**	Hear channel, **H.**
Dünndarmmeridian, **Dü.**	Small intestine channel, **S.I.**
Blasenmeridian, **Bl.**	Urinary bladder channel, **U.B.**
Nierenmeridian, **Ni.**	Kidney channel, **K.**
Perikardmeridian, **Pe.** oder Kreislauf-Sexualität (K.S.) oder Meister des Herzens (M.d.H.)	Pericardium channel, **P.**
Sanjiao, **SJ.** oder Dreiteiliger Erwärmer, 3 E.	Sanjiao channel, **S.J.**
Gallenblasenmeridian, **Gb.**	Gall bladder channel, **G.B.**
Lebermeridian **Le.**	Liver channel, **Liv.**
Ren Mai, **Ren** oder Kontrollgefäß auch Konzeptionsgefäß (KG), Jenn Mo (JM)	Ren Mai Conceptional vessel

Deutsch	Englisch (offizielle chinesische Nomenklatur)
Du Mai, **Du**	Du Mai
Lenkergefäß, **LG** oder Gouverneursgefäß, GG	Gouverning vessel
Durchgangspunkt, **Luo**	Luo connecting point
Quellpunkt **Yuan** oder Yu	Yuan source point
Zustimmungspunkt, **Shu**	Back Shu point
Alarmpunkt, **Mu**	Mu point
Meisterpunkt	Influential point
Kardinalpunkt	Confluent point
Schlüssel- oder Konfluenzpunkt	
5 Antike Punkte	Shu 1–5

Anhang C
Chinesische Punktenamen in alphabetischer Reihenfolge

Anmian I	Ex.	8	Chengqi	Ma.	1	Dubi	Ma.	35
Anmian II	Ex.	9	Chengshan	Bl.	57	Duiduan	Du	27
			Chize	Lu.	5	Dushu	Bl.	16
Bafeng	Ex.	36	Chongmen	MP.	12			
Baihuan-			Chong-			Erbai	Ex.	24
shu	Bl.	30	yang	Ma.	42	Erjian	Di.	2
Baihui	Du	20	Ciliao	Bl.	32	Ermen	SJ.	21
Baohuang	Bl.	53						
Baxie	Ex.	28	Dabao	MP.	21	Feishu	Bl.	13
Benshen	Gb.	13	Dachang-			Feiyang	Bl.	58
Biguan	Ma.	31	shu	Bl.	25	Fengchi	Gb.	20
Binao	Di.	14	Dadu	MP.	2	Fengfu	Du	16
Bingfeng	Dü.	12	Dadun	Le.	1	Fenglong	Ma.	40
Bizhong	Ex.	23	Dahe	Ni.	12	Fengmen	Bl.	12
Bizhong	Ex.	23	Daheng	MP.	15	Fengshi	Gb.	31
Bulang	Ni.	22	Daimai	Gb.	26	Fuai	MP.	16
Burong	Ma.	19	Daju	Ma.	27	Fubai	Gb.	10
			Daling	Pe.	7	Fufen	Bl.	41
Chang-			Dannang	Ex.	35	Fujie	MP.	14
qiang	Du	1	Danshu	Bl.	19	Fuliu	Ni.	7
Chengfu	Bl.	36	Dashu	Bl.	11	Fushe	MP.	13
Cheng-			Daying	Ma.	5	Fuxi	Bl.	38
guang	Bl.	6	Dazhong	Ni.	4	Futu		
Cheng-			Dazhui	Du	14	(Femur)	Ma.	32
jiang	Ren	24	Dicang	Ma.	4	Futu		
Chengjin	Bl.	56	Diji	MP.	8	(Hals)	Di.	18
Chengling	Gb.	18	Dingchuan	Ex.	17	Fuyang	Bl.	59
Chengman	Ma.	20	Diwuhui	Gb.	42			

234

Anhang D
Glossar der wichtigsten chinesischen Begriffe

Philosophische Begriffe

道   Das Schriftzeichen für **Dao** besteht aus 2 Teilen:

首   **shou**   bedeutet Kopf und

辵 = 辶   **chuo**   steht für gehen.

Dao wird mit Weg, Bahn, Weltordnung, Weltgesetz übersetzt. Das Bild eines Wegs in der Landschaft gibt der Landschaft eine Ordnung. So ist Dao für das Universum die Weltordnung, das Weltgesetz. Es ist das Ordnungsprinzip, die ordnende Kraft, nach dem alles im Universum abläuft.
Das Dao schafft die Relativität der Welt, das Eine, **tai ji**

太極   **Tai ji**   besteht aus 2 Schriftzeichen:

太   **tai**   ist das Größte, das Höchste, während

極   **ji**   der Gipfel ist, z. B. der Firstbalken in einem Gebäude. Ji besteht aus dem Grundzeichen

木   **Baum**   symbolisch zwischen Erde und Himmel stehend. Aus einem oberen und unteren waagerechten Strich die Himmel und Erde bedeuten,

亻   dazwischen ist das alte Zeichen für **Mensch**

口   links davon ist der **Mund** (kou) und rechts davon

又   das alte Zeichen für **Hand**.

Mund und Hand sind 2 wesentliche Merkmale für die Fähigkeiten des Menschen; das Sprechen und die Tätigkeit symbolisierend.

Tai ji ist das oberste Weltgesetz in der chinesischen Philosophie: „Endlos, ewig, ohne Grenzen, das unendliche und dabei das Weltgesetz." Daraus entsteht das Spannungsfeld der Polarität in der Welt im Yin und Yang.

陽   **Yang**   besteht aus den beiden Zeichen:

阜 = 阝   **fu**   für Hügel und

昜   **yang**   für ausbreiten, glänzend; Yang ist also die helle Seite des Hügels, die Sonnenseite.

陰   **Yin**   besteht aus den beiden Zeichen:

今   **jin**   jetzt oder gegenwärtig und aus dem Zeichen

云   **yun**   als Kennzeichen für Wolken.

五 行 Yin ist also die Schattenseite (Wolkenseite) des Hügels. Yin und Yang sind komplementäre polare Kräfte, in ständigem Wechselspiel der Wandlung. Die Wandlung vollzieht sich nach chinesischer Philosophie in fünf Wandlungsphasen, **wu xing**.

五	**Wu**	ist das Zeichen für 5.
行	**Xing**	bedeutet gehen, Reise, stattfinden und Wandel und besteht aus 2 Zeichen:
彳	**chi**	bedeutet kleiner Schritt und
亍	**chu**	hingehen.

Die fünf Wandlungsphasen sind nach chinesischer Vorstellung ein komplexes Ordnungssystem um die phasisch ablaufenden Phänomene und so die Zusammenhänge in der physikalischen Welt zu erklären. In der Medizin lassen sich durch diese fünf Wandlungsphasen die physiologischen und pathologischen Beziehungen der inneren Organe, der verschiedenen Körpergewebe und der Sinnesorgane ordnen.

萬 物 Die fünf Wandlungsphasen umfassen alle Wesen der Natur, **wan wu**.

萬	**wan**	bedeutet zehntausend, große Anzahl oder unzählig,
物	**wu**	sind die Lebewesen, Gegenstände, Dinge.
	Wan wu	wird mit zehntausend Dingen übersetzt und entspricht dem ganzen Universum.

Medizinische Begriffe

氣　　Qi　　　　　besteht aus 2 Zeichen: aus

气　　qi　　　　　für Luft, Dampf oder Atem und dem
　　　　　　　　　Zeichen

米　　mi　　　　　für Reis oder allgemein für Getreide.

Qi ist die Lebensenergie, die Lebenskraft deren Wesen durch die beiden Teilzeichen symbolisiert wird: Luft oder Atem und Getreide als Ursprung der Ernährung. Somit sind auch die Quellen der Lebensenergie gegeben: der Atem und die Nahrung.
mi das Getreidekorn symbolisiert auch die schlummernde Lebensenergie im Samenkorn.
In der antiken Literatur wird das **qi** auch mit Feuer – **luo** – anstelle von Getreide geschrieben.

神　　**Shen**　　　besteht aus 2 Zeichen:

示　　shi　　　　　bekanntmachen, zeigen und

申　　shen　　　　berichten.

Shen bedeutet Geist, psychische Energie, die Denkfähigkeit, die Bewußtseinsklarheit. Die ursprüngliche Bedeutung von Shen, sicher aus der Zeit der Ahnenverehrung, war die Berichterstatterfunktion von Geistern zwischen den Menschen und Göttern.

精　　**Jing**　　　besteht aus den beiden Zeichen

米　　mi　　　　　für Getreide und

青　　qing　　　　für frisch oder jung.

Jing ist die Lebensessenz, die Feinstmaterie, die materielle Basis des **Qi**, der Lebensenergie. Hier symbolisiert das „junge" Getreidekorn die Essenz des Lebens.

血	**Xue**	bedeutet Blut. Das Schriftzeichen besteht aus 2 Zeichen:
，	**chu**	für Tropfen und dem Zeichen
皿	**min**	für Gefäß.

津, 液	**Jin** und **ye**	sind die Körperflüssigkeiten wie Speichel, Schweiß, Magensaft oder Urin: **Jin** bezeichnet die hellen und klaren Flüssigkeiten, während **Ye** die trüben und dickflüssigen.

津	**Jin**	besteht aus 2 Zeichen:
水 = 氵	**shui**	Wasser und
聿	**yu**	für Pinsel.

液	**Ye**	besteht aus den beiden Zeichen
氵	**shui**	Wasser und
夜	**ye**	für Nacht.

| 臟,腑 | **Zang** und **fu** | ist die Bezeichnung für die chinesischen inneren Organe. |

| 腑 | **Fu** | sind die Yang-Organe wie Magen, Dickdarm, Gallenblase usw. Fu besteht aus dem Zeichen |

| 肉=月 | **rou** | für Fleisch und |

| 府 | **fu** | für Prefäktur oder Amtssitz. |

Das Zeichen **rou** kommt in allen inneren Organen vor und bezeichnet so die Organe. Fu-Organe als regierende Instanzen beeinflussen die zugehörigen Yin-Organe.

| 臟 | **Zang** | besteht aus den beiden Zeichen |

| 月 | **rou** | Fleisch und |

| 藏 | **zang** | für verbergen, aufbewahren, Lager, speichern. |

Die Zang-Organe sind die Yin-Organe Lunge, Leber, Milz usw. die nach traditioneller Vorstellung das Qi speichern und tief im inneren des Körpers verborgen sind. Man nennt sie auch Speicherorgane.

| 經 絡 | **Jing luo** | ist die chinesische Bezeichnung für das System der Meridiane und Kollaterale (Jing sind die Meridiane, Luo die Kollaterale). |

| 經 | | Das Zeichen **jing** heißt in der ursprünglichen Bedeutung Kettfäden, die Leitfäden im Gewebe. Die Kettfäden sind die longitudinalen Trägerstrukturen des Gewebes, analog sind die Meridiane die Strukturelemente im Körper. |

絡 **Luo** heißt verbinden, verknüpfen. Die Luo-Verbindungen verknüpfen die gekoppelten Hauptmeridiane (Jing) miteinander.

Punktekategorien

輸
腧 Das Zeichen **Shu** bedeutet transportieren. In der
俞 Literatur **(Cihai)** werden für diesen Begriff auch noch 2 weitere Schriftzeichen benutzt, die aber die gleiche Bedeutung haben:

Man kennt 2 verschiedene Gruppen von **Shu**-Punkten:

背 1. Die **Bei Shu** Punkte, auf dem Blasenmeridian gelegen. Sie werden Transportpunkte oder früher Zustimmungspunkte genannt. **Bei** hat die Bedeutung von Rücken.

五腧 2. Die **Wu Shu** Punkte, die 5 Shu-Punkte, die in der deutschen Literatur 5 Antike Punkte heißen. Diese liegen distal von Ellbogen oder Knie und transportieren die Lebensenergie Qi. Man stellte sich einen Flußlauf in den Entwicklungsstufen von der Quelle bis zum Meer vor. Die 5 Shu-Punkte (Wu shu Punkte) sind:

井 **Jing** bedeutet Brunnen, der Entstehungsort des Flusses.

榮 **Xing** ist die zweite Stufe, in der Literatur auch **ying** oder **rong** genannt. Xingze oder Xingsee ist ein alter See in der Provinz Henan am Mittellauf des Gelben Flusses. In der Zeit der Han

Dynastie verschlammte dieser See. Im Schriftzeichen für xing befindet sich oben 2 mal das Zeichen für Feuer, unten das Zeichen für Wasser und dazwischen das Zeichen für Bedekken. Der Xing Punkt entspricht nach dem Entsprechungssystem der fünf Wandlungsphasen bei den Yang-Meridianen dem Feuer und bei den Yin-Meridianen dem Wasser.

輸	**Shu**	ist der 3. Antike Punkt. Das Schriftzeichen shu bedeutet hier fließen.
經	**Jing**	hat die ursprüngliche Bedeutung Kettfäden und gibt hier an, daß der Strom des Qi durchfließt.
合	**He**	bedeutet zusammenfließen und deutet hier an, daß die Ströme aus den Extremitäten in das Meer der inneren Organe fließt.
蒙	**Mu**	bedeutet sammeln, verknüpfen, knoten. Mu Punkte werden auch als Knotenpunkte der Lebensenergie der Zang Fu Organe bezeichnet. Wegen ihrer diagnostischen Funktion heißen die Mu Punkte Alarmpunkte.
郄	**Xi**	bedeutet Spalt, Zwischenraum, Sprung, Riß. Diese Punkte sind Sammelstellen der Lebensenergie, die man von hier anregen kann.
阿 是	**Ah shi** –	Ah ist eine Ausrufewort. Shi bedeutet richtig oder ja, also „Ah" richtig. Diese Punkte sind beim Tasten druckempfindlich, also locus dolendi Punkte.

Literatur

Academy of Traditional Chinese Medicine (1975) An Outline of Chinese Acupuncture. Foreign Language Press, Peking

Agrawal AL, Sharma GN (1980) Clinical practice of acupuncture. Acupuncture Foundation of India, Raipure

Arnold HJ (1986) Die Geschichte der Akupunktur in Deutschland. Haug, Heidelberg

Auerswald W, König GK (1982) Die neurochemische Basis der Akupunkturanalgesie. Maudrich, Wien, München, Bern

Bachmann G (1959) Die Akupunktur – eine Ordnungstherapie. Haug, Heidelberg

Bannermann RH (1979) Akupunktur: Die Ansicht der WHO. Weltgesundheit-Magazin der WHO, 12

Becker R (1976) Electrophysiological correlation of acupuncture points and meridians. Psychoenerg Systems 1: 105–112

Becker-Carus C, Heyden T, Kelle A (1985) Die Wirksamkeit von Akupunktur und Einstellungs-Entspannungstraining zur Behandlung primärer Schlafstörungen. Klin Psych Psychopath Psychother 33/2: 161–172

Berger D, Nolte D (1977) Acupuncture in bronchial asthma: bodyplethysmographic measurements of acute bronchospasmolytic effects. Comp Med East West 5: 265–269

Bischko J (1968) Akupunktur für mäßig Fortgeschrittene. Haug, Heidelberg

Bischko J (1978) Akupunktur für Fortgeschrittene. Haug, Heidelberg

Bischko J (1979) Einführung in die Akupunktur. Haug, Heidelberg

Bonica JJ (1974) Therapeutical acupuncture in the P. R. China, implications for American medicine. JAMA 228: 1544–1551

Bunzel B, Riegler R, Pfersmann C (1986) Schmerz bei chronischer Mastopathie. Verbesserung der subjektiven Empfindungen nach Akupunktur. Klinikarzt 15/6: 428–440

Chang H-T (1978) Neurophysiological basis of acupuncture analgesia. Sci Sin 216: 829–846

Cheng RSS, Pomeranz B (1979) Electroacupuncture analgesia could be mediated by at least 2 pain relieve mechanism – Endorphins and Non Endorphin systems. Life Sci 25/23: 1957–1962

China Association of Acupuncture and Moxibustion (1986) Brief Explanation of Point Names of 14 Meridians. Journal of Traditional Chinese Medicine 6/1: 57–68, 6/2

Cignolini A (1981) Laser-Beam Therapy. Proceedings of the Seventh World Congress of Acupuncture – Sri Lanka

Cignolini A (1986) Discussion on Semantics. Journal of Traditional Chinese Medicine 6/3: 222–226

Clement-Jones V, McLoughlin L, Lowry PJ, Besser GM, Reess LH (1979) Acupuncture in heroin addicts: Changes in met-enkephaline and β-endorphin in blood and cerebrospinal fluid. Lancet 25: 380–382

Danielzyk W (1976) EEG, 5 HTP-Metabolism and acupuncture. J Neural Transm 38/3–4: 303–311

Dinstl K, Fischer PL (1981) Der Laser. Grundlagen der klinischen Anwendung. Springer, Berlin Heidelberg New York

Duke M (1980) Akupunktur. Suhrkamp, Frankfurt

Dykes RW (1975) Nociception. Brain Res 99: 229–245

Essentials of Chinese Acupuncture (1980) Foreign Languages Press, Beijing, China

Fernando F, Fernando L (1979) Theory and practice of traditional Chinese acupuncture. Acupuncture Foundation of Sri Lanka, Colombo

First World Conference on Acupuncture-Moxibustion (1987) World Federation of Acupuncture and Moxibustion Societies, Beijing

Fisch G (1979) Akupunktur. Goldmann, München

Fischl F (1984) Geburtshilfe und Frauenheilkunde 44: 510–512

Fleck FG (1977) Sekundärphänomen Akupunktur. Münks, Krefeld

Godfrey CM, Morgan P (1978) A controlled trial of the theory of acupuncture in musculosceletal pain. J Rheumatol 5/2: 121–124

Granet M (1971) Das chinesische Denken – Inhalt, Form, Charakter. Pieper, München

Han JS, Terenius L (1982) Neurochemical Basis of Acupuncture Analgesia. Ann. Rev. Pharmacol. Toxicol. 22: 193–220

Han JS, Xuan YT (1986) A Mesolimbic Neuronal Loop of Analgesia: I. Activation by Morphine of a Serotonergic Pathway from Periaqueductal Gray to Nucleus Accumbens. Inter. J. Neuroscience 29: 109–117

Han JS (ed) (1987) The neurochemical basis of pain relief by acupuncture. A collection of papers 1973–1987 Beijing Medical University. China Publishing House, Beijing

Haug HU, Robben H (1986) Die Akupunktur als Objekt allgemeinmedizinischer Forschung. Z Allg Med 62: 607–612

Herget HF (1976) Akupunktur zur Schmerztherapie. Dtsch Ärzteblatt 73: 2373–2377

Herget HF, L'Allemand H, Kalweit K (1976) Klinische Erfahrungen und erste Ergebnisse mit kombinierter Akupunktur-Analgesie bei offenen Herzoperationen am Zentrum für Chirurgie der Justus-Liebig-Universität Gießen. Anaesthesist 25: 223–230

Hu Bing (1982) A brief introduction of the science of breathing exercise. Hai Teng Publishing Company, Hong Kong

Jayasuriya A (1979) Clinical acupuncture. Acupuncture Foundation of Sri Lanka, Colombo

Jayasuriya A, Fernando F (1978) Theory and practise of scientific acupuncture. Lake House, Colombo

Jayasuriya A (1981) Textbook of acupuncture science. Acupuncture Foundation of Sri Lanka, Colombo

Jayaweera B (1981) Auriculotherapy. Acupuncture Foundation of Sri Lanka, Colombo

Jensen LB, Tallgren A, Troest T, Jensen SB (1977) Effect of acupuncture on myogenic headache. Scand J Dent Res 85/6: 456–470

Jia LH, Jia ZX (1986) Pointing therapy – a Chinese traditional therapeutic skill. Shandong Science and Technology Press, Jinan

Kaptchuk TJ (1983) Chinese Medicine, the web that has no weaver. Hutchinson Publishing Group, London

Kaslof LJ (1978) Wholistic dimensions in healing. A resource guide. Doubleday & Company, New York

Keidel WD (1975) Elektronarkose und Akupunktur aus der Sicht der Neurophysiologie. Klinikarzt 4/6: 224–231; 4/7: 277–285

Kleinkort JA, Foley RA (1984) Laser Acupuncture, Its Use in Physical Therapy. Am J Acupuncture 12/1: 5156

Knorring L von, Almay BGL, Johanson F, Terenius L (1978) Pain perception and endorphin levels in cerebrospinal fluids. Pain 5/4: 359–365

Knox VJ, Hardfield-Jones CE, Shum K (1979) Subject expectance and reduction of cold pressure pain with acupuncture and placebo acupuncture. Psychosom Med 41/6: 477–485

König G, Wancura I (1979) Praxis und Theorie der neuen chinesischen Akupunktur, Bd. I. Maudrich, Wien München Bern

König G, Wancura I (1984) Praxis und Theorie der neuen chinesischen Akupunktur, Bd. II. Maudrich, Wien München Bern

König G, Wancura I (1978) Einführung in die chinesische Ohrakupunktur. Haug, Heidelberg

Kovinskii IT (1973) The Treatment of Burns by Laser. Zdravoorkhr Kaz 3: 46

Kwong LC (1976) Nose, hand and foot acupuncture. Commercial Press, Hong Kong

Liao SR (1978) Recent advances in the understanding of acupuncture. Yale J Biol Med 51/1: 55-65

MacLennan H (1977) Some pharmacological observations on the analgesia induced by acupuncture in rabbits. Pain 3/3: 229-238

Mann F (1976) The meridians of acupuncture. Heinemann, London

Mann F (1978) Acupuncture. Heinemann, London

Marx HG (1979) Anwendung der Akupunktur in einer Fachklinik für Suchtkranke. Wien Z Suchtforsch 2/3: 45-46

Mayer DJ, Price DD, Barber J, Raffii A (1976) Acupuncture analgesia: Evidences of activation of pain inhibitory systems as a mechanism of action. In: Bonica JJ, Albe-Fessard D (eds) Advances in pain research and therapy, vol 1

Mayer DJ, Price DD, Raffii A (1977) Antagonism of acupuncture analgesia in man by the narcotic antagonist Naloxone. Brain Res 121: 368-372

McDonald J (1986) Acupuncture point dynamics. Sidney

McDonald J (1985) Zang fu syndromes. Sidney

Mester E, Ludany G, Sellyei M, Szende B, Gyenes G (1968) Untersuchungen über die hemmende bzw. fördernde Wirkung der Laserstrahlen. Arch klin Chir 322: 1022

Mester E, Szende B, Spiry T, Scher A (1972) Stimulation of wound healing by laser rays. Acta Chir Acad Sci Hung 13: 315

Mester E, Bacsy E, Korenyi-Both A, Kovacs I, Spiry T (1974) Klinische, elektronenoptische und enzymhistochemische Untersuchungen über die Wirkung der Laserstrahlen auf die Wundheilung. Langenbecks Arch Chir (Suppl Chir Forum) 1974: 261

Mester E, Jaszsagi-Nagy E, Hamar M (1974) Der Einfluß von Laserstrahllung auf stimulierte menschliche Lymphozyten. Radiobiol Radiother 15-767

Mester E, Korenyi-Both A, Spiry T, Scher A, Tisza S (1974) Neuere Untersuchungen über die Laserstrahlen auf die Wundheilung. Z Exp Chir (Sonderdruck) 7: 9-17

Mester E, Ludany G, Frenyo V, Sellyei M, Szende B (1971) Experimental and clinical observations with laser. Panminerva Med 13: 538

Mester E (1975) Clinical results of wound-healing stimulation with laser and experimental studies of the action mechanism. Laser '75 Opto-Electronics Conf. Proceed. IPC Science and Technology Press. Guildford, Surrey

Mester E (1977) Neuere Untersuchungen über die Wirkung der Laserstrahlen auf die Wundheilung. Laser '77 Opto-Electronics Conf. Proceed. Press Limited Guildford, Surrey

Mester E, Nagylucskay S, Mester A (1977) Wirkungen der direkten Laserbestrahlung auf menschliche immunkomponente Zellen. Laser + Elektro-Optik 1: 40

Mehta M (1978) Alternative methods of treating pain. Anaesthesia 33/3: 258-263

Melzack R (1978) Das Rätsel des Schmerzes. Hippokrates, Stuttgart

Melzack R, Wall PD (1965) Pain mechanism: A new theory. Science 150: 971-979

National Symposium of Acupuncture, Moxibustion and Acupuncture Anaesthesia (1979) Collection of 534 abstracts of latest research papers. Foreign Language Press, Beijing

Needham J (1956) Science and Civilization in China. History of Scientific Thought. Cambridge University Press, Cambridge

Needham J, Gwei-Djen L (1980) Celestial Lancets - A history and rationale of acupuncture and moxibustion. Cambridge University Press, Cambridge

O'Connor J, Bensky D (1981) Acupuncture. A comprehensive text. Shanghai College of Traditional Medicine. Eastland Press, Chicago

Palos S (1984) Consilium cedip. acupunturae. Therapie in Wort und Bild. CEDIP, München

Pomeranz B (1978) Do endorphins mediate acupuncture analgesia? Adv Biochem Psychopharmacol 18: 351-359

Pomeranz B (1979) Electroacupuncture hypalgesia is mediated by afferent nerve impulses: An electrophysiological study in mice. Exp Neurol 66/2: 398-402

Pomeranz B (1977) Acupuncture reduces electrophysiological und behavioral responses to noxious stimuli: Pituitary is implicated. Exp Neurol 54/1: 172-178

Pongratz W, Linke W, Baum M, Richter JA (1977) Elektroakupunktur-Analgesie bei 500 herzchirurgischen Eingriffen. Tierärztl Prax 5/4: 545-558

Popp FA, Becker G, König HL, Peschka W (1979) Electromagnetic Bio-Information. Proceedings of the Symposium. Urban & Schwarzenberg, München-Wien-Baltimore

Porkert E (1976) Lehrbuch der chinesischen Diagnostik. Fischer, Heidelberg

Pothmann R, Stux G, Weigel A (1978) Periarthritis humeroscapularis - Wirkungsweise der Akupunkturbehandlung. Akupunktur-Theorie und Praxis 7/4: 158-162

Pothmann R, Stux G, Weigel A (1980) Frozen shoulder: Differential acupuncture therapy with point St. 38. Am J Acupunct 8/1: 65-69

Pothmann R, Yeh HL (1982) The effects of treatment with antibiotics, laser and acupuncture upon chronic maxillary sinusitis in children. Am Chin Med 10: 55-58

Pothmann R, Stux G (1982) Zur Behandlung der spastischen Bewegungsstörung mit Akupunktur unter besonderer Berücksichtigung des Kindesalters. Orthopäd Praxis 18/6: 457-458

Richardson PH, Vincent CA (1986) Acupuncture for the Treatment of Pain: a Review of Evaluative Research. Pain 24: 15-40

Riederer P, Tenk H, Werner H, Bischko J, Rett A, Krisper H (1975) Manipulation of neurotransmitters by acupuncture? J Neural Transm 37: 81-94
Ross J (1985) Zang fu. Churchill Livingstone, Edinburgh, New York

Schmidt H (1979) Akupunkturtherapie nach der chinesischen Typenlehre. Hippokrates, Stuttgart
Schnorrenberger CC (1976) Stechen und Brennen. Hippokrates, Stuttgart
Schnorrenberger CC (1979) Lehrbuch der chinesischen Medizin für westliche Ärzte. Hippokrates, Stuttgart
Schnorrenberger CC, Ching-Lien K (1974) Klassische Akupunktur Chinas Ling Kü King. Hippokrates, Stuttgart
Second National Symposium of Acupuncture and Moxibustion and Acupuncture Anaesthesia (1984) All-China Society of Acupuncture and Moxibustion. Beijing, China
Sjölund B, Eriksson M (1976) Electro-acupuncture and endogenous morphins. Lancet 2/7994: 1085
Sjölund B, Eriksson M (1979) The influence of naloxone on analgesia produced by peripheral conditionary stimulation. Brain Res 173/2: 295-301
Sjölund B, Terenius L, Eriksson M (1977) Increased cerebrospinal fluid levels of endorphins after electro-acupuncture. Acta Physiol Scand 100/3: 382-384
Stiefvater EW (1978) Praxis der Akupunktur. Fischer, Heidelberg
Stux G (1983) Akupressur zur Selbsthilfe. Videolehrprogramm in 3 Lektionen. Akumed, Augsburg
Stux G (1984) Treatment of migraine with acupuncture and moxibustion, pilot study on 50 patients. Second national Symposium, Beijing
Stux G (1985) Akupressur und Moxibustion. J. F. Bergmann, München
Stux G (1986) Grundlagen der Akupunktur. Springer, Berlin Heidelberg New York Tokyo
Stux G, Fernando F, Pothmann R, Jayasuriya A (1979) Verminderung des Muskeltonus durch Akupunktur bei spastischen Erkrankungen und bei Operationen. Akupunktur-Theorie und Praxis 7/3: 127-131
Stux G, Fernando F, Jayasuriya A (1979) Efficacy of acupuncture in spastic disorders of skeletal muscle. Am J Acupunct 7/2: 167-169
Stux G, Jayasuriya A (1981) Grundlagen der Akupunktur. Video-Lehrfilmprogramm in 8 Lektionen. Akumed, München
Stux G, Stiller N, Pothmann R, Jayasuriya A (1981) Lehrbuch der klinischen Akupunktur. Springer, Berlin Heidelberg New York
Stux G, Jayasuriya A (1982) Atlas der Akupunktur. Springer, Berlin Heidelberg New York
Stux G, Mannheimer JS (1982) Therapie-Atlas Tenzcare. Optimale Stimulationsstellen für TENS-Elektroden. 3M Deutschland GmbH, Neuss
Stux G, Stiller N, Pothmann R, Jayasuriya A (1985) Akupunktur – Lehrbuch und Atlas. Springer, Berlin Heidelberg New York Tokyo
Stux G, Sahm KA (1986) Chinese Ideograms. A survey of terms in TCM. Brit J Acu 9/2: 4-6

Stux G, Pomeranz B (1987) Acupuncture – Textbook and Atlas. Springer, Berlin Heidelberg New York Tokyo

Stux G, Pomeranz B (1988) Basics of Acupuncture. Springer, Berlin Heidelberg New York Tokyo

Stux G, Pomeranz B (ed) (1988) Scientific Basis of Acupuncture. Springer, Berlin Heidelberg New York Tokyo

Tashkin DP, Bresler DE, Kroeming RJ, Kerschner H, Katz RL, Coulson A (1977) Comparison of real und simulated acupuncture and isoproterenol in metacholine-induced asthma (UCLA Acupunctur Project). Ann Allergy 39/6: 379–387

Tenk H (1978) Problematik der Akupunktur in der Kinderheilkunde. Haug, Heidelberg

Toda K (1979) Effects of electroacupuncture on thalamic evoked responses. Exp Neurol 66/2: 419–422

Unschuld PU (1980) Medizin in China. Eine Ideengeschichte. Beck, München

Unschuld PU (1986) Medicine in China. A history of pharmaceutics. University of California Press, Berkeley, Los Angeles, London

Unschuld PU (1986) Nan-Ching. The classic of difficult issues. University of California Press, Berkeley, Los Angeles, London

Van Nghi N (1975) Pathogenese und Pathologie der Energetik in der chinesischen Medizin. M. L. Verlag, Uelzen

Vincent CA, Richardson PH (1986) The Evaluation of Therapeutic Acupuncture: Concepts and Methods. Pain 24: 1–13

Vinnemeier M (1978) Arbeitsmaterial zur Akupunktur. Eigenverlag, Velbert

Wall PD (1978) The gate control theory of pain mechanism, a reexamination and restatement. Brain 101: 1–18

Wiseman N, Ellis A (1985) Fundamentals of Chinese medicine. Paradigm Publications, Brookline, Massachusetts

Wu CC (1976) Preliminary report on effects of acupuncture on hyperlipidemia in man. Artery 2/2: 181–195

Wu CC, Hsu CJ (1979) Neurogenetic regulation of lipid metabolism in rabbits: A mechanism for cholesterol-lowering effect of acupuncture. Atherosclerosis 33/2: 153–164

Yau PS (1975) Scalp-needling therapy. Medicine & Health, Hong Kong

Zhang Xiangtong, Chang HT (1986) Research on Acupuncture, Moxibustion, and Acupuncture Anesthesia. Science Press, Beijing, Springer, Berlin Heidelberg New York Tokyo

Zhang Zhongjing (1986) Treatise on febrile diseases caused by cold. New World Press, Beijing

Zhang Zhongjing (1987) Synopsis of prescriptions of the golden chamber. New World Press, Beijing

Das Standardlehrbuch für die Akupunktur

G. Stux, N. Stiller, R. Pothmann, Düsseldorf; **A. Jayasuriya,** Colombo, Sri Lanka

Akupunktur
Lehrbuch und Atlas

Chinesische Übersetzungen von K. A. Sahm
Zeichnungen von P. Kofen

2., neubearbeitete Auflage. 1985. 113 Abbildungen, 3 Farbtafeln und 1 Akupunkturselektor. XIII, 332 Seiten. Gebunden DM 136,–. ISBN 3-540-15836-7

Seit dem Erscheinen der zweiten Auflage ist dieses Buch zum Standardlehrbuch der Akupunktur geworden. Nach der Darstellung der wissenschaftlichen Grundlagen der Akupunktur erfolgt die Einführung in die Hintergründe und Theorien der traditionellen chinesischen Medizin in einer für den westlichen Mediziner verständlichen Form.
Das diagnostische System der chinesischen Medizin, das die Basis für verschiedene Therapien bildet, wird dann dargestellt. Das System der Meridiane mit den 160 wesentlichen Akupunkturpunkten wird mit Lokalisation, Indikationen und Art der Nadelung in ausführlichen Kapiteln beschrieben. Die verschiedenen Techniken der Nadelung, Nadelstimulation, Nadelmaterial sowie die Moxibustion finden einen breiten Raum.
Nach der Darstellung der wichtigsten Regeln und Prinzipien der Punktauswahl erfolgt die ausführliche Beschreibung der Behandlung der Krankheitsbilder mit den wesentlichen Akupunkturpunkten und Angaben zu deren Stimulation. Desweiteren enthält das Buch übersichtliche Kapitel über Ohrakupunktur, Akupressur, Schädel-, Hand- und Laserakupunktur. Ein ausführliches Glossar mit Übersetzungen chinesischer Ideogramme und Punktenamen schließt sich an.

Springer-Verlag
Berlin Heidelberg
New York London
Paris Tokyo

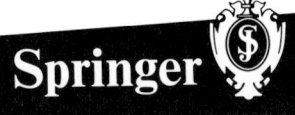

Springer

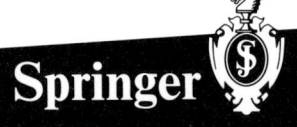